高等职业教育计算机类课程
新形态一体化教材

U0733170

医学信息技术基础
（Windows 10+Office 2016）

（第4版）

主编 张源 陈涛 过珺

中国教育出版传媒集团
高等教育出版社 · 北京

内容提要

本书为高等职业教育计算机类课程新形态一体化教材。本书依据教育部最新颁布的《高等职业教育专科信息技术课程标准（2021 年版）》编写，同时兼顾目前最新的《全国计算机等级考试一级计算机基础及 MS Office 应用考试大纲》要求，教学目标坚持"一体双轮，任务驱动，医学融合"的原则，以SPOC（小规模限制性在线课程）为载体，按照"翻转课堂"的特点融入"颗粒化"学习方式；以计算机基础知识、Windows 10 操作系统、计算机网络和 Office 2016 系列办公软件为基础，同时精心融合新兴医学信息技术、医学信息检索和医学信息素养等信息技术在医学领域的应用，充分拓展学生学习信息技术的视野和范围，力求提升学生的信息素养，并提高分析和解决医学相关问题的能力，从而更好地适应未来医学相关岗位的工作需求。

本书配有微课视频、课程标准、授课计划、授课用 PPT、案例素材等数字化教学资源。与本书配套的数字课程在"智慧职教"平台（www.icve.com.cn）上线，读者可登录平台在线学习，授课教师可调用本课程构建符合自身教学特色的 SPOC 课程，详见"智慧职教"服务指南。教师可发邮件至编辑邮箱1548103297@qq.com 获取教学基本资源。

本书可作为医学类高等职业院校各专业"信息技术"或"计算机应用基础"公共基础课程教材，也可作为全国计算机等级考试一级计算机基础及 MS Office 应用考试和信息技术应用培训的教材。

图书在版编目（ＣＩＰ）数据

医学信息技术基础 ： Windows 10+Office 2016 / 张源，陈涛，过珺主编 . -- 4 版 . -- 北京 ： 高等教育出版社，2024.2（2025.8重印）
ISBN 978-7-04-060186-2

Ⅰ . ①医… Ⅱ . ①张… ②陈… ③过… Ⅲ . ①计算机应用 – 医学 – 高等职业教育 – 教材 Ⅳ . ①R319

中国国家版本馆CIP数据核字(2023)第035631号

Yixue Xinxi Jishu Jichu（Windows 10+Office 2016）

策划编辑	吴鸣飞	责任编辑	吴鸣飞	封面设计	杨伟露	版式设计	徐艳妮
责任绘图	李沛蓉	责任校对	王 雨	责任印制	赵 佳		

出版发行	高等教育出版社	网 址	http://www.hep.edu.cn
社 址	北京市西城区德外大街 4 号		http://www.hep.com.cn
邮政编码	100120	网上订购	http://www.hepmall.com.cn
印 刷	大厂回族自治县益利印刷有限公司		http://www.hepmall.com
开 本	787 mm×1092 mm 1/16		http://www.hepmall.cn
印 张	16.5	版 次	2012 年 9 月第 1 版
字 数	400 千字		2024 年 2 月第 4 版
购书热线	010-58581118	印 次	2025 年 8 月第 3 次印刷
咨询电话	400-810-0598	定 价	47.50 元

"智慧职教"服务指南

"智慧职教"（www.icve.com.cn）是由高等教育出版社建设和运营的职业教育数字教学资源共建共享平台和在线课程教学服务平台，与教材配套课程相关的部分包括资源库平台、职教云平台和 App 等。用户通过平台注册，登录即可使用该平台。

● **资源库平台：为学习者提供本教材配套课程及资源的浏览服务。**

登录"智慧职教"平台，在首页搜索框中搜索"医学信息技术基础（Windows 10+Office 2016）"，找到对应作者主持的课程，加入课程参加学习，即可浏览课程资源。

● **职教云平台：帮助任课教师对本教材配套课程进行引用、修改，再发布为个性化课程（SPOC）。**

1. 登录职教云平台，在首页单击"新增课程"按钮，根据提示设置要构建的个性化课程的基本信息。

2. 进入课程编辑页面设置教学班级后，在"教学管理"的"教学设计"中"导入"教材配套课程，可根据教学需要进行修改，再发布为个性化课程。

● **App：帮助任课教师和学生基于新构建的个性化课程开展线上线下混合式、智能化教与学。**

1. 在应用市场搜索"智慧职教 icve"App，下载安装。

2. 登录 App，任课教师指导学生加入个性化课程，并利用 App 提供的各类功能，开展课前、课中、课后的教学互动，构建智慧课堂。

"智慧职教"使用帮助及常见问题解答请访问 help.icve.com.cn。

前　　言

　　本书为高等职业教育计算机类课程新形态一体化教材，是在《医学计算机应用基础（Windows 7+Office 2010）（第 3 版）》的基础上修订而成，已获批安徽省规划教材，自本书第 1 版出版至今已有十余年的时间，获得了众多高等职业院校尤其是医学类院校的大力支持，也得到了广大师生的认可。

一、修订说明

　　信息技术已成为经济社会转型发展的主要驱动力，是建设创新型国家、制造强国、网络强国、数字中国、智慧社会的基础支撑，能够提升国民的信息素养，增强个体在信息社会的适应力与创造力，对个人的生活、学习和工作，对全面建设社会主义现代化国家具有重要意义。

　　为推进党的二十大精神进教材、进课堂、进头脑，进一步全面落实立德树人的根本任务，努力培养德智体美劳全面发展的新时代建设者和接班人，本书编者依据教育部最新颁布的《高等职业教育专科信息技术课程标准（2021 年版）》的要求，对第 3 版教材进行了全新的修订升级，通过丰富的教学内容和多样化的教学形式，以及配套丰富的数字资源，帮助学生认识信息技术对人类生产、生活的重要作用，了解现代社会信息技术发展趋势，理解信息社会特征并遵循信息社会规范；使学生掌握常用的工具软件和信息化办公技术；了解健康大数据、医学人工智能、医学物联网等新兴信息技术，具备支撑专业学习的能力，能够在日常生活、学习和工作中综合运用信息技术解决问题；使学生具有团队意识和职业精神，具备独立思考和主动探究能力，为学生职业能力的持续发展奠定基础，进一步推动现代信息技术与教育教学深度融合，突出展示以高科技为代表的高质量创新驱动发展在现代化建设中的基础性、战略性支撑作用，贯彻"科技是第一生产力、创新是第一动力"指导思想。同时，对各章节所蕴含的高素质信息技术人才培养目标进行深入挖掘，总结并提炼出相应的素养提升环节放置在各小节结束的位置，作为教师教学和学生学习的总结提升环节，引导学生树立良好的创新意识、协作意识、质量意识、法律意识以及社会责任意识，加强行为规范与思想意识的引领作用，落实以人才为第一资源的科教兴国和人才强国战略，进一步将教材建设和教书育人结合起来，为建设社会主义现代化强国助力。

二、内容结构

　　本书依据教育部最新颁布的《高等职业教育专科信息技术课程标准（2021 年版）》的基本要求，并参照目前最新的《全国计算机等级考试一级计算机基础及 MS Office 应用考试大纲》的要求，同时针对医学类高等职业院校的特点和学生实际情况编写而成。本书以计算机基础理论、Office 2016 系列办公软件应用为基础模块，精心融合了新兴医学信息技术、医学信息检索和医学信息素养等拓展模块，拓展了学生的学习视野和范围。本书总共分 7 章，第 1 章计算机基础知识覆盖了计算机基础理论、Windows 10 操作系统和计算机网络基础等信息技术基础概念；第 2 章 Word 2016 文档处理是信息化办公的重要组成部分，主要包含文档的基本编辑、图片的插入和编辑、表格的插入和编辑、样式与模板的创建和使用、多人协同编辑文档等内容；第 3 章 Excel 2016 电子表格处理在数据分析和处理中发挥着重要的作用，主要包含工作表和工作簿操作、公式和函数的使用、图表分析展示数据、数据处理等内容；第 4 章通过 PowerPoint 2016 演示文稿可快速制作出图文并茂、富有感染力的演示文稿，并且可通过图片、视频和动画等多媒体形式展现复杂的内容，从而使表达的内容更易被理解，主要包含演示文稿制作、动画设计、母版制作和使用、演示文稿放映和导出等内容；第 5 章新兴医学信息技术是以医学领域的大数据、人工智能、云计算、物联网等为代表的新兴技术，主要包含医学新兴信息技术的基本概念、技术特点、典型应用、技术融合等内容；第 6 章医学信息检索是人们进行医学信息查询和获取的主要方式，是查找信息的方法和手段，主要包含信息检索基础知识、搜索引擎使用技巧、专用平台信息检索等内容；第 7 章医学信息素养是在信息技术领域，通过对医学信息行业相关知识的了解，内化形成的职业素养和行为自律能力，主要包含信息素养、医学信息技术发展史、医学信息道德与法规等内容。

三、本书特色

1. 突出"课程思政"潜移默化、润物细无声

落实立德树人根本任务，贯彻课程思政要求，使学生在纷繁复杂的信息社会环境中能站稳立场、明辨是非、行为自律、知晓责任，本书侧重于潜移默化地融入"课程思政"元素，通过医学特色案例和"素养提升"模块将思政教育润物细无声地融入素材。课程所有案例坚持选用突出国家特色、医学特色、行业特色，有意识地引导学生关注信息、发现信息的价值，提高对信息的敏感度，培养学生的信息意识，形成健康的信息行为，彰显我国信息技术发展和信息素养培养的亮点。

2. 突出信息技术与医学背景交叉融合

本书将新兴信息技术与医学知识进行交叉融合，突出了健康医疗大数据、医学人工智能、云计算、医疗物联网等信息技术的医学领域应用。使学生理解新一代信息技术及其主要代表技术的概念、产生原因和发展历程，了解新一代信息技术的技术特点和医学典型应用，了解医学新兴技术的核心技术特点和产业应用领域，以及对医学产业和人们健康日常的影响。

3. 突出教学模式的数字化转型改革

本书配有微课视频、课程标准、授课计划、授课用 PPT、案例素材等丰富的数字化教学资源，通过多资源共享 MOOC 平台进行教学，每章以项目方式进行教学，通过任务驱动模式，按照"案例分析＋案例实现"的顺序，学生可紧紧围绕任务展开学习，以任务的完成结果检验和总结学习过程，使学生主动构建"探究—实践—思考—运用—解决问题"的学习体系。

四、学时安排

根据课程标准要求，并结合教材编写实际情况，基础模块建议学时为 48~64 学时，拓展模块建议学时为 16~32 学时，各模块的具体学时，由教材使用院校根据相关要求，结合实际情况自主确定。

五、编者说明

本书编者队伍均来自医学类院校信息技术基础或计算机应用基础教育第一线的教师、医学计算机实验室的高级实验师，教学经验丰富、严谨认真，对信息技术、信息素养和医学生的基本特点均有长期实践和研究。本书由安徽医学高等专科学校张源、陈涛和安徽中医药高等专科学校过珺任主编，安徽医学高等专科学校张源、权丽丽、刘小侠、吴晓倩编写了第 1 章内容并制作了相应的数字化资源，安徽医学高等专科学校陈涛、吴俊、童绪军编写了第 2 章内容并制作了相应的数字化资源，安徽中医药高等专科学校过珺、潘新征编写了第 3 章内容并制作了相应的数字化资源，安徽医学高等专科学校王超、安徽中医药高等专科学校潘新征编写了第 4 章内容并制作了相应的数字化资源，安徽医学高等专科学校吴凤林编写了第 5 章内容并制作了相应的数字化资源，安徽医学高等专科学校李静、高兴编写了第 6 章内容并制作了相应的数字化资源，安徽医学高等专科学校陈金娥、刘小侠编写了第 7 章内容并制作了相应的数字化资源，全书由张源负责修改并统稿。

六、致谢

在本书的编写过程中，特别要感谢安徽医学高等专科学校教务处处长朱霖教授、教师发展中心主任鲍道林对本书内容编写提出的宝贵建议及大力支持。

由于编者水平有限，书中疏漏和不妥之处在所难免，恳请广大读者批评指正。

编 者

2024 年 1 月

目　　录

第 1 章

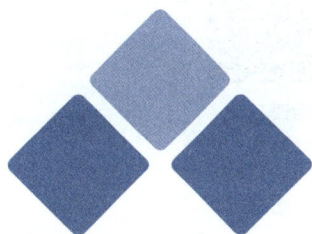

计算机基础知识

随着计算机应用技术、网络技术和移动通信技术的飞速发展和深度融合，信息技术在21世纪对经济和社会发展产生了巨大而深刻的影响，从根本上改变了人们的生活方式、行为方式和价值观念。当前，计算机正以强大的生命力飞速发展，其应用领域从最初的军事科研应用扩展到社会的各个领域，已形成了规模庞大的计算机产业，带动了全球范围的技术进步，由此引发了深刻的技术变革，计算机已遍及至学校、企事业单位，进入寻常百姓家，成为信息社会中必不可少的工具。

1.1 计算机系统组成

计算机系统
组成

PPT

1.1.1 计算机组成原理

1. 计算机系统组成简介

一个完整的计算机系统由硬件系统和软件系统构成，如果把硬件看作计算机的"躯体"，那么软件就是计算机的"灵魂"，计算机硬件与软件相互依存，缺一不可。

硬件是计算机的物质基础，是计算机运行的首要条件。计算机如果没有硬件支持，软件就失去了发挥作用的平台。尽管各种计算机在性能、用途和规模上有所不同，但其基本结构都遵循冯·诺依曼体系结构，分为运算器、控制器、存储器、输入设备和输出设备，这5部分硬件之间通过主板和系统总线连接在一起。

软件是在硬件基础上的功能扩展，没有安装操作系统的计算机称为"裸机"，没有操作系统的支持，其他任何应用软件则无法应用，硬件的功能无法得到发挥；有操作系统软件，但是没有计算机硬件就无法运行，操作就无从谈起。所以说，计算机硬件是软件运行的基础，软件是硬件得以发挥功能的平台，操作系统是用户与硬件之间的桥梁，只有硬件与软件同时具备，才是完整意义上的计算机。一个完整的计算机系统组成如图1-1所示。

微课
认识计算机

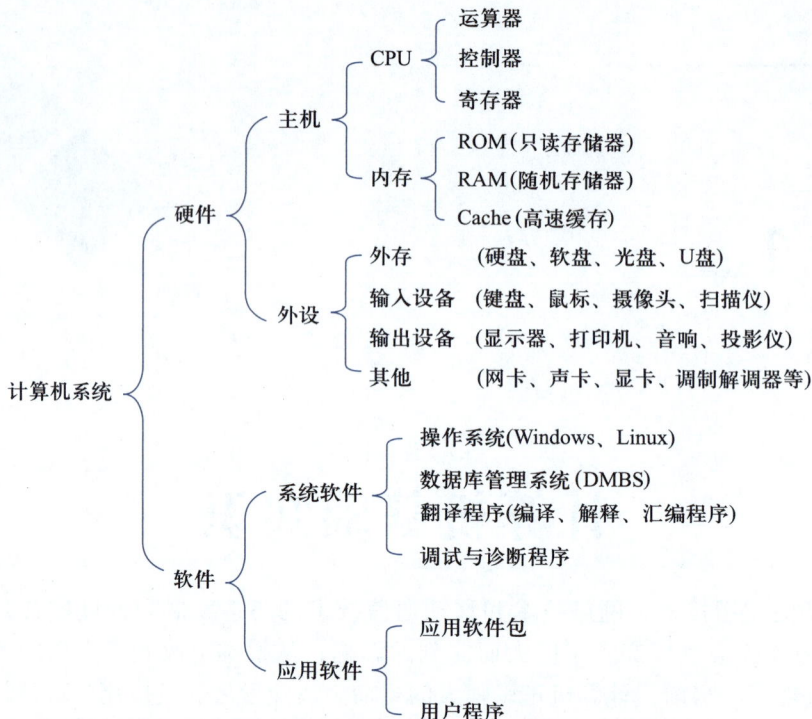

图 1-1   计算机系统组成

2. 计算机工作原理

计算机在短短的几十年中取得了飞速发展，功能越来越强大，应用越来越广泛，但是直到现在，计算机的体系结构仍然延续冯·诺依曼体系结构。冯·诺依曼在 1946 年的 EDVAC 设计方案中，提出了"存储程序与自动控制"的计算机工作原理，该原理同时也确定了计算机硬件的基本组成。一个完整的计算机硬件系统由如下 5 个功能模块组成。

运算器：负责完成算术及逻辑运算。

控制器：控制计算机的各部件，并协调它们之间的工作。

存储器：存储计算机中的程序及数据。

输入设备：向计算机输入程序及数据。

输出设备：向计算机用户输出计算结果。

这 5 个功能模块构成了计算机硬件最基本的框架结构，如图 1-2 所示。在该计算机硬件结构中，有 3 种信息在传送，称之为 3 种"信息流"：指令流负责从存储器中将指令逐条取出，然后传送给控制器；控制流负责控制器根据指令向其他部件发出控制命令；数据流负责在输入/输出（I/O）设备、存储器、运算器之间传送数据。实际上，计算机各部件之间的连接及信息的传送都是通过一簇公共信号线进行的，该簇公共信号线称为总线。按照总线

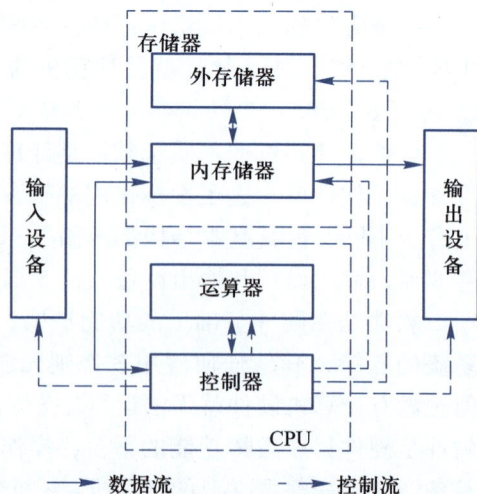

图 1-2   计算机硬件基本组成

上所传输的信息不同，计算机总线可分为数据总线、地址总线和控制总线。

1.1.2　硬件系统

硬件系统是计算机的物质基础，是计算机运行的首要条件。硬件系统主要由运算器、控制器、存储器、输入设备和输出设备 5 大部件组成，这 5 部分硬件之间通过主板和系统总线连接在一起。下面讲解具体的计算机硬件系统。

1. 中央处理器

（1）中央处理器的组成

中央处理器（Central Processing Unit，CPU）是计算机系统的核心，CPU 由运算器、控制器和寄存器组成，采用超大规模集成电路工艺制成芯片。CPU 是计算机的"大脑"，计算机的所有动作都受 CPU 的控制。图 1-3 所示是 Intel 公司采用超大规模集成电路技术制造的 CPU。

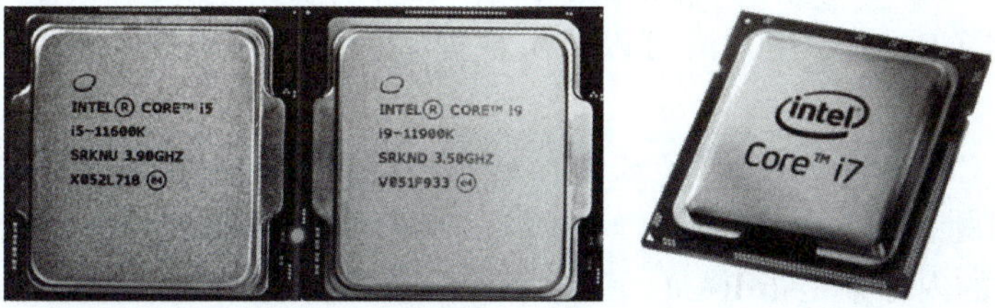

图 1-3　CPU

微课
计算机系统
组成与工作
原理 2

1）运算器

运算器又称算术逻辑单元（ALU），主要完成各种算术运算和逻辑运算，是对信息进行加工和处理的部件，由运算器件及用来暂时寄存数据的寄存器、累加器等组成。

2）控制器

控制器是计算机的"神经中枢"和"指挥中心"，是对计算机发布命令的"决策机构"，用来协调和指挥整个计算机系统的操作，它本身不具有运算功能。控制器根据用户下达的加工处理任务，按时间的先后顺序，负责向其他各部件发出控制信号，并保证各部件协调一致地工作。控制器主要由指令寄存器、译码器、程序计数器和操作控制器等组成。

3）寄存器

寄存器是处理器内部的暂时存储单元，主要用于暂存进行运算与比较的数据及其结果。在寄存器中，用于保持程序运行状态的寄存器称为状态寄存器，用于存储当前指令的寄存器称为指令寄存器，用于存储将要执行的下一条指令的地址寄存器称为程序计数器。

（2）中央处理器（CPU）的性能指标

CPU 是计算机的核心，CPU 性能的高低直接决定了计算机系统的功能。衡量 CPU 的性能指标主要包括主频和字长。

1）主频

主频，也称为时钟频率，单位是兆赫兹（MHz）或吉赫兹（GHz），用来表示 CPU 的运算、处理数据的速度。通常，主频越高，CPU 处理数据的速度也就越快。例如，Intel Core i3 CPU M380 @2.53 GHz，表示该款 CPU 由 Intel 公司生产，型号为 Core i3 M380 双核 CPU，主频为 2.53 GHz。

2）字长

字长指 CPU 能够一次性处理的二进制数据位数，字长决定了计算机的数据处理能力。通常字长越长，数据处理能力也就越强。目前主流的 Intel Core 系列 CPU 字长均为 64 位。

2. 存储器

存储器（Memory）是计算机中用于保存信息的记忆和存储设备。计算机中的程序和数据都是以二进制代码形式存放在存储器中。存储器按功能分为主存储器和辅助存储器，简称主存和辅存，习惯称为内存和外存。

（1）内存

内存又称为主存，是组成计算机的必要设备。内存的容量与性能是影响计算机整体性能的最主要因素之一。内存按照工作特点分为只读存储器（Read Only Memory，ROM）、随机存储器（Random Access Memory，RAM）和高速缓存（Cache）。

- 只读存储器（ROM）:用户只能读出数据,不能写入数据,断电以后储存的信息不会丢失。
- 随机存储器（RAM）:用户既可以读出数据，也能写入数据，但断电以后储存的信息会丢失。
- 高速缓存（Cache）:介于 CPU 和内存之间的存储器，主要用于解决 CPU 和内存速度的不匹配问题。

人们通常所说的内存条是指 RAM，目前内存条主要有同步动态随机存取存储器（SDRAM）和双倍数据速率动态随机存储器（DDRAM）两种类型。因为 RAM 直接与 CPU 进行数据交换,所以 RAM 的存取速度非常重要。如果 RAM 的存取速度与 CPU 速度相差过大，则会严重影响计算机的整体速度和性能。常见的内存条如图 1-4 所示。

（2）外存

外存又称为辅存，主要存放暂时不用又需要保存至计算机中的系统文件、应用程序和用户文件等数据。CPU 不直接访问外存，只能将数据调入内存再访问。外存主要包括软盘、硬盘、光盘和 U 盘等存储器。

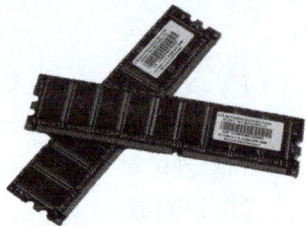

图 1-4   内存条

- 软盘:软盘存储器主要由软盘片、软盘驱动器和软盘适配器 3 部分组成。其中软盘驱动器和软盘适配器安装在主机箱内，软盘通过插入软驱进行数据读写。常用的软盘为 3.5 英寸，存储容量为 1.44 MB。因软盘存储容量太小，存取速度较慢，故目前已基本被淘汰。
- 硬盘:硬盘是计算机中最主要的外存，分机械硬盘和固态硬盘。机械硬盘（Hard Disk Drive，HDD）即传统普通硬盘，如图 1-5 所示。机械硬盘主要由盘片、磁头、盘片转轴及控制电机、磁头控制器、数据转换器、接口、缓存等部分组成。硬盘常见尺寸为 3.5 英寸，相比软盘，硬盘存取速度快、容量大。固态硬盘（Solid State Disk 或 Solid State Drive，SSD），又称为固态驱动器，如图 1-6 所示。固态硬盘是用固态电子存储芯片阵列制成的硬盘。采用闪存作为存储介质，读取速度相对机械硬盘更快。固态硬盘不用磁头，寻道时间几乎可以忽略不计，常作为系统盘使用。
- 光盘:光存储器一般称为光盘，它利用光学方式读写数据。光盘根据性能和用途主要分为 CD-ROM 和 DVD-ROM 两种类型。

图 1-5　机械硬盘　　　　　　　　图 1-6　固态硬盘

- U 盘：一种可直接插在 USB 端口上的外存储器，是一种 EEPROM（电可擦可编程只读存储器）。

数据读取层次结构：计算机中的存储设备分为内存和外存，内存存取速度快，但价格偏高，存储容量有限；外存存储容量大，但存取速度慢。为了分别发挥内外存的特长，扬长避短，从而减少数据读取的瓶颈效应，最大限度地提高数据处理速度，计算机按照一定的存储层次结构把不同存储器组织起来，使计算机中的各种硬件设备按照一定的顺序进行存储和访问，如图 1-7 所示。

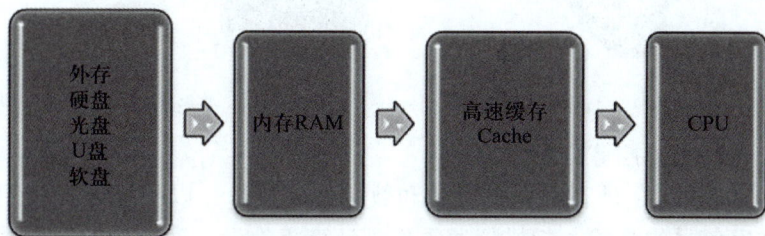

图 1-7　数据读取层次结构

CPU 可直接访问高速缓存（Cache）中的数据，如在 Cache 中未访问到所需数据才会继续访问内存。CPU 不直接访问外存中的程序和数据，外存中程序和数据如需执行则必须先调入内存，再由 CPU 进行读取，运行结束后调入内存的程序和数据被释放并返回外存。故内存主要用于数据交换，外存主要用于数据存储。

3. 输入设备和输出设备

输入/输出设备简称 I/O 设备。

（1）输入设备

输入设备（Input Device）是人或外部世界与计算机进行交互的一种装置，用于把原始数据和程序输入到计算机中。它是计算机与用户或其他设备通信的桥梁，也是用户和计算机系统之间进行信息交换的主要装置之一。常用的输入设备包括键盘、鼠标、数码相机、数码摄像机、摄像头、扫描仪、光笔、手写输入板、游戏杆、语音输入装置等。

- 键盘（Keyboard）：键盘是计算机中最基本的输入设备之一，用户可通过键盘输入数据、程序和命令。常见的键盘键位分布如图 1-8 所示。
- 数码相机和数码摄像机：数码相机简称 DC，数码摄像机简称 DV，均是新型的计算机输入设备。常见的数码相机和数码摄像机分别如图 1-9 和图 1-10 所示。
- 摄像头与扫描仪：视频摄像头是计算机的输入设备，摄像头（Camera 或 Webcam）又称为电脑相机、电脑眼、电子眼等，是一种视频输入设备，被广泛应用于视频会议、

功能键区　　　　　　　　　　　　　　　　　　　　　　状态指示区

主键盘区　　　　　　　　　　控制键区　　数字键区

图1-8　键盘键位分布

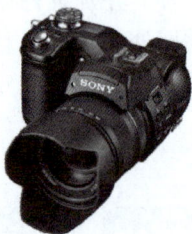

图1-9　常见DC

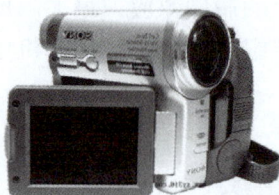

图1-10　常见DV

远程医疗及实时监控等方面。

- 扫描仪（Scanner）：是利用光电技术和数字处理技术，以扫描方式将图形或图像信息转换为数字信号的装置。扫描仪通常作为计算机外设，通过捕获图像并将之转换成计算机可以显示、编辑、存储和输出的数字化输入设备。常见的扫描仪与摄像头如图1-11所示。

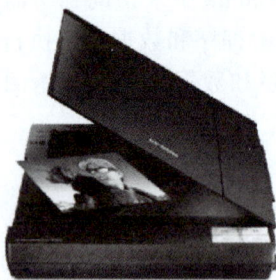

(a) 扫描仪

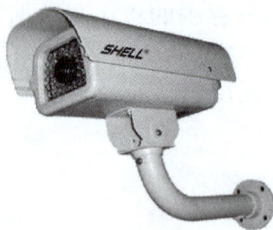

(b) 摄像头

图1-11　扫描仪与摄像头

（2）输出设备

输出设备（Output Device）是计算机硬件系统的终端设备，用于把计算机中各种计算结果数据或信息以数字、字符、图像、声音等形式表现出来。常见的输出设备有显示器、打印机、绘图仪、影像输出系统、语音输出系统、磁记录设备等。

- 显示器（Display）：也被称为监视器，属于输入输出设备中的输入设备。常用的显示器有液晶显示器（LCD）和触屏显示器，阴极射线管显示器（CRT）已被淘汰，如图1-12所示。

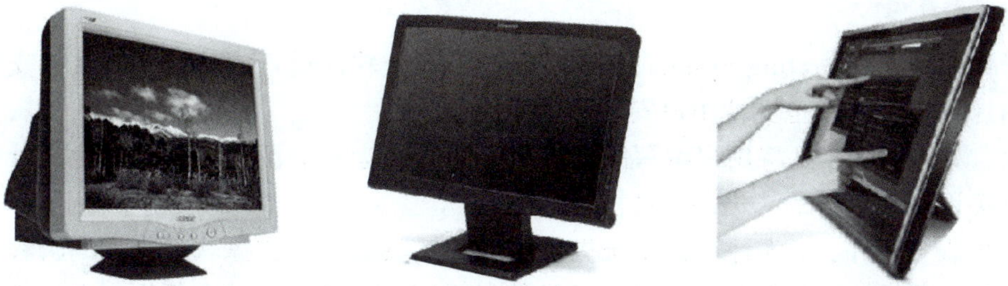

(a) CRT 显示器   (b) 液晶显示器   (c) 触屏显示器

图 1-12　常见显示器

- 打印机（Printer）：计算机的输出设备之一，将计算机处理结果打印在相关介质上。打印机分为针式打印机、喷墨打印机和激光打印机 3 类，如图 1-13 所示。

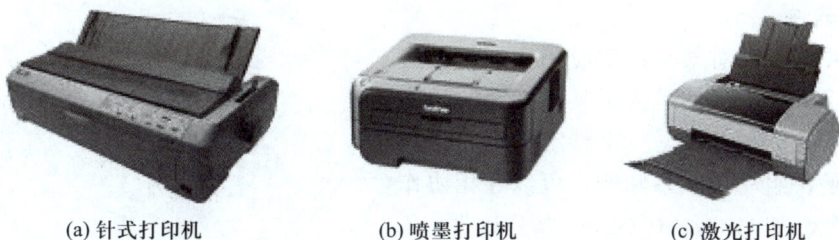

(a) 针式打印机   (b) 喷墨打印机   (c) 激光打印机

图 1-13　各类打印机

- 音效系统：主要包括声卡、音响和麦克风，声卡是多媒体技术中最基本的组成部分之一，是实现声波/数字信号相互转换的一种硬件，它可以将计算机中的数字化声音信息转换为人耳可以听到的声波，将来自话筒、磁带、光盘的原始声音信号加以转换，输出到耳机、扬声器、扩音机、录音机等声响设备。图 1-14 为扬声器和麦克风。

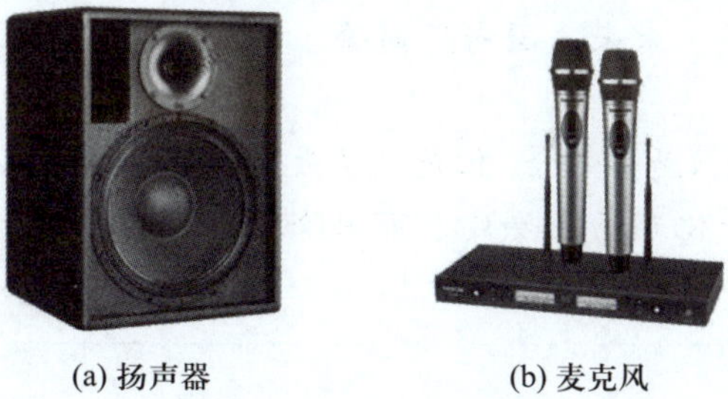

(a) 扬声器   (b) 麦克风

图 1-14　扬声器和麦克风

1.1.3　软件系统

一个完整的计算机系统由硬件和软件组成。软件是计算机中所有程序、数据和各种文档的集合。软件分为两大类：系统软件和应用软件。

1. 系统软件

系统软件是管理和控制计算机资源的软件，主要包括操作系统、语言处理程序、系统服务程序等。

- 操作系统（Operating System，OS）：提供了一个软件运行的环境，既直接支持用户使用计算机硬件，也支持用户安装和使用应用软件。
- 语言处理程序：是将用户编写的计算机无法直接运行的源程序处理转化为计算机可以直接识别和执行的二进制文件。
- 系统服务程序：指为计算机系统提供服务的工具软件和支撑软件，如编辑程序、调试程序、系统诊断程序等，主要维护计算机系统的正常运行，方便用户在软件开发和实施过程中的应用。
- 数据库管理系统（Database Management System，DBMS）：是一种管理和使用数据库的软件，用于建立、使用和维护数据库。它把各种不同性质的数据进行组织，以便能够有效地进行查询、检索并管理这些数据，保证数据库的安全性和完整性。

2. 应用软件

系统软件并不针对某一特定应用领域，而应用软件则相反，应用软件是为了某种特定的用途而被开发的软件。它可以是一个特定的程序，如 QQ；也可以是一组功能联系紧密，可以互相协作的程序的集合，如 Microsoft Office 办公软件；还可以是一个由众多独立程序组成的庞大的软件系统。计算机软件系统层级结构示意图如图 1-15 所示。

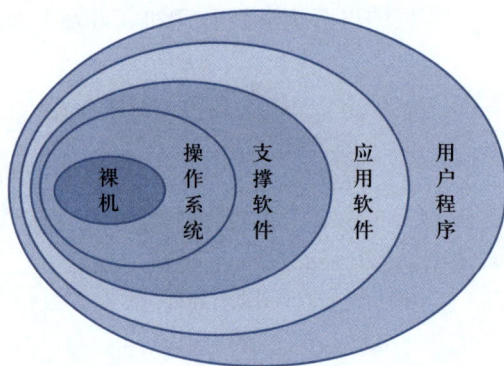

图 1-15　计算机软件系统层级结构

📖 **素养提升**

拨开云雾，终见曙光——国产 CPU 的成长历程

　　在无数国内科研人员呕心沥血地奋斗下，国产 CPU 得到了长足的进步，上至超级计算机，下至手机、智能音响，都能找到国产 CPU 的身影。芯片国产化是国家战略，也是发展我国信息产业的关键。未来，国内厂商除了研究最新技术，发展生态，壮大 CPU 联盟成员也是重中之重。

　　CPU 在国产化浪潮中只是一部分，但是也是最重要部分之一，从最开始的可行，到可用，到最后的普及，目前国产化市场主要处于可用阶段，相信在若干年之后，国产 CPU 市场会在全球有一席之地。

1.2　信息表示及编码

信息表示及编码

PPT

1.2.1　数制的基本概念

微课
数制的基本概念

　　数制也称计数制，是用一组固定的符号和统一的规则来表示数值的方法。将数据用少量的数字符号按先后位置排列成数位，并按照由低到高的进位方式进行计数，这种表示数的方法称为进位计数制。

基数：数制中所用到的数字符号的个数，如二进制的基数为 2，十进制的基数为 10。

位权：一个数字符号处在某个位上所代表的数值是其本身的数值乘上所处数位的一个固定常数，这个不同数位的固定常数称为位权。例如，十进制数 135，1 的位权是 100，3 的位权是 10，5 的位权是 1。

计算机中常用的 4 种数制见表 1-1。

表 1-1　计算机中常用 4 种数制

进制	基数	基本符号	位权	表示字母	运算法则
二进制	2	0, 1	2^i	B	逢二进一
八进制	8	0, 1, 2, 3, 4, 5, 6, 7	8^i	O	逢八进一
十进制	10	0, 1, 2, 3, 4, 5, 6, 7, 8, 9	10^i	D	逢十进一
十六进制	16	0, 1, 2, 3, 4, 5, 6, 7, 8, 9, A, B, C, D, E, F	16^i	H	逢十六进一

十进制数、二进制数、八进制数和十六进制数的对照见表 1-2。

表 1-2　计算机中常用 4 种数制对照表

十进制	二进制	八进制	十六进制	十进制	二进制	八进制	十六进制
0	0000	0	0	9	1001	11	9
1	0001	1	1	10	1010	12	A
2	0010	2	2	11	1011	13	B
3	0011	3	3	12	1100	14	C
4	0100	4	4	13	1101	15	D
5	0101	5	5	14	1110	16	E
6	0110	6	6	15	1111	17	F
7	0111	7	7	16	10000	20	10
8	1000	10	8				

1.2.2　数制之间的转换

1. 二、八、十六进制转换为十进制

【转换规则】按权展开，相加求和。

【规则解析】按照其他进制数的位权值展开，然后相加求和即可。

【例 1-1】分别将 11010.101B、37.24O、B3.AH 转换为十进制数。

$11010.101B = 1 \times 2^4 + 1 \times 2^3 + 0 \times 2^2 + 1 \times 2^1 + 0 \times 2^0 + 1 \times 2^{-1} + 0 \times 2^{-2} + 1 \times 2^{-3}$

$= 16 + 8 + 2 + 0.5 + 0.125 = (26.625)_{10}$

$37.24O = 3 \times 8^1 + 7 \times 8^0 + 2 \times 8^{-1} + 4 \times 8^{-2}$

$= 24 + 7 + 0.25 + 0.0625 = (31.3125)_{10}$

$B3.AH = 11 \times 16^1 + 3 \times 16^0 + 10 \times 16^{-1}$

$= 176 + 3 + 0.625 = (179.625)_{10}$

微课
数制的转换方法

2. 十进制转换为二、八、十六进制

【转换规则】整数部分：除基取余；小数部分：乘基取整。

【规则解析】将十进制数转换为其他进制数，方法是对其整数部分采用除以其他进制的基数取余法，而对其小数部分采用乘以其他进制的基数取整法。

【例 1–2】将（165.64）$_{10}$转换为二进制数。

整数部分 165 除 2 取余　低位

```
2 | 165
2 |  82  ……1
2 |  41  ……0
2 |  20  ……1
2 |  10  ……0
2 |   5  ……0
2 |   2  ……1
2 |   1  ……0
      0  ……1      高位
```

小数部分 0.64 乘 2 取整　高位

```
0.64×2=1.28  ……1
0.28×2=0.56  ……0
0.56×2=1.12  ……1
0.12×2=0.24  ……0
0.24×2=0.48  ……0
0.48×2=0.96  ……0
0.96×2=1.92  ……1
0.92×2=1.84  ……1
0.84×2=1.68  ……1
0.68×2=1.36  ……1
0.36×2=0.72          低位
```

其中，（165）$_{10}$=（10100101）$_2$，（0.64）$_{10}$=（0.1010001111）$_2$。

结果：（165.64）$_{10}$=（10100101.1010001111）$_2$。

【例 1–3】将（165.64）$_{10}$转换为八进制数。

整数部分 165 除 8 取余　低位

```
8 | 165
8 |  20  ……5
8 |   2  ……4
      0  ……2      高位
```

小数部分 0.64 乘 8 取整　高位

```
0.64×8=5.12  ……5
0.12×8=0.96  ……0
0.96×8=7.68  ……7
0.68                低位
```

其中，（165）$_{10}$=（245）$_8$，（0.64）$_{10}$=（0.507）$_8$。

结果：（165.64）$_{10}$=（245.507）$_8$。

【例 1–4】将（165.64）$_{10}$转换为十六进制数。

整数部分 165 除 16 取余　低位

```
16 | 165
16 |  10  ……5
       0  ……A      高位
```

小数部分 0.64 乘 16 取整　高位

```
0.64×16=10.24  ……A
0.24×16=3.84   ……3
0.84                 低位
```

其中，（165）$_{10}$=（A5）$_{16}$，（0.64）$_{10}$=（0.A3）$_{16}$。

结果：（165.64）$_{10}$=（A5.A3）$_{16}$。

3. 二进制和十六进制之间的转换

【转换规则】4 位一组，一分为四。

【规则解析】将二进制转换成十六进制时，以小数点为中心向左右两边延伸，每 4 位一组，小数点前不足 4 位时，在首位前面添 0 补足 4 位；小数点后不足 4 位时，在末位后面添 0 补足 4 位。然后将各组的 4 位二进制数转换成十六进制数。将十六进制转换成二进制时，每位十六进制数用 4 位的二进制数据表示即可。

【例 1–5】将（1010101011.0111011）$_2$转换成十六进制数。

（1010101011.011101）$_2$=0010 1010 1011.0111 0110=（2AB.76）$_{16}$

【例1-6】将（72F）$_{16}$转换成二进制数。

（72F）$_{16}$=0111 0010 1111=（11100101111）$_2$

4. 二进制和八进制之间的转换

【转换规则】3位一组，一分为三。

【规则解析】将二进制转换成八进制时，以小数点为中心向左右两边延伸，每3位一组，小数点前不足3位时，在首位前面添0补足3位；小数点后不足3位时，在末位后面添0补足3位。然后将各组的3位二进制数转换成八进制数即可。将八进制转换成二进制时，每位八进制数用3位的二进制数表示即可。

【例1-7】将（10110011.01110111）$_2$转换为八进制数。

（10110011.01110111）$_2$=010 110 011.011 101 110=（263.356）$_8$

【例1-8】将（1 364）$_8$转换为二进制数。

（1 364）$_8$=001 011 110 100=（1011110100）$_2$

5. 八进制和十六进制之间的转换

八进制和十六进制之间通过二进制间接转换实现。

【例1-9】将（452）$_8$转换为十六进制数。

（452）$_8$=（100101010）$_2$=（12A）$_{16}$

【例1-10】将（452）$_8$转换为八进制数。

（1D23）$_{16}$=（1110100100011）$_2$=（16 443）$_8$

1.2.3 数据表示单位

计算机内部的数据均以二进制形式表示，二进制数据的表示单位常用的有位、字节和字3种类型。

- 位（bit）：计算机中最小的数据单位是二进制的一个数位，简称为位。
- 字节（Byte）：字节是计算机中用来表示存储空间大小的最基本单位，也是信息数据的基本单位，1字节由8个二进制位组成。除了用字节为单位表示存储容量外，还可以用千字节（KB）、兆字节（MB）、吉字节（GB）和太字节（TB）等表示存储容量。它们之间存在如下换算关系：

1 B（字节）=8 bit（位）

1 KB（千字节）=1 024 B=2^{10} B

1 MB（兆字节）=1 024 KB=2^{20} B

1 GB（吉字节）=1 024 MB=2^{30} B

1 TB（太字节）=1 024 GB=2^{40} B

- 字（Word）：字和计算机中字长的概念有关。字长是指计算机在进行数据处理时一次作为一个整体进行处理的二进制数的位数。具有这一长度的二进制数则被称为该计算机中的一个字。字通常取字节的整数倍，是计算机进行数据存储和处理的运算单位。计算机按照字长进行分类，可以分为8位机、16位机、32位机和64位机等。

1.2.4 ASCII 码

目前，微型机采用国际通用的键盘字符，总共有128个。这些字符包括26个英文大

微课
计算机中数据的表示

写字母，26 个英文小写字母，10 个十进制数字，32 个标点符号、运算符、专用字符，以及 34 个通用控制字符。对于这些字符，使用最广泛的编码系统是美国国家标准信息交换码（American Standard Code for Information Interchange，ASCII 码）。ASCII 码有 7 位码和 8 位码两种版本。国际上通用的标准 ASCII 码（又称基础 ASCII 码）是 7 位码，见表 1–3。用 7 位二进制数表示一个字符，共可以表示 2^7=128 个字符，并且由于 ASCII 码的 7 位版本在 1 字节中只占用 7 位，所以规定最高位恒为 0。

表 1–3   ASCII 码表

$b_3b_2b_1b_0$	$b_6b_5b_4$							
	000 （0）	001 （1）	010 （2）	011 （3）	100 （4）	101 （5）	110 （6）	111 （7）
0000（0）	NUL	DLE	SP	0	@	P	`	p
0001（1）	SOH	DC1	!	1	A	Q	a	q
0010（2）	STX	DC2	"	2	B	R	b	r
0011（3）	ETX	DC3	#	3	C	S	c	s
0100（4）	EOT	DC4	$	4	D	T	d	t
0101（5）	ENQ	NAK	%	5	E	U	e	u
0110（6）	ACK	SYN	&	6	F	V	f	v
0111（7）	BEL	ETB	'	7	G	W	g	w
1000（8）	BS	CAN	(	8	H	X	h	x
1001（9）	HT	EM	)	9	I	Y	i	y
1010（A）	LF	SUB	*	:	J	Z	j	z
1011（B）	VT	ESC	+	;	K	[	k	{
1100（C）	FF	FS	,	<	L	\	l	|
1101（D）	CR	GS	–	=	M	]	m	}
1110（E）	SO	RS	.	>	N	^	n	~
1111（F）	SI	US	/	?	O	_	o	DEL

1.2.5   汉字编码

汉字具有特殊性，汉字的输入、存储、处理和输出过程中所使用的汉字编码是不相同的，其中包括用于汉字输入的输入码，用于机内存储及处理的机内码，用于输出显示及打印的字形码。计算机中处理汉字的过程是首先将每个汉字以外码形式输入计算机，然后将外码转换成计算机能识别的汉字内码进行存储，最后将内码转换成字形码输出。各种汉字编码之间的关系如图 1–16 所示。

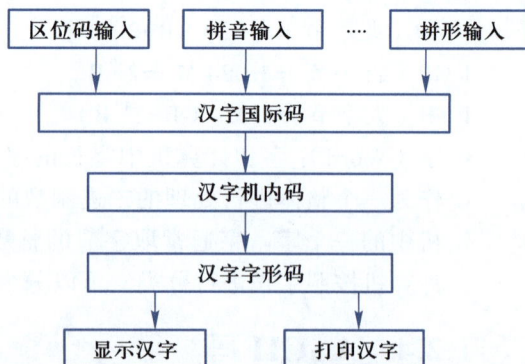

图 1–16   各种汉字编码之间的关系

- 汉字外部码:简称外码或汉字输入码,是用来将汉字输入到计算机中的一组键盘符号,即人们常用的汉字输入法。常用的输入码有拼音码、五笔字型码、自然码、表形码、认知码、区位码和电报码等。
- 汉字交换码(国标码):计算机内部处理的信息都是用二进制代码表示的,汉字也不例外。由于二进制代码使用不够方便,于是需要采用信息交换码。GB 2312—80《信息交换用汉字编码字符集—基本集》,即国标码,该标准收录了 6 763 个汉字(其中一级汉字 3 755 个,二级汉字 3 008 个),还收录了 682 个图形字符,共 7 445 个符号。
- 机内码(内码):指一个汉字被计算机内部系统进行存储、处理和传输时而使用的编码。为了实现中西文兼容,利用字节的最高位进行区分,若最高位为"0"视为 ASCII 码,为"1"视为汉字码。
- 字形码:又称汉字字模,用于汉字的输出。字形码是汉字的输出码,输出汉字时都采用图形方式,无论汉字的笔画多少,每个汉字都可以写在同样大小的方块中。汉字的字形通常采用点阵方式表示。汉字点阵有 16×16 点阵、24×24 点阵、32×32 点阵、48×48 点阵、64×64 点阵等。

📖 素养提升

中华文化博大精深——汉字编码

早在 20 世纪 60 年代,美国有关的标准化组织就出台了 ASCII 码,美国利用计算机技术助力登月,又发展民用科技。我国在 20 世纪 80 年代开始大力发展计算机技术,可是在计算机中无法显示汉字。我们要和世界接轨,于是 GB 2312—80 编码横空出世,囊括了 6 000 多个常用汉字。随着信息化的发展,GB 2312—80 似乎也不满足日常使用了,特别是生僻字。由于汉字编码的限制,身份证显示不了生僻字,需要特殊处理,于是在 90 年代在 GB 2312—80 的基础上扩展到包含 2 万多个汉字的字符编码 GBK。

中华文化博大精深,2 万多个汉字似乎也是不够用,需要继续发展汉字编码。GB 2312—80 编码进化为 GB 18030—2022 编码,已扩展到了 7 万多个文字。

1.3 Windows 10 操作系统

Windows 10
操作系统

PPT

1.3.1 文件和文件夹的基本操作

1. 新建文件或文件夹

通过快捷菜单进行文件或文件夹的创建,具体操作过程如下。

- 在桌面或相应文件夹的空白位置右击(通过"此电脑"或"资源管理器"窗口),将出现图 1-17 所示的快捷菜单。在该菜单中选择"新建"命令,在出现的下一层菜单中根据需要选择相应的菜单项命令,可参考图 1-17。新创建的文件或文件夹以"反向"被选中的状态出现在指定位置,用户可以直接对其进行重命名。
- 通过"此电脑"或"资源管理器"程序中的菜单命令创建文件或文件夹。在"此电脑"或"资源管理器"窗口中选择"文件→新建"命令,出现的级联菜单与图 1-17 相同。通过这种方法也可以完成在指定位置创建文件或文件夹。

微课
认识多媒体技术

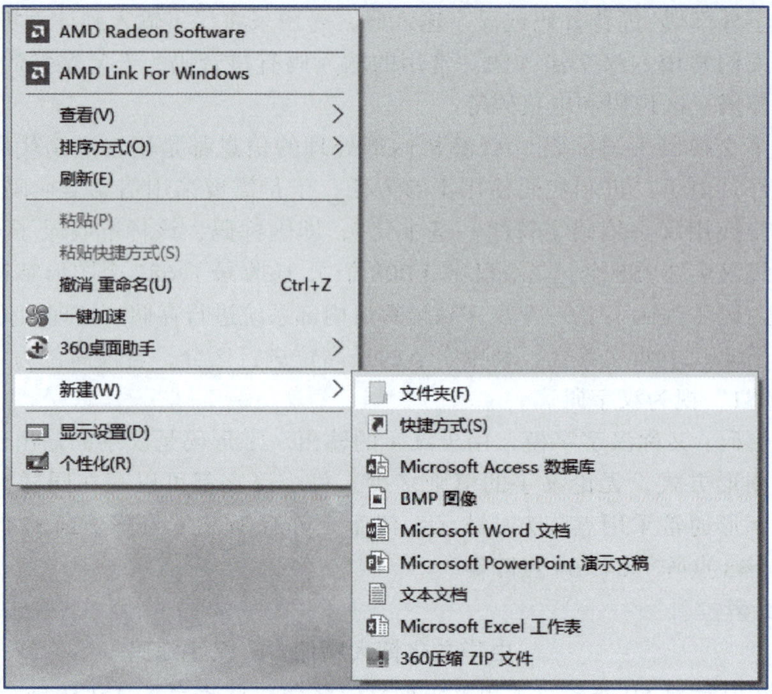

图 1–17 “新建”文件或文件夹菜单

2. 文件夹或文件的打开、重命名

- 在“此电脑”或“资源管理器”窗口中找到要打开的文件夹或文件，将鼠标指针指向该对象后双击。
- 找到要打开的文件夹或文件后右击，将出现图 1–18 或图 1–19 所示的快捷菜单，选择“打开”命令，将打开指定的文件或文件夹。

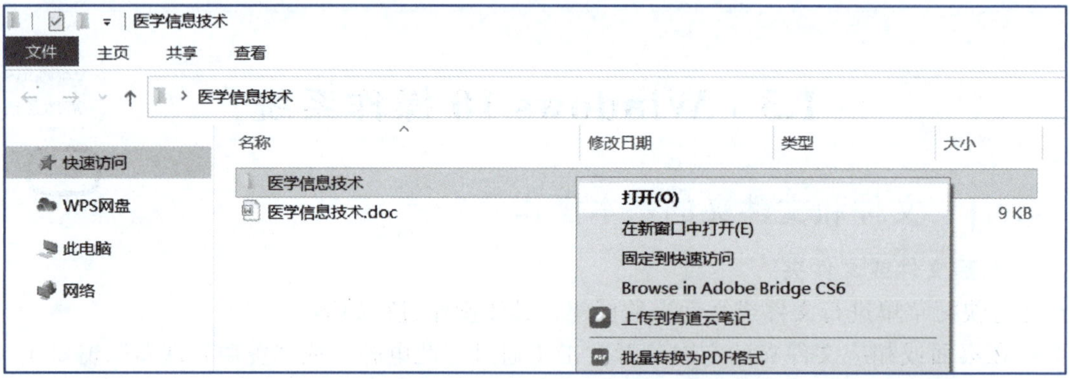

图 1–18 “打开”文件夹菜单

- 在“此电脑”或“资源管理器”窗口中，选定相应文件夹或文件，再选择“文件→打开”命令。

如果要打开的文件是非文档文件，即在系统中找不到创建这个文件对应的 Windows 应用程序，则将出现如图 1–20 所示的提示对话框。一般情况下用户可以通过选择“从已安装

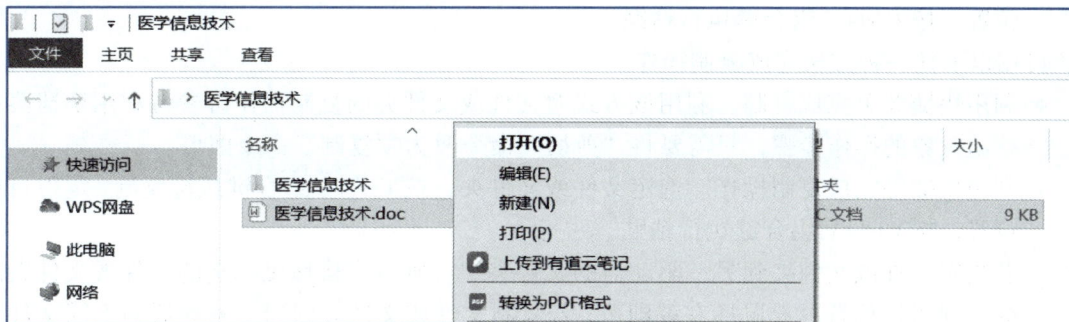

图 1-19 "打开"文件菜单

图 1-20 选择联机或手动方式打开文件

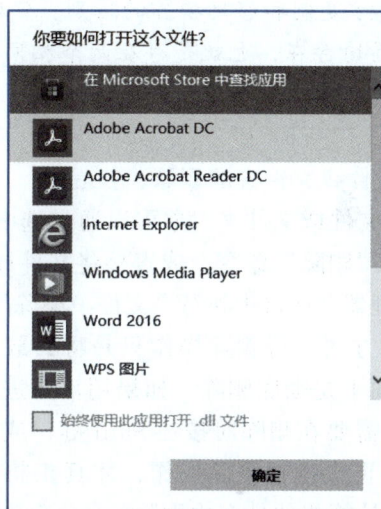

图 1-21 文件打开方式提示对话框

程序列表中选择程序"单选按钮来完成文件的打开。单击"确定"按钮后，在出现如图 1-21 所示的提示对话框中选择一个特定的应用程序来完成"打开"任务。

文件或文件夹名可以体现文件或文件夹所包含的内容，一般可以在要进行更名的文件或文件夹的快捷菜单中选择"重命名"命令，此时当前的文件或文件夹名称将会进入可编辑状态，用户输入新的名称即可。

3. 文件或文件夹的移动、复制

文件或文件夹的移动包含两个步骤，第一步要对进行移动的对象进行剪切操作；第二步要在移到的目标位置进行粘贴操作。用户可以根据习惯选择以下介绍的任一种移动方法。

- 右击指定文件或文件夹对象，从打开的快捷菜单中选择"剪切"命令（执行剪切命令后，图标将显示暗淡）；定位目标位置后，在目标位置的空白处右击，从快捷菜单中选择"粘贴"命令，便可以完成文件或文件夹的移动。
- 利用相应程序窗口菜单的"编辑→剪切"命令和"编辑→粘贴"命令，依照上述方法同样可以实现文件或文件夹的移动。
- 利用快捷键完成移动操作：选定文件或文件夹，按 Ctrl+X 组合键执行剪切；定位目标位置，按 Ctrl+V 组合键执行粘贴。

可用以下任一种方法完成复制操作：

- 利用快捷菜单完成复制。利用该方式对文件或文件夹的复制操作可参考利用快捷菜单移动对象的操作步骤，只需要将"剪切"命令改为"复制"命令即可。
- 利用快捷键完成复制操作。选定文件或文件夹，按 Ctrl+C 组合键执行复制；定位目标位置，按 Ctrl+V 组合键执行粘贴。
- 若复制文件或文件夹到另一驱动器的文件夹中，则可直接拖曳选定的文件或文件夹图标，到目标位置释放鼠标左键即可；若复制文件或文件夹到同一驱动器的不同文件夹中，则可在拖曳过程需按住 Ctrl 键，该方法不适宜长距离的复制。

> **注意**：复制和移动操作的区别：在对对象进行复制、粘贴操作后，该对象的原位置和目标位置均存在，也就是存在两个相同的对象；而在对对象进行剪切、粘贴操作后，该对象已经被从原位置移动至目标位置，原位置不再存在该对象。

4. 文件或文件夹的删除、恢复

删除文件或文件夹对象可以通过选中该对象后按 Delete 键，或从文件或文件夹的快捷菜单中选择"删除"命令，或直接将文件或文件夹拖曳到"回收站"中，或在"此电脑"以及"资源管理器"窗口中执行"文件→删除"命令。

通过上述方式进行删除操作只是将其放入"回收站"，而不是彻底删除。如果用户要进行彻底删除，则需要在删除时按住 Shift 键，或在"回收站"中再次执行删除操作，才真正将文件或文件夹从计算机的外存中删除。

被删除的文件或文件夹的恢复，可使用的常用方法有以下两种：

- 在"此电脑"或"资源管理器"窗口执行"编辑→撤销删除"命令。
- 打开回收站，选定准备恢复的项目，从快捷菜单中选择"还原选定的项目"命令，将它们恢复到原位，如图 1-22 所示。

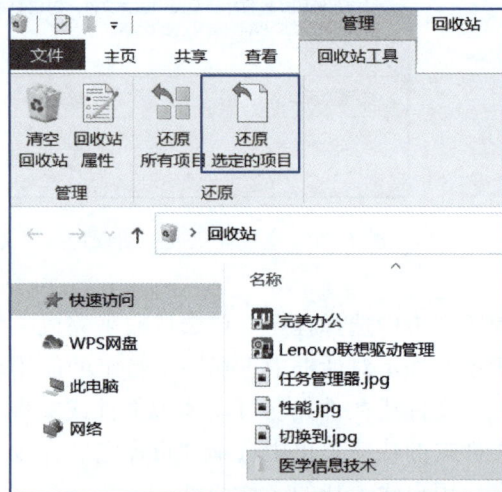

图 1-22　使用"还原选定的项目"命令还原文件

5. 文件或文件夹属性的查看与设置

要了解或设置文件或文件夹的有关属性，可以从文件或文件夹的快捷菜单中选择"属性"命令，出现如图 1-23 所示的对话框。

由图 1-23 可以看出，文件的常规内容包括文件名、类型、打开方式、位置、大小、占用空间、创建/修改及访问时间、属性等。

利用该对话框"常规"选项卡中"属性"栏的选择框，可以设置文件的属性。单击"更改"按钮，可改变该文件的打开方式。

文件夹"属性"对话框的"常规"选项卡的内容基本与文件相同；"共享"选项卡可以设置该文件夹为本地或网络上共享的资源；"自定义"选项卡可以完成更改文件夹的显示图

图 1-23　文件（夹）"属性"对话框

标等内容。

6. 文件或文件夹快捷方式的创建

可以从文件或文件夹的快捷菜单中选择"创建快捷方式"命令创建文件或文件夹，并将其移动到要放置的目标位置，就会在指定位置创建相应对象的快捷方式。用户也可以在目标位置的空白处右击，在弹出的快捷菜单中选择"新建→快捷方式"命令。

7. 显示文件夹的扩展名

在 Windows 10 中，文件常常仅显示主文件名。在计算机软件开发等情况下都需要显示文件的扩展名。用户若希望显示文件的扩展名，可在"此电脑"或"资源管理器"窗口中选择"查看"选项卡并勾选"文件扩展名"复选框，如图 1-24 所示。

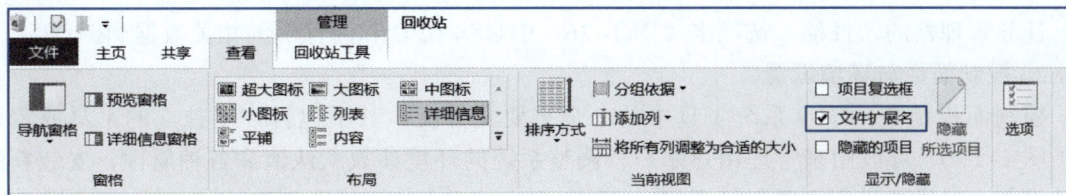

图 1-24　显示文件夹的扩展名

1.3.2　Windows 10 系统功能

1. 任务管理器简介

任务管理器可以提供正在计算机上运行的程序和进程的相关信息。用户一般主要使用任务管理器来快速查看正在运行程序的状态，或终止未响应的程序，或切换程序，或运行新的任务。利用任务管理器还可以查看 CPU 和内存使用情况的图形和数据等。

用户可通过以下方式打开任务管理器对话框。

- 右击任务栏的空白处，从打开的快捷菜单中选择"启用任务管理器"命令。
- 按 Ctrl+Alt+Delete 组合键，在出现的界面中选择"启用任务管理器"选项。

任务管理器的"进程"选项卡（图 1-25）中列出目前正在运行中的应用程序名。选定其中的一个任务，单击"切换到"按钮，可以使该任务对应的应用程序窗口成为活动窗口；当某个应用程序无法响应时，可选定其对应的程序名，单击"结束任务"按钮，结束该程序的运行状态。

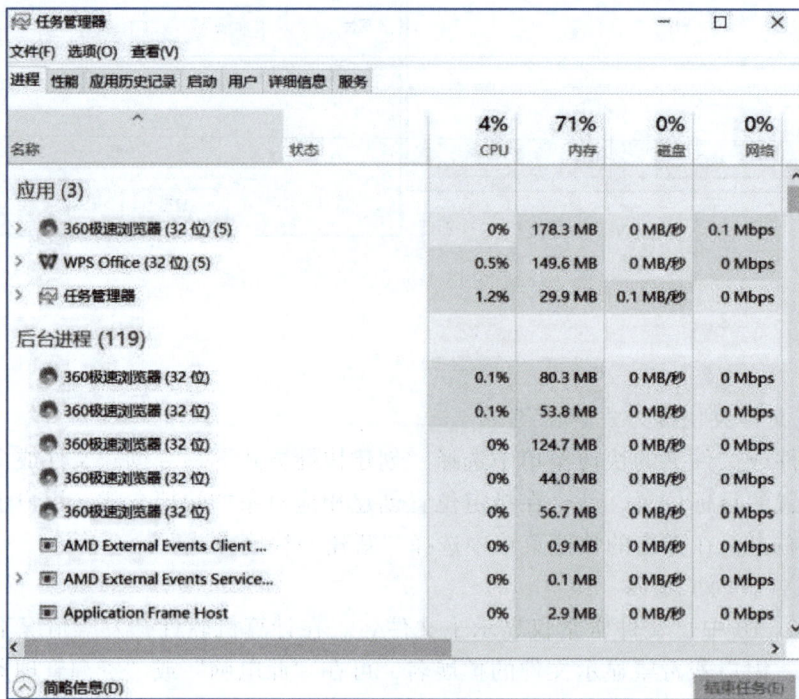

图 1-25　任务管理器的对话框"进程"选项卡

任务管理器的"性能"选项卡（图 1-26）中显示 CPU 和内存等的相关数据和图形。

2. 控制面板与环境设置

控制面板是 Windows 系统工具中的一个重要文件夹，其中包含许多独立的工具或程序项（图 1-27），可以用来管理用户账户，调整系统的环境参数默认值和各种属性，安装新的硬件设备，对设备进行设置与管理等。

打开控制面板常用的方法有以下几种。

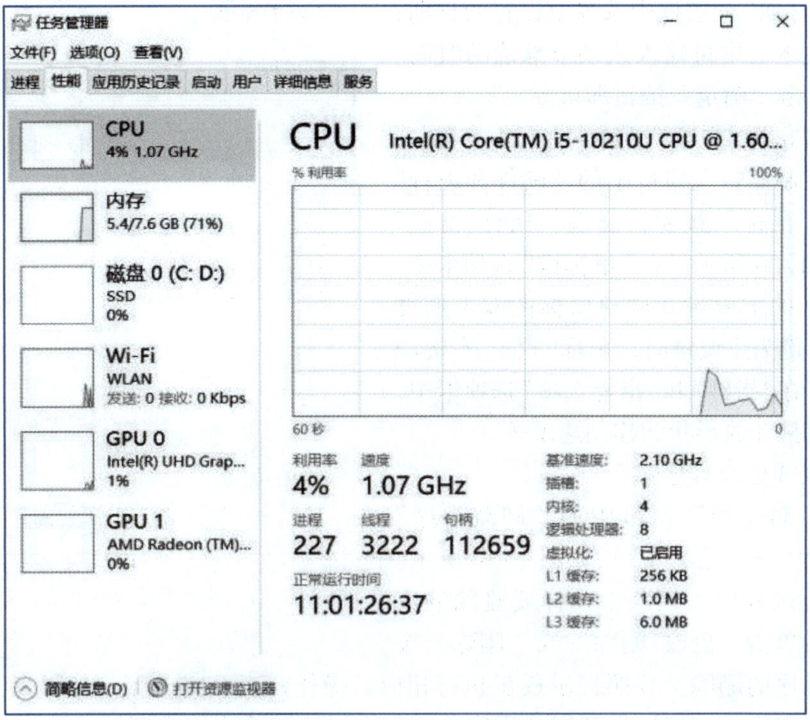

图 1-26　任务管理器的对话框"性能"选项卡

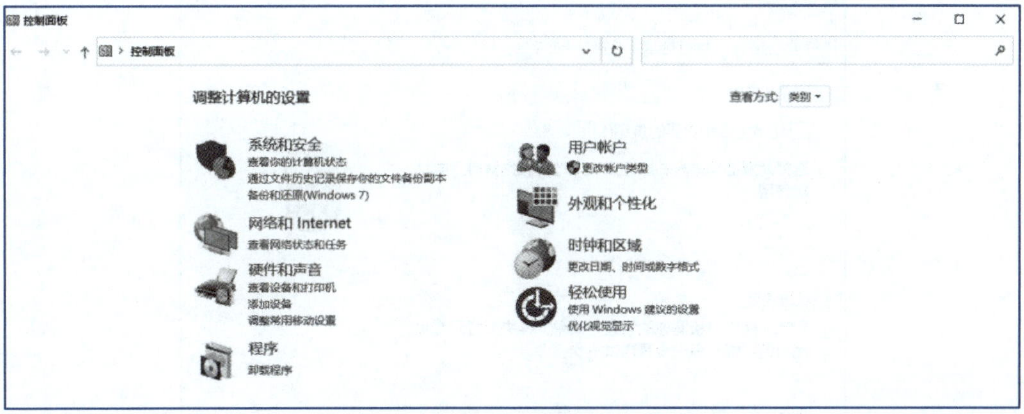

图 1-27　"控制面板"窗口

- 选择"开始",输入"控制面板"命令。
- 按 Win+R 组合键打开"运行"窗口,输入"control panel",并按 Enter 键单击打开控制面板。
- 从"此电脑"窗口命令栏选择"打开控制面板"选项。

（1）设置系统日期和时间

单击"控制面板"窗口中的"时钟和区域"图标按钮,单击"设置时间和日期"窗口中的"更改日期和时间"按钮,出现"日期和时间设置"对话框,如图 1-28 所示。在"日期和时间设置"

对话框中的"日期"列表框中选择要设置的日期；在"时间"文本框中可输入或调节准确的时间。设置完成后单击"确定"按钮即可。

（2）设置鼠标

单击"控制面板"窗口中的"硬件和声音"按钮，单击"鼠标"按钮，出现"鼠标 属性"对话框，如图 1-29 所示。在"鼠标键"选项卡中，可以设置鼠标的主要键及调整鼠标的双击速度等。当选择右键为主要键时，鼠标的左、右键功能将被互换。在"指针"和"指针选项"选项卡中，可以设置鼠标指针的形状和移动速度等。

（3）卸载或更改程序

单击"控制面板"窗口中的"卸载程序"按钮，出现"程序和功能"窗口，如图 1-30 所示。在"卸载或更改程序"列表中选择要删除的应用程序，然后单击"更改/删除"或"删除"按钮开始应用程序的删除。按照提示逐步执行相应的操作，直至完成删除。很多应用程序自带有相应的卸载程序，直接运行其卸载程序也可很方便地删除应用程序。

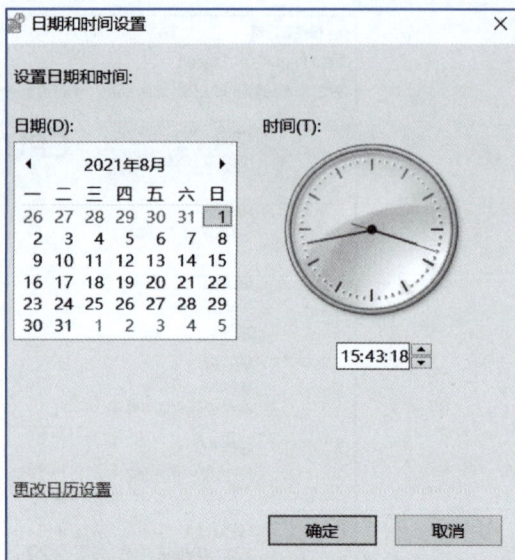

图 1-28   "日期和时间设置"对话框

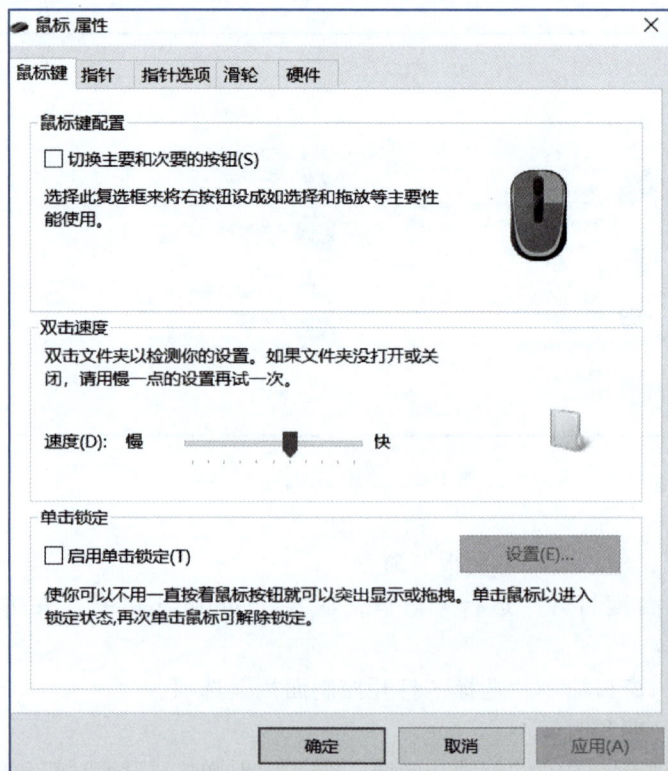

图 1-29   "鼠标 属性"对话框

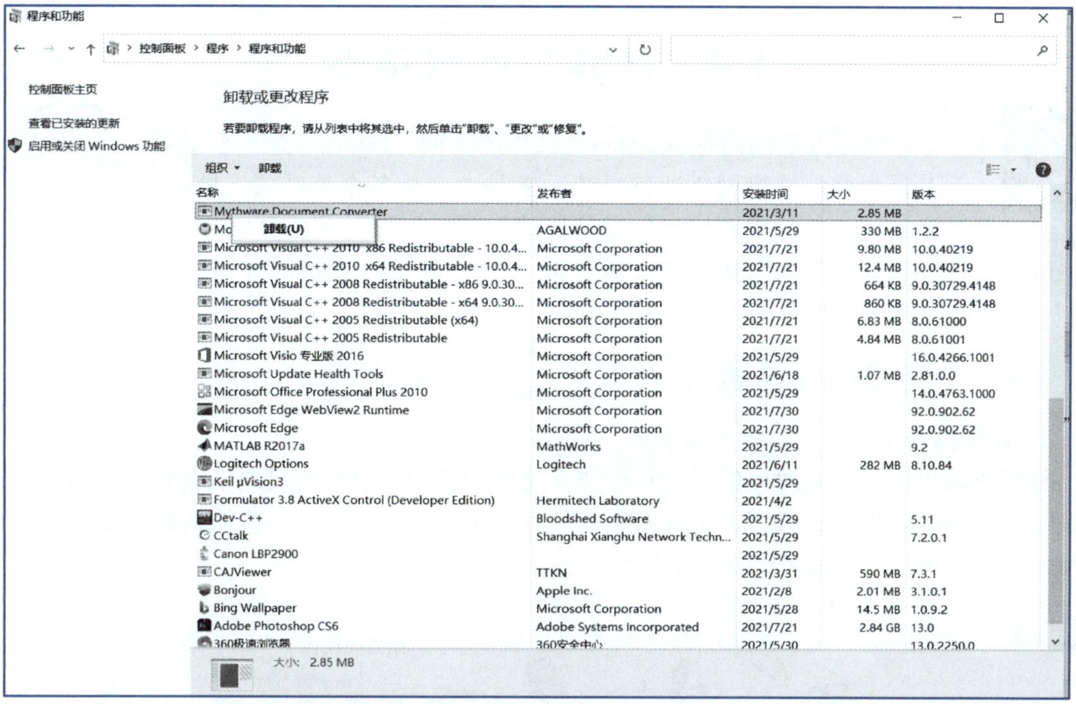

图 1-30　"程序和功能"窗口

📖 素养提升

解放"双手"——说出而不是键入

用户可在装有 Windows 10 的计算机上使用听写程序将说出的字词转换为文本。听写程序使用内置于 Windows 10 的语音识别功能（图 1-31），无须下载和安装即可使用。

若要开始听写，可选择文本字段，然后按 Windows 徽标键 +H 打开听写工具栏，然后将所想的内容全部说出来。若要在听写时随时停止听写，可说"停止听写"即可。

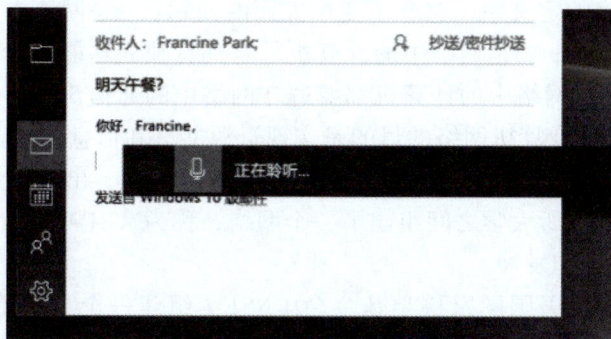

图 1-31　语音识别

如果用户使用的是平板计算机或触摸屏，可单击触摸键盘上的"麦克风"按钮开始听写，再次单击该按钮可停止听写，或者只需说出"停止听写"即可。

通过听写程序可解放用户的双手，从事更多的创意性事业。

1.4　计算机网络基础

计算机网络
基础

PPT

微课
了解计算机
网络

国际互联网简称 Internet，又称因特网。Internet 是当今世界上最大的计算机网络通信系统，它是由全球各个地区的广域网、局域网和单机按照一定的通信协议组成的国际计算机网络。Internet 是全球信息资源的超大型集合体，所有采用 TCP/IP 的计算机都可加入，从而实现信息共享和数据通信。

1.4.1　网络拓扑结构和分类

1. 计算机网络的定义、产生与发展

计算机网络是将不同地理位置上具有独立功能的不同计算机通过通信设备和传输介质互联起来，在通信软件的支持下，实现网络中的计算机之间共享资源、交换信息、协同工作的系统。计算机网络的示意图如图 1–32 所示。

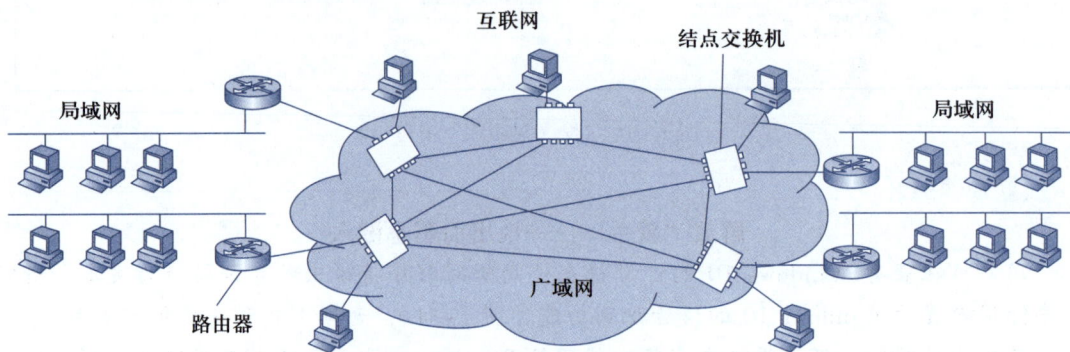

图 1–32　计算机网络示意图

在关于计算机网络的定义中，包含了 4 个方面的问题：一是网络中的计算机需要利用通信线路和通信设备来连接；二是网络中的计算机都是具有独立功能的计算机系统，计算机没有对网络的依赖性；三是网络中的计算机都要遵守网络中的通信协议，使用支持网络通信协议的网络通信软件；四是计算机网络的目的是实现资源共享和信息传递。

- 20 世纪 60 年代，美国国防部高级研究计划局（ARPA）出资开展网络互联技术的研究。研究人员在 4 所大学之间组建了一个网络，称为 ARPAnet，随着研究的深入促成了 TCP/IP 的出现和发展。
- 20 世纪 80 年代，美国国家科学基金会（NSF）组建一个从开始就使用 TCP/IP 的网络，称为 NSFnet。NSFnet 取代了 ARPAnet，在 1988 年正式成为 Internet 的主干网。NSFnet 所采用的层次结构分为主干网、地区网和校园网。各主机连入校园网、校园网连入地区网、地区网接入主干网。
- 1983 年，美国军方正式将所有军事基地的各个子网都与 ARPAnet 连接，并全部采用 TCP/IP，由此，Internet 正式诞生。
- 20 世纪 90 年代，加入 Internet 的计算机不断增长，商业机构也在运行自己的商业网络，

并连接到主干网。Internet 的商业化，促成了网络新的飞跃并走向全球。

2. 网络拓扑结构

网络拓扑结构是指将网络中的实体抽象成与其大小、形状无关的点，将连接实体的线路抽象成线，使用点、线表示的网络结构。计算机网络基本的拓扑结构有星状、总线型、环状。

- 总线型：总线型拓扑结构如图 1-33 所示。总线型拓扑结构通过一条公共总线作为传输介质，每台计算机通过相应的硬件接口与公共总线相连，信号沿总线进行传送。

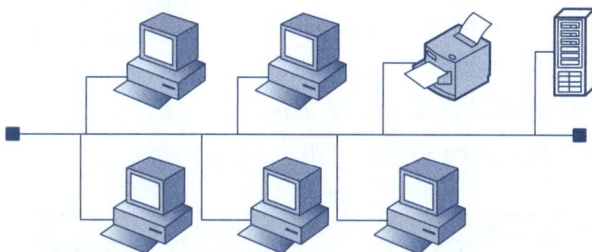

图 1-33　总线型拓扑结构

- 环状：将总线型结构头尾相连，就构成了环状拓扑结构，如图 1-34 所示。环状结构是一个典型的封闭结构，计算机通过一个硬件接口连入环状网络，这些接口相连形成一条链路，信息传送采用"令牌"形式进行传播，沿着同一个方向逐点传送。避免了总线型结构中的信息冲突。

- 星状：星状拓扑结构如图 1-35 所示。星状结构由一个中央节点和周围的分节点组成。中央节点与各个分节点直接进行通信，分节点之间必须经过中央节点才能进行通信，整个网络对中央节点的依赖非常大。

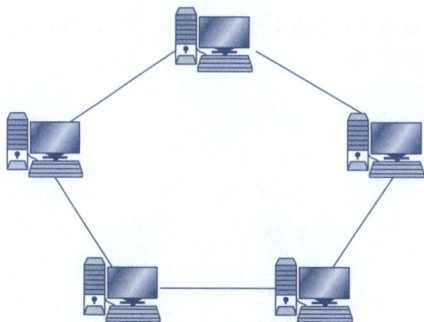

图 1-34　环状拓扑结构　　　　图 1-35　星状拓扑结构

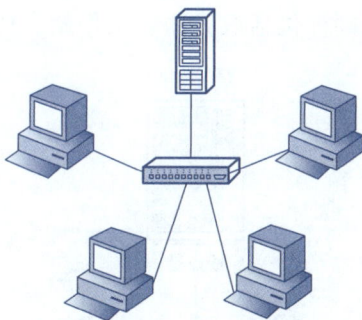

现代网络通常不是单一的某种拓扑结构，而是几种结构的组合，形成了树状和网状网络。

3. 计算机网络的分类

按网络覆盖范围分类，计算机网络可分为局域网、城域网、广域网。

- 局域网（Local Area Network，LAN）：局域网覆盖范围在 2 km 以内，属于一个部门、一个单位或一个组织所有。与广域网相比，局域网传输速率快，通常在 100 Mb/s 以上，误码率低（通常为 $10^{-11}\sim10^{-8}$），如图 1-36 所示。

- 城域网（Metropolitan Area Network，MAN）：城域网介于局域网与广域网之间，覆盖范围为 2~10 km，覆盖一座城市或一个地区。城域网在构建时需要使用许多较昂贵的连接设备，如图 1-37 所示。
- 广域网（Wide Area Network，WAN）：广域网覆盖范围很广，小到一个城市、一个地区，大到一个国家，甚至全世界。Internet 就是典型的广域网，它提供大范围的公共服务，与局域网相比，广域网投资很大，安全保密性能差，传输速率低，误码率较高，如图 1-38 所示。

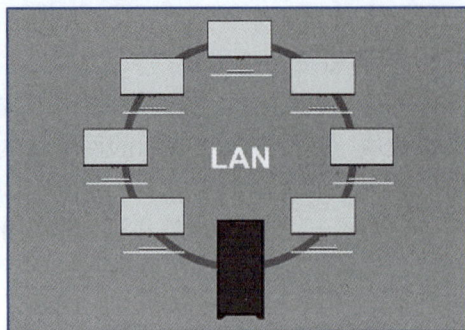

图 1-36   局域网模型

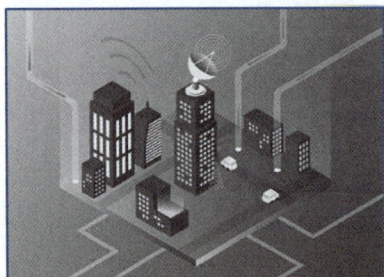

图 1-37   城域网模型

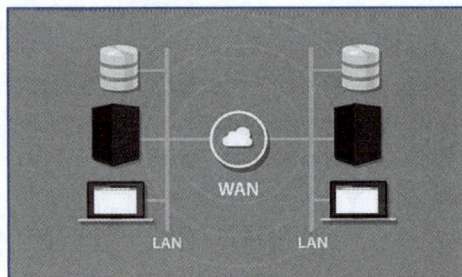

图 1-38   广域网模型

1.4.2   网络软硬件

1. 硬件设备

局域网硬件包括服务器、工作站、传输介质和网络连接部件等。图 1-39 所示是常见的局域网。

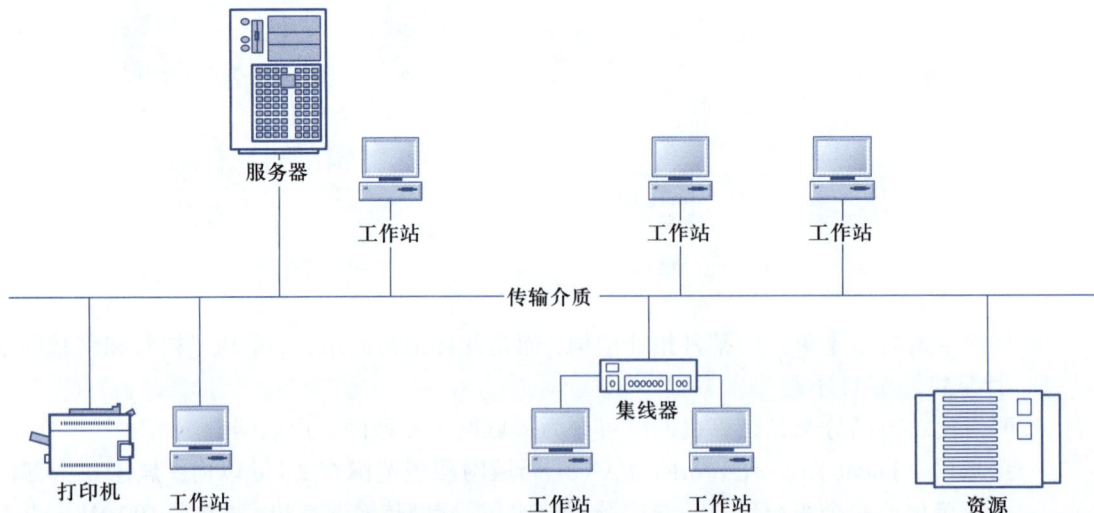

图 1-39   常见的局域网

- 服务器：根据服务类型不同可分为文件服务器、打印服务器、通信服务器、数据库服务器等。
- 工作站：也称为客户机，可以是个人计算机，也可以是专用计算机。工作站有自己的操作系统，可以脱离局域网络独立工作。
- 传输介质：有线介质和无线介质。有线介质包含双绞线（图 1-40）、同轴电缆（图 1-41）和光纤（图 1-42、图 1-43）。无线介质包含无线电波、微波、卫星通信和红外线等。
- 网络连接部件：网络连接部件主要包括网卡、中继器、交换机和集线器等，如图 1-44 所示。

图 1-40 双绞线实物图

图 1-41 同轴电缆实物图

图 1-42 光纤实物图

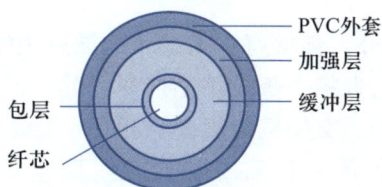

PVC外套
加强层
缓冲层
包层
纤芯

图 1-43 光纤内部结构示意图

微课
路由器设置

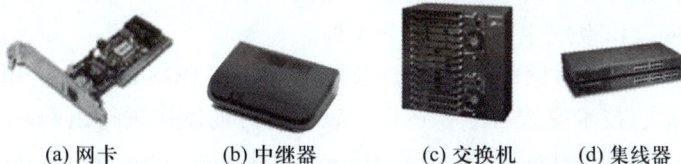

(a) 网卡   (b) 中继器   (c) 交换机   (d) 集线器

图 1-44 常见网络连接部件

常用网络连接部件的具体介绍如下。

（1）网卡

网卡是工作站与网络的接口部件。它除了作为工作站连接入网的物理接口外，还控制数据帧的发送和接收（相当于物理层和数据链路层功能）。

（2）中继器

用于同一网络中两个相同网络段的连接，对传输中的数字信号进行复制、放大，扩展局域网中连接设备的传输距离。

（3）交换机

交换机是一种用于电（光）信号转发的网络设备。它可以为接入交换机的任意两个网络节点提供独享的电信号通路。常见的交换机是以太网交换机，示例如图 1-45 所示。

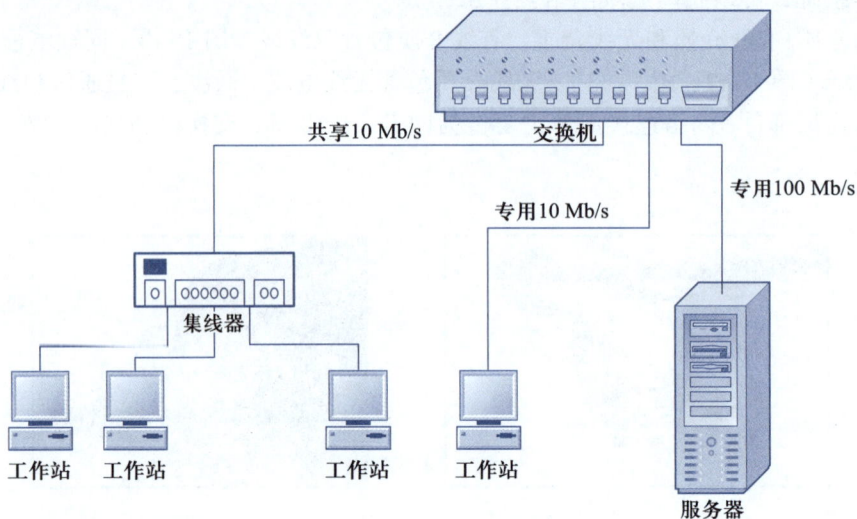

图 1-45   交换式网络示例

（4）集线器

集线器（Hub），能够将多条线路的端点集中连接在一起。集线器可分为无源和有源两种：无源集线器只负责将多条线路连接在一起，不对信号做任何处理；有源集线器具有信号处理和信号放大功能。交换机与集线器相比：集线器多采用广播方式工作，连接到同一集线器的所有工作站共享同一速率，网速较慢；而连接到同一交换机的所有工作站都独享同一速率，从而可以达到较高的网速。

2. 网络软件

网络软件包括网络操作系统、控制信息传输的网络协议及相应的协议软件、网络应用软件等。常见的局域网操作系统主要包括以下 4 种。

- NetWare 操作系统：对网络硬件的要求较低，兼容 DOS 命令，应用环境类似于 DOS，应用软件丰富、技术完善可靠，适用于较低配置的微机进行组网。
- Windows Server：Windows Server 是 Microsoft Windows Server System（WSS）的核心，是 Windows 的服务器操作系统。近 10 年来的版本主要包括 Windows Server 2012、Windows Server 2016 和 Windows Server 2019。
- UNIX 系统：于 20 世纪 60 年代问世，是一种多用户、多任务的分时操作系统。对普通的网络用户来说，UNIX 不容易掌握，小型局域网基本也不使用 UNIX。
- Linux 系统：于 1991 年正式在 Internet 上发布的一款免费使用的操作系统，Linux 既可在单机上使用，也可在服务器上当作网络操作系统使用。

1.4.3 IP 地址和域名

Internet 是由不同物理网络互联而成，不同网络之间实现相互通信必须有相应的地址标识，以区分网络上不同的计算机用户，该地址标识称为 IP 地址，简单来说，IP 地址就相当于人的身份证号。IP 地址提供统一的地址格式，目前主要使用的是 IPv4 和 IPv6。

1. IPv4

它由 32 位（即 4 字节）组成，每 8 位为一组，共分 4 组，每组间用"."隔开。由于二进制使用起来不方便，一般需要将对应的二进制转换为十进制表示，称为点分十进制。图 1-46 所示是二进制 IP 地址编码与点分十进制表示方法。

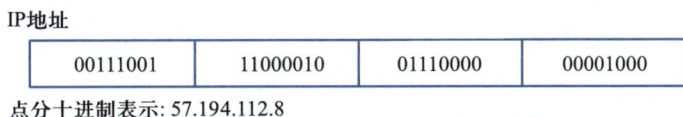

IP地址

00111001	11000010	01110000	00001000

点分十进制表示: 57.194.112.8

图 1-46　二进制 IP 地址编码与点分十进制表示方法

微课
IP 地址

2. IPv6

IPv6 的地址长度为 128 位，是 IPv4 地址长度的 4 倍，因此 IPv4 点分十进制格式不再适用，需要采用十六进制表示。

3. 域名系统

在 IP 地址的基础上又提出一种符号化的地址方案，用来代替数字型的 IP 地址，每一个符号化的地址都与特定的 IP 地址对应，这种符号化的标识与网络上的数字型 IP 地址相对应的字符型地址，称为域名。域名是上网单位和个人在网络上的重要标识，具有识别作用。除了识别功能外，在虚拟机环境下，域名还可以起到引导等作用。

域名由两组或两组以上的 ASCII 码或各国语言字符构成，由它所属各级域和分配给主机的名字共同构成。书写时，应按照由小到大的顺序，顶级域名（也称为一级域名）放在最右面，分配给主机的名字放在最左面，各级名字之间用"."隔开，完整的域名不能超过 255 个字符。域名构成举例如图 1-47 所示。

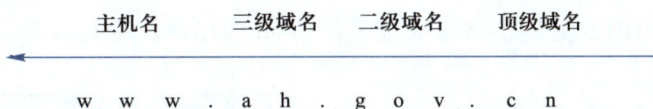

主机名　　　三级域名　　二级域名　　顶级域名

←

w w w . a h . g o v . c n

图 1-47　域名构成举例

微课
遨游
Internet

顶级域名又分为两类：国家和地区顶级域名、通用顶级域名，分别见表 1-4 和表 1-5。

表 1-4　国家和地区顶级域名表

国家和地区顶级域名	国家或地区
.us	America（美国）
.cn	China（中国）
.fr	France（法国）
.jp	Japan（日本）
.it	Italy（意大利）

表 1-5　通用顶级域名

通用顶级域名	性质
.ac	科研机构
.com	工商、金融等企业
.edu	教育机构
.gov	政府部门
.mil	军事机构
.org	各种非营利性组织
.net	互联网络机构

1.4.4   Internet 应用

1. Internet 基本应用

- 远程登录：Internet 提供的最基本服务之一，是在网络通信协议 TELNET 的支持下，使本地计算机暂时成为远程计算机仿真终端，然后可以像远程主机的本地终端一样使用其资源，如硬件、软件、信息资源等，在远程计算机上登录，必须事先成为该计算机系统中的合法用户并获得相应的账号和口令。

- 文件传输协议（File Transfer Protocol，FTP）：FTP 可以传送任何类型的文件，如二进制文件、图像文件、声音文件、数据压缩文件等。

- 电子邮件（Electronic Mail，E-mail）：是一种利用电子化手段提供信息交换的通信方式。E-mail 地址由用户名和主机名组成，中间以 @ 分割，主机名是由用户申请 E-mail 的网络机构提供的固定名称，用户名由用户自由命名，常见 E-mail 格式为 zhangsan123@163.com，其中 zhangsan123 为用户名，163.com 为主机名。

2. 基于 Web 技术的应用

- 电子商务分为狭义电子商务（Electronic Commerce，EC）和广义电子商务（Electronic Business，EB）：电子商务是指在全球各地广泛的商业贸易活动中，在因特网开放的网络环境下，基于浏览器/服务器应用方式，买卖双方不谋面地进行各种商贸活动，实现消费者的网上购物、商户之间的网上交易和在线电子支付以及各种商务活动、交易活动、金融活动和相关的综合服务活动的一种新型的商业运营模式。人们经常接触到的电子商务模型有 B2C、B2B、C2C 及 P2C 等。

- 电子政务（Electronic Government）：是指运用电子化手段实施的政府管理工作。电子政务指各级政府机构的政务处理电子化，包括内部核心政务电子化、信息公布与发布电子化、信息传递与交换电子化、公众服务电子化等。

- 搜索引擎（Search Engine）：以一定的策略在 Web 系统上搜索和发现信息，对信息进行理解、提取、组织和处理，将极大地提高 Web 应用的广度与深度。搜索引擎的工作原理见图 1-48。

- 网络日志（Web Log）：通常被简称为博客（blog），是以文章形式在 Internet 中发表与共享信息的服务。

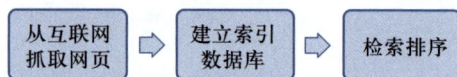

图 1-48   搜索引擎的工作原理

- 网络电视（IP Television，IPTV）：是一种基于 IP 网络的交互式数字电视技术。在 IPTV 网络中传送包含视频、音频、文本等数据，提供安全、交互、可靠、可管理的多媒体业务。

- 即时通信（Instant Message，IM）：提供了一种信息交流平台，用户之间可以通过即时音频通话、视频聊天等方式来交流。

1.4.5   网络安全

计算机网络犯罪是一种高技术型犯罪，其隐性对网络安全构成很大威胁。从 1986 年发现首例计算机病毒以来，30 余年间病毒数量正以几何级数增长，网络攻击者在世界各地寻找攻击网络的机会，并且其活动几乎到了无孔不入的地步。

微课
Internet
应用

计算机网络安全涉及一个系统的概念，它包括技术、管理与法制环境等多方面。只有不断健全有关网络与信息安全的法律法规，提高网络管理员的素质、法律意识与技术水平，提高用户遵守网络使用规则的自觉性，提高网络与信息系统安全防护的技术水平，才能不断改善网络与信息系统的安全状况。人类社会需要依靠道德与法律来维系，计算机网络的安全同样要重视"网络社会"中的"道德"与"法律"。

密码技术是保证网络与信息安全的核心技术之一。密码学（Cryptology）主要包括密码编码学与密码分析学。密码体制设计是密码学研究的主要内容。人们利用加密算法和一个密钥对信息编码进行隐蔽，而密码分析学试图破译算法和密钥。两者相互对立，又互相促进向前发展。

计算机病毒（Computer Virus）是指在计算程序中插入破坏计算机功能或毁坏数据、影响计算机的使用，并能自我复制的一组计算指令或程序代码。除了与其他程序一样可存储与运行之外，计算机病毒还具有感染性、潜伏性、触发性、破坏性与衍生性等特点。计算机病毒的生命周期通常分为 4 个阶段：休眠、传播、触发与执行。

- 计算机病毒无时无刻不在关注着用户的计算机，时刻准备发出攻击，但计算机病毒也不是不可控制的，可以通过下面几方面来减少计算机病毒对计算机带来的破坏。
- 安装最新的杀毒软件，每天升级杀毒软件的病毒库，定时对计算机进行病毒查杀，上网时要开启杀毒软件的全部监控，并培养良好的上网习惯。
- 不要执行从网络下载后未经杀毒处理的软件等，不要随便登录或浏览陌生的网站，加强自我保护意识。
- 培养自觉的信息安全意识，在使用移动存储设备时，尽可能不要共享这些设备，因为移动存储也是计算机进行传播的主要途径，也是计算机病毒攻击的主要目标，在对信息安全要求比较高的场所，应将计算机上的 USB 接口封闭，同时，有条件的应该做到专机专用。
- 使用 Windows Update 功能或第三方杀毒软件完整安装系统补丁，同时，将应用软件升级到最新版本。

📖 素养提升

文明用网，维护网络安全

网络在给人们提供极大便利的同时，网络安全问题也如影随形。很多时候，一个人的不经意、不设防、不小心，或蹭网，或轻易相信中奖信息、单击不明网址等，都会泄露自己的个人信息，造成财产损失。

对公民个人而言，保护网络安全需要增强自身的法律意识、主人翁意识、网络安全意识，学习必备的防护技能，培养文明的网络素养和守法的行为习惯。网民只有做到人人当主人，个个担责任，才能汇聚成维护网络安全的强大动力，构筑起网络安全的坚固长城。

本 章 小 结

计算机是信息化的主要工具，已经成为人们在学习、工作、生活中不可缺少的一部分，熟练掌握有关概念、理论和操作方法十分重要。本章重点介绍了计算机的系统组成、信息表示和字符编码、Windows 10 操作系统的基本操作方法和计算机网络的基本概念。通过本章的学习，能够正确理解计算机的基本理论，正确使用计算机网络，熟练掌握 Windows 10 的一些基本操作和技巧，为以后的 Office 使用打下基础，提高工作效率。

课 后 习 题

一、选择题

1. 计算机断电后，会使存储的数据丢失的存储器是（　　）。
   A. 随机存储器　　　　　　　　　　B. 只读存储器
   C. 闪存　　　　　　　　　　　　　D. 光盘

2. 与二进制数 1011101011010 等值的十六进制数是（　　）。
   A. 13532H　　　　　　　　　　　　B. BAD8H
   C. 175AH　　　　　　　　　　　　D. 85DAH

3. 已知英文字母 n 的 ASCII 码值为 110，那么英文字母 K 的 ASCII 码值是（　　）。
   A. 107　　　　　B. 113　　　　　C. 75　　　　　D. 81

4. 操作系统的主要作用是（　　）。
   A. 编译源程序　　　　　　　　　　B. 进行编码转换
   C. 解释执行源程序　　　　　　　　D. 控制和管理系统资源

5. 222.207.0.8 属于 IPv4 中的第（　　）类地址。
   A. A　　　　　B. B　　　　　C. C　　　　　D. D

二、简答题

1. 冯·诺依曼计算机系统有哪些部分组成？
2. 简述 Windows10 操作系统的特点。
3. 简述 IP 地址与域名的关系。

第 **2** 章

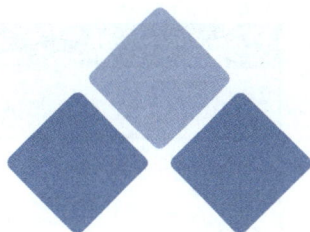

Word 2016 文档处理

Word 2016 是 Microsoft 公司开发的 Office 2016 办公组件之一，主要用于文档处理工作。与 Word 2010 相比，Word 2016 最显著的变化就是取消了传统的菜单操作方式，而代之以各种功能区，同时还添加了视觉效果和新型图片编辑工具，引入了屏幕截图和 SmartArt 图形，利用 Word 2016 可以轻松、高效地组织和编写文档。

2.1 Word 2016 入门——制作医师岗位职责说明书文档

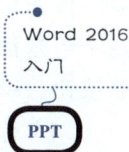

2.1.1 案例分析

1. Word 2016 的工作窗口

双击桌面上的 Word 2016 快捷图标，或选择"'开始'菜单→所有程序→ Microsoft Office → Word 2016"命令，即可启动如图 2-1 所示的 Word 2016 工作窗口，该窗口由快速访问工具栏、标题栏、功能选项卡、功能区、状态栏、滚动条以及工作区等区域组成。文字的录入和排版工作主要在工作区进行。

（1）标题栏

标题栏位于工作窗口的最上端，其中显示当前应用程序名及本窗口所编辑文档的文件名。当启动 Word 时，编辑区为空，Word 自动命名为"文档 1"，以后再新建文档时依次自动命名为"文档 2""文档 3"……标题栏的最左端为 Word 图标，单击该图标出现下拉列表，双击该图标可关闭窗口；标题栏的最右端为 3 个窗口控制按钮："最小化""最大化""关闭"。标题栏颜色的变化可以表明该窗口是否被激活。

（2）快速访问工具栏

快速访问工具栏位于工作窗口的左上角，可以快速访问频繁使用的工具，用户可以通过自定义将命令添加到快速访问工具栏。

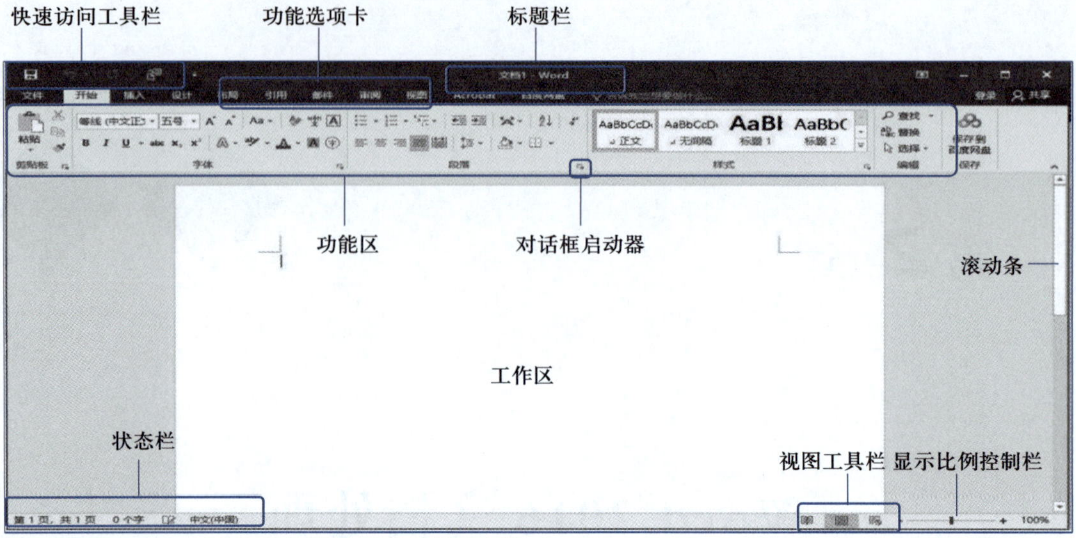

快速访问工具栏　　　功能选项卡　　　标题栏

图 2-1　Word 2016 的工作窗口

（3）功能区、组、快捷按钮

功能区位于标题栏的下方，替代了原来的菜单栏，一般包含"文件""开始""插入""设计""布局""引用""邮件""审阅""视图"等。另外还有一些隐藏的功能区，只有选中对应的操作对象时该选项卡才会显示，如图片工具"格式"功能区。每个功能区由若干组组成，每个组内都包含用于文档操作的一组命令集。在每个组中又包含一些命令按钮和对话框启动器按钮。单击对话框启动器可以打开相应的对话框，用以完成对文档的各种操作。

（4）标尺

在功能区的下面为标尺栏。标尺分为水平标尺和垂直标尺。使用标尺可以分别查看正文的宽度和高度。标尺也可以用来设置段落缩进、左右页边距、制表位和栏宽。文档窗口中也可以不显示标尺，方法是选择"视图"功能选项卡，在"显示"组中取消选择"标尺"复选框。

（5）工作区

工作区是标尺下方的白色区域，是 Word 2016 文档录入与排版的区域。Word 2016 处理的文字、图片和表格等都显示在该区域中，文档的输入、编辑、修改等各种操作也均在该区域中进行。

（6）滚动条

使用滚动条可以对文档进行定位，Word 2016 界面中共有两种滚动条，即水平滚动条和垂直滚动条。水平滚动条位于文档窗口的下面；垂直滚动条位于文档窗口的右面。在所编辑的文档比较长时，可利用滚动条使文档上下左右滚动，以便查看和编辑文档的内容，例如，对文档进行翻页、移行，改变内容在窗口中的位置均可以使用鼠标来进行调整。

（7）状态栏

状态栏位于工作窗口的左下角，用来显示当前编辑文档的信息。例如，文档当前页数、文档字数、校对错误等。

（8）视图工具栏

视图工具栏位于窗口的右下角，Word 提供了包括页面视图、阅读视图、Web 版式视图等视图方式。各种视图对文档的内容和打印结果没有影响，只是在屏幕上的显示方式不同。

在编辑文档时，一般都处在页面视图下。通过单击这些按钮可以方便地切换到相应的视图，当然也可以通过单击"视图"功能区中的命令按钮来实现。

（9）显示比例控制栏

显示比例控制栏用来控制文档的缩放比例，通过拖曳缩放滑块可以实现。

2. 文本的新建

双击桌面上的 Word 2016 快捷方式图标，启动 Word 2016，自动创建一个空白文本。如 Word 处于打开状态，也可以选择"文件"选项卡，选择"新建"命令，在"可用模板"区选择"空白文档"选项，如图 2-2 所示；或者单击快速访问工具栏中的"新建"按钮 ▯。如果没有该按钮，可单击快速访问工具栏中的下拉按钮，在打开的下拉列表中选择"新建"命令，如图 2-3 所示，即可添加到快速访问工具栏。

图 2-2　"新建"文档窗口面板

3. 文本的录入

将鼠标定位在文档空白处即可输入内容。Word 提供了即点即输功能，并会根据页面大小自动回车换行，如果按 Enter 键，可将在插入点处出现段落标记，并重新开始新的段落。文本录入包含插入和改写状态，系统默认插入状态，改写状态会覆盖光标后的字符。在插入状态下按 Insert 键（或单击状态栏上的"插入"按钮），将转换为改写状态；在改写状态下按 Insert 键（或单击状态栏上的"改写"按钮），则转换为插入状态。

有时会录入一些特殊的字符，在文档中插入特殊字符有以下两种方式。

（1）调用软键盘

定位插入点，右击输入法状态条中的软键盘，弹出如图 2-4 所示的快捷菜单。选择一种类型，打开软键盘，单击相应按键即可输

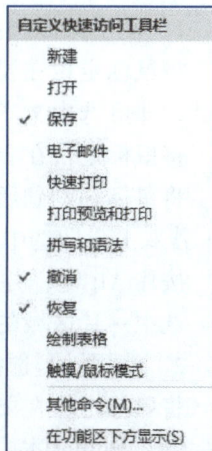

图 2-3　添加按钮到快速访问工具栏

入特殊字符。

（2）使用"符号"对话框

定位插入点，单击"插入"功能选项卡"符号"组中的"符号"按钮，在打开的下拉列表中选择"其他符号"命令，打开"符号"对话框，选择要插入的符号，如图 2-5 所示，单击"插入"按钮即可。

图 2-4　"软键盘"快捷菜单

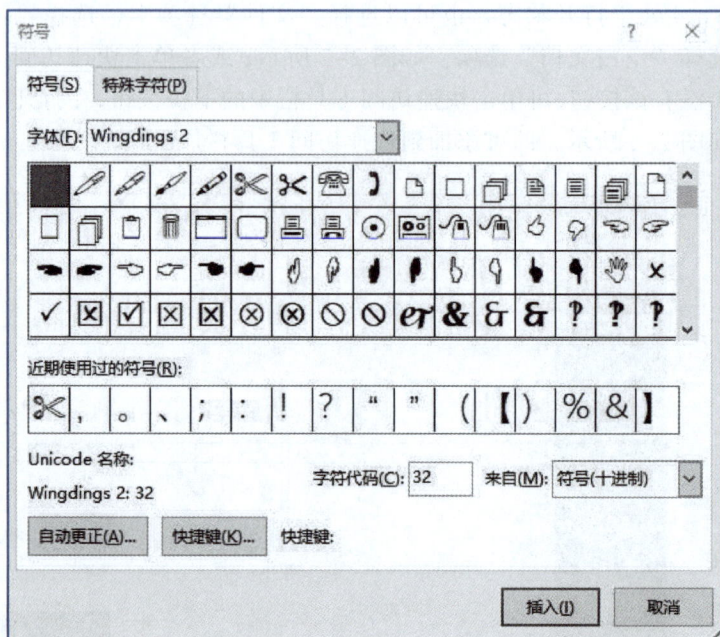

图 2-5　"符号"对话框

4. 文本的选定与删除

（1）选定文本

1）使用鼠标选择文本

将鼠标定位在要选定的文本之前，按下鼠标左键并拖曳到要选择文本的末端，松开鼠标左键，即可选中文本。选中的文本以反白方式显示。

将鼠标定位在要选定的文本之前，按住 Shift 键，单击要选择文本的末端，即可选中文本。

将鼠标移动到所选行左侧的文本选择区域，当鼠标指针变成箭头形状时，单击即选中一行；若双击，即选中一段；三次单击，即可选中全文。

按住 Alt 键，并按住鼠标左键拖曳鼠标，可选中矩形的文本区域。

选中一片区域的文本后，按住 Ctrl 键，可同时选中多个不连续的文本。

2）使用键盘选择文本

将鼠标定位在要选定的文本前，可使用表 2-1 给出的组合键，即可选定相应的文本。

（2）删除文本

将鼠标定位在文档中，按 Delete 键，可删除光标后面的文字；按 Backspace 键，可删除光标前面的文字。或者选中要删除的文本，按 Delete 键或 Backspace 键。

表 2-1 选择文本常用的组合键

组合键	功能	组合键	功能
Shift+ →	选择右边一个字符	Ctrl+Shift+ →	选择至词首
Shift+ ←	选择左边一个字符	Ctrl+Shift+ ←	选择至词尾
Shift+ ↑	向上选择一行	Ctrl+Shift+ ↑	选择至段首
Shift+ ↓	向下选择一行	Ctrl+Shift+ ↓	选择至段尾
Shift+Home	选择至行首	Ctrl+Shift+Home	选择至文档开始
Shift+End	选择至行尾	Ctrl+Shift+End	选择至文档结尾
Shift+PageUp	向上选择一屏	Ctrl+A	选择全部文本
Shift+PageDown	向下选择一屏		

5. 文本的复制、粘贴、移动、撤销与恢复

（1）复制文本

选中文本，右击，在弹出的快捷菜单中选择"复制"命令；或单击"开始"功能选项卡"剪贴板"组中的"复制"按钮；或使用 Ctrl+C 组合键，即可把选中内容复制到剪贴板中。

（2）粘贴文本

将鼠标定位在目标处，单击"开始"功能选项卡"剪贴板"组中的"粘贴"按钮；或使用 Ctrl+V 组合键；或右击，在弹出的快捷菜单中出现"粘贴选项"按钮，有"保留源格式""合并格式""只保留文本"3 种选择，如图 2-6 所示。选择任何一种即可将剪贴板中的内容粘贴到光标所在处。

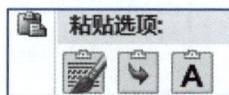

图 2-6 "粘贴选项"菜单

（3）移动文本

与复制操作大体相同，选中文本，单击"开始"功能选项卡"剪贴板"组中的"剪切"按钮；或右击，在弹出的快捷菜单中选择"剪切"命令；或使用 Ctrl+X 组合键，即可把选中内容移动到剪贴板中，然后再执行粘贴操作。

> 提示：如果要移动的文本移动距离不远，也可以使用"拖曳"的方法。选中文本，将鼠标指针指向选中的内容，按住鼠标左键，拖曳插入点（此时呈虚线）到目标处，松开鼠标左键即可。复制操作也可以在拖曳的同时按住 Ctrl 键进行。

（4）撤销与恢复

对于未保存的文档，对之前已完成的操作可以进行撤销。单击快速访问工具栏上的"撤销"按钮，或者按下 Ctrl+Z 组合键，可以撤销最近的一次操作。单击"撤销"按钮右侧的下拉箭头，可以一次撤销多次操作。

撤销的操作可以再次恢复。单击快速访问工具栏上的"恢复"按钮，可以恢复已撤销的操作。撤销和恢复是可逆操作。

> **提示**：使用快捷键可以提高编辑文档的速度，剪切、复制、粘贴、撤销操作也可分别用 Ctrl+X、Ctrl+C、Ctrl+V 和 Ctrl+Z 组合键实现。

6. 页面设置

页面设置是指精确地设置页边距、纸张、版式、文档网格等操作，一般在文档格式化之前进行。单击"页面布局"功能选项卡"页面设置"组中的对话框启动器 ，打开"页面设置"对话框，如图 2-7 所示。

（1）"页边距"选项卡

"页边距"选项卡如图 2-7 所示。页边距用来设置纸张四周边缘与页面文本四周边缘的距离；页面的显示方向默认为"纵向"；在"页码范围"选项组中，页码的格式可以选择普通、对称页边距、拼页、书籍折页、反向书籍折页 5 种。在"预览"选项组中，可以将各种页面设置应用于"整篇文档""插入点之后""本节"。

（2）"纸张"选项卡

切换至"纸张"选项卡，如图 2-8 所示，"纸张大小"一般默认为"A4"纸型，打开下拉列表可选择其他大小。若选择了"自定义大小"选项，则可在"宽度"和"高度"数值框中输入自定义的具体数值。"纸张来源"一般为默认纸盒。

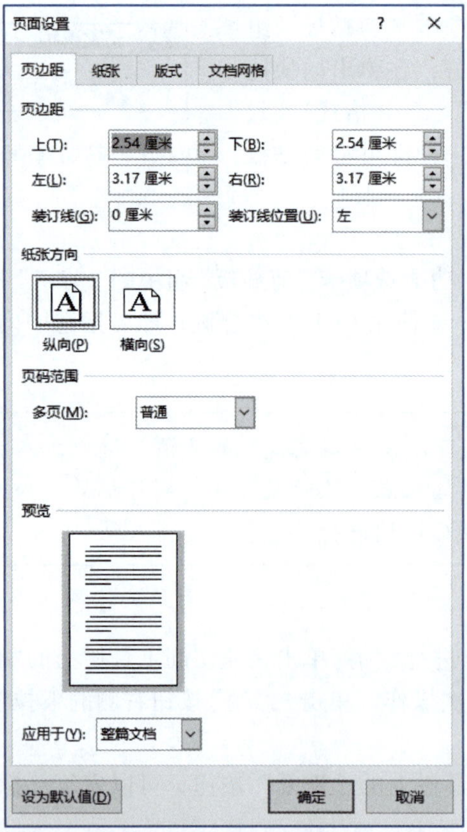

图 2-7　"页边距"选项卡 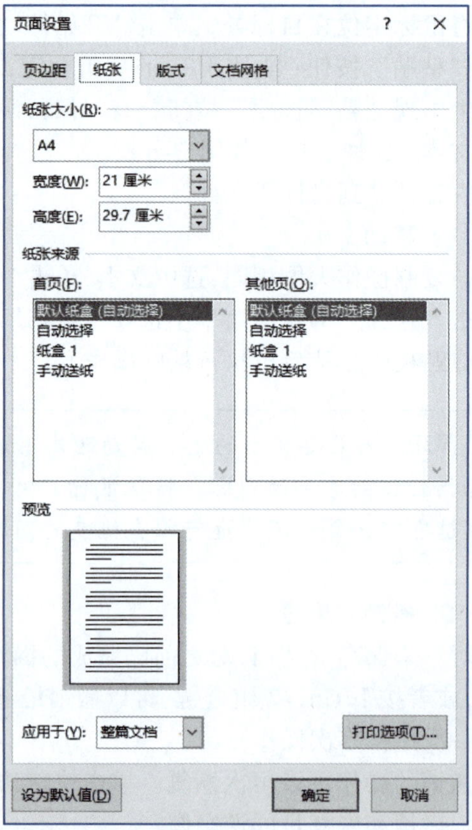　　　　图 2-8　"纸张"选项卡

（3）"版式"选项卡

切换至"版式"选项卡，如图 2-9 所示，在"节"选项组中，设置节的起始位置，默认为"新建页"，还可以在下拉列表中选择"连续本页""新建栏""奇数页"或"偶数页"。在"页眉和页脚"选项组中，选择"奇偶页不同"或"首页不同"复选框，可以为文档设置不同的页眉页脚。"页眉""页脚"数值框用于设置页眉或页脚与纸张上边界之间的距离。在"页面"选项组的"垂直对齐方式"下拉列表中，选择在上下页边距间垂直对齐文字的方式。单击"行号"按钮，打开"行号"对话框，如图 2-10 所示，可以为文档添加行号。在"版式"选项卡中单击"边框"按钮，打开"边框和底纹"对话框，可以设置边框和底纹的样式。

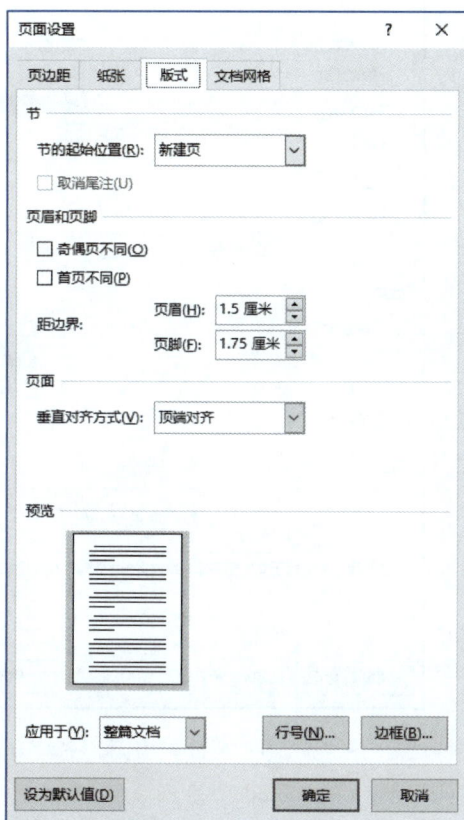

微课
设置页面和
字体格式

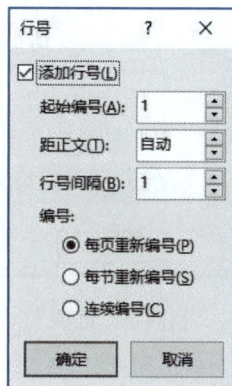

图 2-9 "版式"选项卡   图 2-10 "行号"对话框

（4）"文档网格"选项卡

切换至"文档网格"选项卡，如图 2-11 所示，在"文字排列"选项组中，选择文字的显示方向为"水平"或"垂直"，在"栏数"数值框中输入文档的栏数。在"网格"选项组中，若选择"无网格"单选按钮，则根据内容自动设置每行字符数和每页行数；若选择"指定行和字符网格"单选按钮，则可在下面的"每行"和"每页"数值框中输入具体数值，设置每行所显示的字符数和每页显示的行数。

7. 文字及段落的格式化

为了使文档便于阅读，必须进行格式化操作，最基本的格式化操作包含字体格式化和段落格式化，可选择"开始"功能选项卡"字体"组或"段落"组的命令完成这些操作。

（1）字体格式化

"字体"对话框中包含"字体"和"高级"两个选项卡。"字体"选项卡主要用于设置选中文本的字体、字形、字号、颜色等，如图 2-12 所示。"高级"选项卡用于设置字体缩放、间距的加宽或紧缩、位置提升或降低等，如图 2-13 所示。文字默认的格式是：中文宋体、英文 Times New Roman 体，字号为五号。

图 2-11　"文档网格"选项卡　　　　　　　　　图 2-12　"字体"选项卡

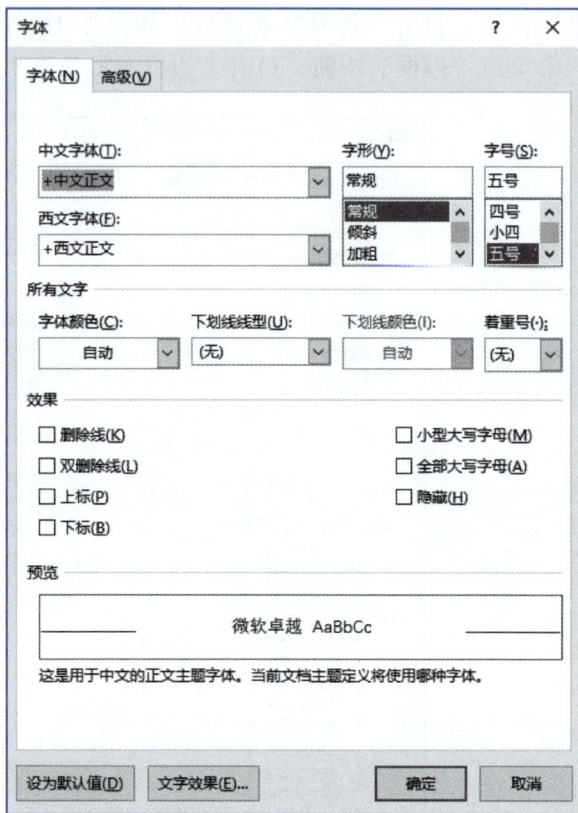

> **提示：** 选中文字，按 Ctrl+] 组合键可以快速将文字扩大一个字号，按 Ctrl+[组合键可以快速将文字缩小一个字号。

（2）段落格式化

"段落"对话框中包含"缩进和间距""换行和分页""中文版式"3 个选项卡，如图 2-14 所示。段落默认的格式是：单倍行距、两端对齐。

在"缩进与间距"选项卡"常规"选项组中，段落的对齐方式有 5 种：两端对齐、居中、分散对齐、左对齐和右对齐。左对齐是以左为准向右对齐。右对齐是以右为准向左对齐。居中是使段落文字从两侧向中间集中对齐。两端对齐除段落最后一行文字是左对齐外，其余行都是左右两端固定，通过自动调整字符的间距来对齐。分散对齐是自动调整每行字符的距离，

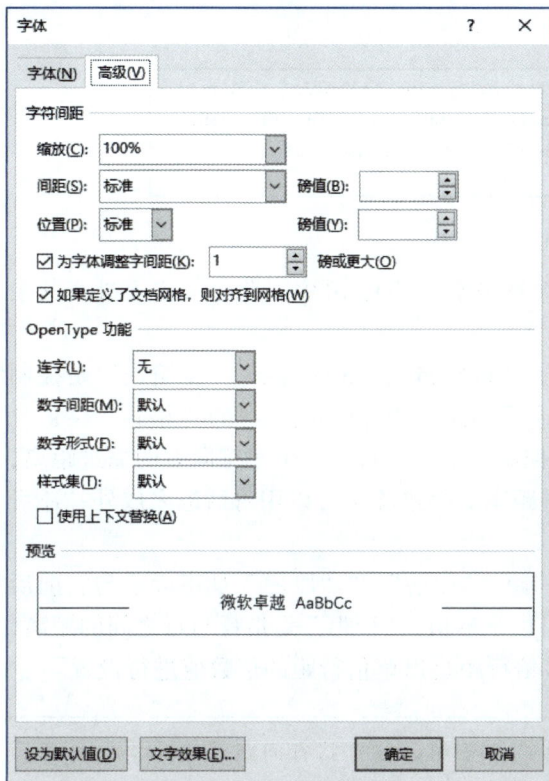

图 2-13　"高级"选项卡

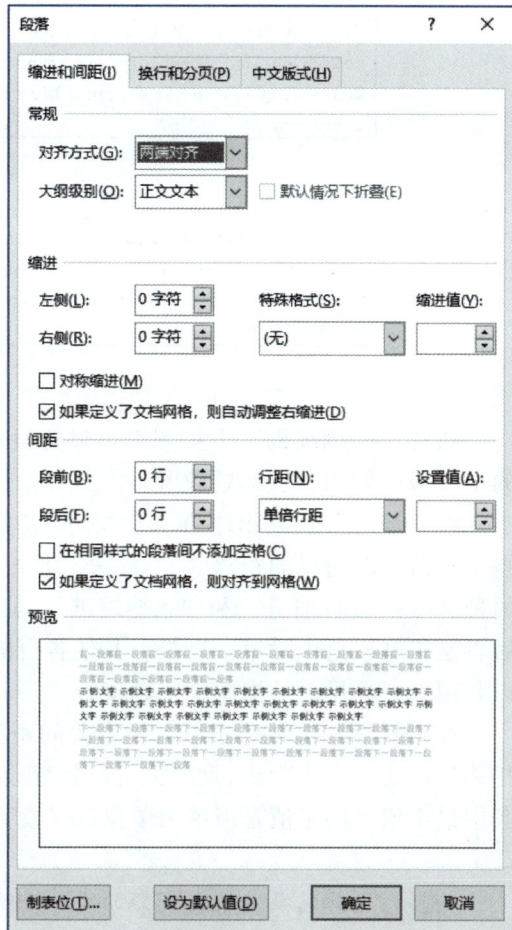

图 2-14　"段落"对话框

将字符均匀地布满整行，不管最后一行有几个字符。分散对齐与两端对齐排版效果分别如图 2-15、图 2-16 所示。

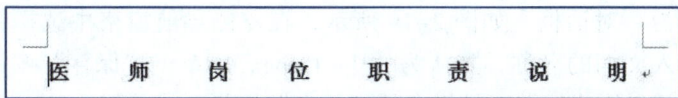

医　师　岗　位　职　责　说　明

图 2-15　"分散对齐"效果

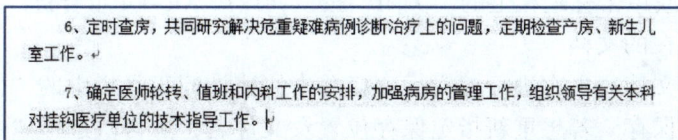

　　6、定时查房，共同研究解决危重难疑病例诊断治疗上的问题，定期检查产房、新生儿室工作。

　　7、确定医师轮转、值班和内科工作的安排，加强病房的管理工作，组织领导有关本科对挂钩医疗单位的技术指导工作。

图 2-16　"两端对齐"效果

微课

设置段落格式、保存保护文档

在一般情况下，两端对齐与左对齐差别不大，但是当输入一段比较长的英文文字时，差别会比较明显，效果分别如图 2-17、图 2-18 所示。

With the Widespread application of satellites positioning technology, GIS, mobile communication technology and computer network technology. The GPS Vehicle Monitoring System has gotten a high-speed development. At present, it is apply for every way. ↵

图 2-17 "左对齐"效果

With the Widespread application of satellites positioning technology, GIS, mobile communication technology and computer network technology. The GPS Vehicle Monitoring System has gotten a high-speed development. At present, it is apply for every way. ↵

图 2-18 "两端对齐"效果

通过"大纲级别"下拉列表可设置段落的大纲级别，共有 10 级，除正文文字外，其余的 1~9 级一般为各级标题设置。

在"缩进"选项组中有"左缩进""右缩进""特殊格式"3 种选项。"左缩进"是控制整个段落距左边界的距离。"右缩进"是控制整个段落距右边界的距离。"特殊格式"又包含两种选择："首行缩进"和"悬挂缩进"，前者是控制段落第一行第一个字符向右的缩进距离，后者是控制段落中除第一行外，其他各行的缩进距离。缩进除了可以用对话框完成外，还可以利用水平标尺上的拖曳块来调整。

在"间距"选项组中可以设置段间距和行间距。"段前"和"段后"是指段落与它前后相邻的段落之间的距离，度量值可以是行数，也可以是磅值。"行距"是指行与行之间的距离，其中最小值、固定值是以磅为单位进行设置，多倍行距是以单倍行距的倍数值进行设置。

提示：选择需要更改行间距的文本，然后按 Ctrl+1 组合键可将行间距设置为单倍行距，按 Ctrl+2 组合键可将行间距设置为双倍行距，按 Ctrl+5 组合键将行间距设置为 1.5 倍行距。

8. 文档的保存与保护

（1）保存新建的 Word 文档

第一次保存时需指定保存路径和文件名。选择"文件"选项卡中的"保存"或"另存为"命令，打开"另存为"对话框，如图 2-19 所示，在左侧导航窗格中选择保存位置，在"文件名"文本框中输入文档的名称，默认为"Doc1.docx"，单击"保存"按钮，即可完成保存操作。也可以通过单击快速访问工具栏中的"保存"按钮，或使用 Ctrl+S 组合键来实现。

保存后的文档仍处于打开状态，需要关闭文档退出 Word 2016，单击"文件"选项卡中的"退出"按钮，或单击标题栏上的"关闭"按钮，或按 Alt+F4 组合键。

（2）保存已存在的文档

对于已保存的文档，再次进行编辑后直接单击快速访问工具栏中的"保存"按钮，则以原文件名在原位置保存。若想重新指定保存位置及文件名，可再次选择"文件"选项卡中的"另存为"命令。

（3）修改默认保存设置

一般而言，默认的打开与保存文件位置是在"我的文档"文件夹。也可以根据需要，自行设置打开与保存的位置，以及自动保存的时间间隔。单击"文件"功能选项卡中的"选项"

图 2-19 "另存为"对话框

按钮,打开"Word 选项"对话框,如图 2-20 所示,选择"保存"选项卡,修改完毕后单击"确定"按钮即可。

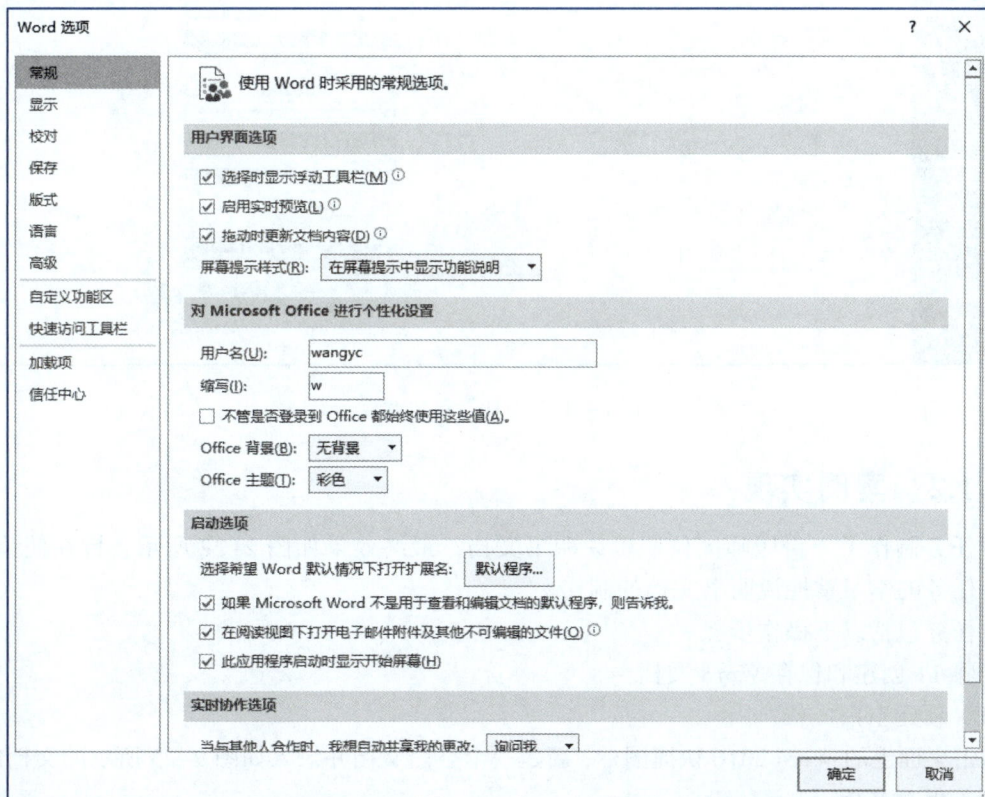

图 2-20 "Word 选项"对话框

（4）文档的保护

如果不希望无关人员查看自己的文档或者禁止别人对自己的文档进行修改,可以选择"审阅→保护"功能区,单击"限制编辑"图标,用于打开"限制编辑"窗口,在该窗口中的"编辑限制"区域勾选"仅允许在文档中进行此类型的编辑"复选框,单击下侧的"是,启动强制保护"按钮,在弹出的窗口中设置密码后单击"确定"按钮。

9. 文档的打印预览与打印

"打印预览"是在正式打印之前,预先在屏幕上观察即将打印文件的打印效果,查看是否符合设计要求,如果满意就可以打印。文档的打印是进行文档处理工作的最终目的。选择"文件"选项卡中的"打印"命令,如图 2-21 所示,直接单击"打印"按钮即可进行打印;可以选择"份数"进行多次重复打印;可在"设置"选项组中选择"打印所有页""打印当前页面""自定义打印范围"等;可单击"页面设置"超链接,打开"页面设置"对话框;右侧是打印效果的预览,可调节显示比例进行缩放。

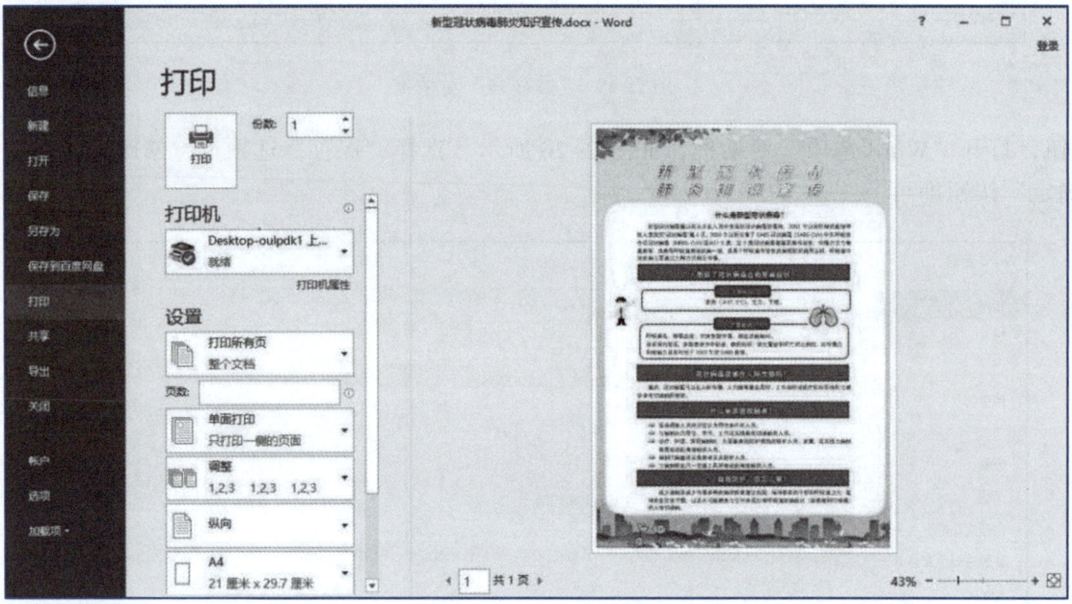

图 2-21　"打印"窗口面板

2.1.2　案例实现

本任务制作了一份医师岗位职责说明书文档,最终效果如图 2-22 所示,旨在使读者通过这一任务的学习掌握说明书文档的制作。

本任务包括以下操作步骤。

步骤 1:创建和保存 Word 文档

（1）新建空白文档

双击桌面上的 Word 2016 快捷图标,新建一个空白文档并录入如图 2-23 所示的文档内容。

（2）保存文档

单击"保存"按钮,在弹出的对话框中选择保存位置为"桌面",将文件名修改为"医

图 2-22　医师岗位职责说明书文档效果图

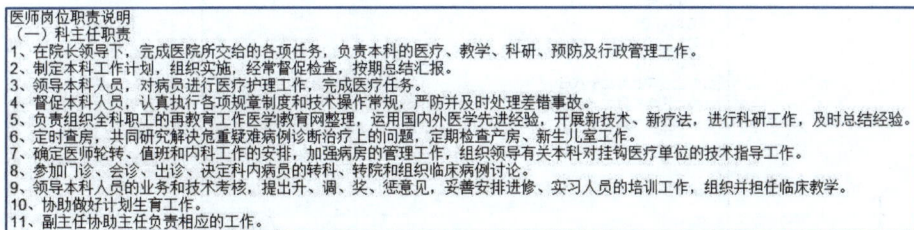

图 2-23　医师岗位职责内容

师岗位职责说明书 .docx"，单击"保存"按钮。

（3）插入文件

如图 2-24 所示，选择"插入"选项卡，单击"文本"选项组中"对象"按钮，在弹出的下拉列表中选择"文件中的文字"命令，在弹出的对话框中选择文件"内容 .docx"，单击"插入"按钮完成操作。

① 选择"插入"选项卡　　　　　　　　　② 单击"对象"按钮　③ 选择"文件中的文字"命令

图 2-24　插入文件

步骤 2：编辑 Word 文档

（1）删除日期

选中文章末尾的日期，按 Delete 键删除。

（2）设置标题段落样式

选中标题段落"医师岗位职责说明"，根据用户的排版习惯，调整字体、字号，设置居中对齐效果，适当调整标题文字的字间距。

（3）插入特殊字符、日期和时间

① 选中小标题"（一）科室主任职责"下所有职责项目，设置编号类型（1.2.3.…）。

② 依次选中小标题"（二）主任（副主任）各级医师岗位职责"下所有职责项目，设置编号类型（1.2.3.…）。

③ 定位插入点（文章的末尾处回车符），单击"插入"选项卡"文本"选项组中的"日期和时间"按钮，打开"日期和时间"对话框，选择"××××年×月×日"格式，并选择"自动更新"复选框，单击"确定"按钮，如图 2-25 所示。

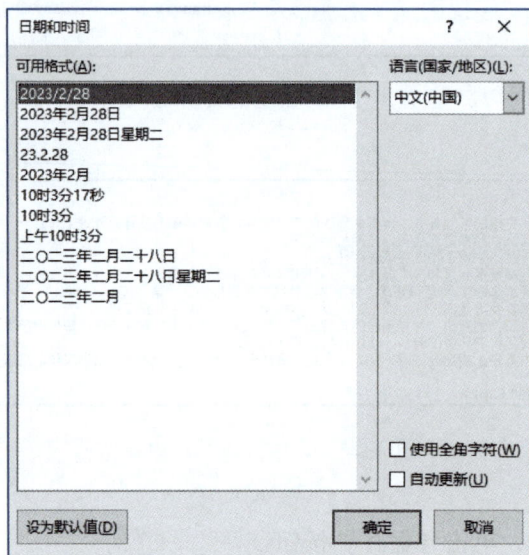

图 2-25   "日期和时间"对话框

（4）查找替换

① 单击"开始"选项卡"编辑"选项组中的"替换"按钮，打开"查找和替换"对话框，在"查找内容"文本框中输入"任务"，在"替换为"文本框中输入"工作"，如图 2-26 所示，单击"全部替换"按钮。

② 删除上一步输入的"任务"和"工作"。将光标定位在"查找内容"文本框中，输入一个空格，然后单击"全部替换"即可删除文中所有空格。

步骤 3：页面设置

① 单击"页面布局"功能选项卡"页面设置"组中的对话框启动器按钮 ，打开"页面设置"对话框。

② 选择"页边距"选项卡，在"页边距"选项组中的"上""下""左""右"数值框中

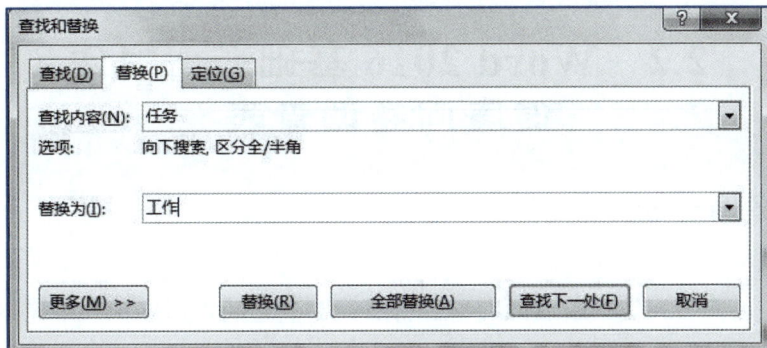

图 2-26 "查找和替换"对话框

均输入"2.5 厘米",单击"确定"按钮。

步骤 4：设置字体格式

① 选中文本标题（第一行），选择"开始"功能选项卡，在"字体"组的"字体"下拉列表中选择"宋体"，在"字号"下拉列表中选择"小二号"，在"字体颜色"下拉列表中选择"深蓝、文字 2，深色 25%"。

② 单击"开始"功能选项卡"字体"组中的对话框启动器按钮 ，打开"字体"对话框，选择"高级"选项卡，在"间距"下拉列表中选择"加宽"，在右侧的数值框中输入"10 磅"，单击"确定"按钮。

③ 使用同样的方式设置正文（除标题外）为宋体、小四号；二级小标题为宋体、四号加粗。

步骤 5：设置段落格式

① 选中文本标题（第一行），单击"居中"按钮。

② 选中二级小标题行，单击"开始"功能选项卡"段落"选项组中的对话框启动器按钮 ，打开"段落"对话框，在"段前"数值框中输入"6 磅"，在"段后"数值框中输入"6 磅"；在"行距"下拉列表中选择"固定值"，设置值为 18 磅，单击"确定"按钮。

③ 选中正文内容，打开"段落"对话框，在"特殊格式"下拉列表中选择"首行缩进"，在右侧的数值框中输入"2 字符"，在"行距"下拉列表中选择"固定值"，设置值为 12 磅，单击"确定"按钮。

步骤 6：保存和保护 Word 文档

① 单击"文件"选项卡中的"保存"按钮，保存文件。

② 可以选择"审阅→保护"功能区，单击"限制编辑"图标，打开"限制编辑"窗口，在该窗口中的"编辑限制"区域中勾选"仅允许在文档中进行此类型的编辑"复选框，单击下侧的"是，启动强制保护"按钮，弹出如图 2-27 所示的对话框。

③ 在"启动强制保护"对话框中完成密码设置后，单击"确定"按钮。

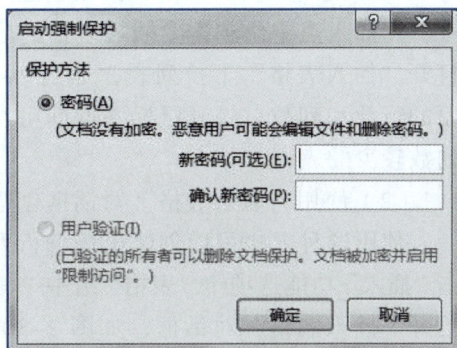

图 2-27 "启动强制保护"对话框

2.2　Word 2016 基础——制作健康问卷调查表

Word 2016
基础

PPT

2.2.1　案例分析

1. 表格的组成

表格是一个由行与列交汇组成的网格。行与列交汇处的矩形框称为单元格，表格的各个组成部分如图 2-28 所示。

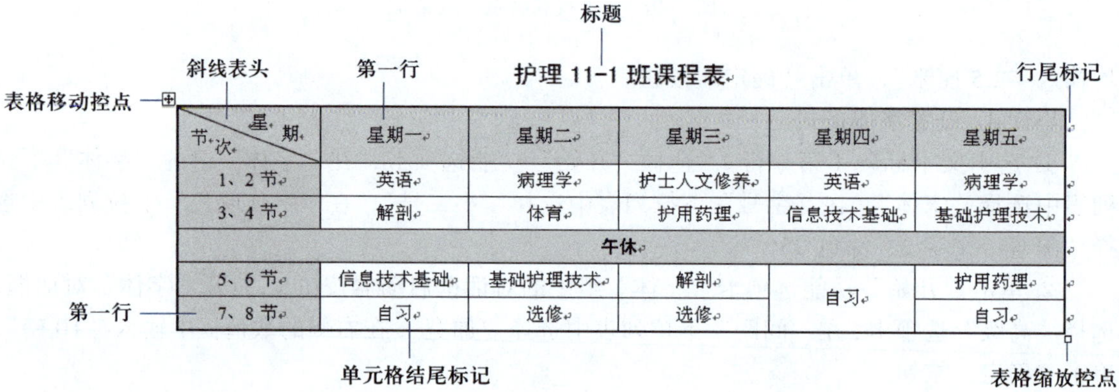

图 2-28　表格的组成

2. 单元格地址

Word 规定表中单元格的列号依次用 A、B、C……字母表示，行号依次用 1、2、3……数字表示。例如：B2 表示第二列第二行的单元格。在引用单元格时，独立的单元格之间用逗号分隔；连续的单元格区域可用左上角和右下角之间以冒号分隔来表示，如 C3:D4 表示由 C3、C4、D3、D4 共同组成的单元格区域。

3. 表格的创建

有以下 4 种方式可以创建表格。

（1）使用"插入表格"按钮创建

将插入点定位到需要插入表格的位置，单击"插入"功能选项卡"表格"组中"表格"按钮，打开"插入表格"下拉列表，如图 2-29 所示。按住鼠标左键，从左上角向右下角拖曳至需要的行数和列数，松开鼠标左键即可在文档插入点处插入一个表格。这种方式适合于创建行列数较少的表格。

（2）使用"插入表格"对话框创建

使用这种方法可以创建出任意行列数的表格。将插入点定位到需要插入表格的位置，单击"插入"功能选项卡"表格"组中"表格"按钮，在打开的下拉列表中单击"插入表格"命令，打开"插入表格"对话框，如图 2-30 所示，在"列数"和"行数"数值框中分别输入表格的列数和行数，单击"确定"按钮即可。

"固定列宽"单选按钮右侧的文本框可以输入数字，用以指定列宽的确切值，默认为"自动"，即表格各列平分页面宽度。"根据内容调整表格"单选按钮表示可以根据单元格中内容

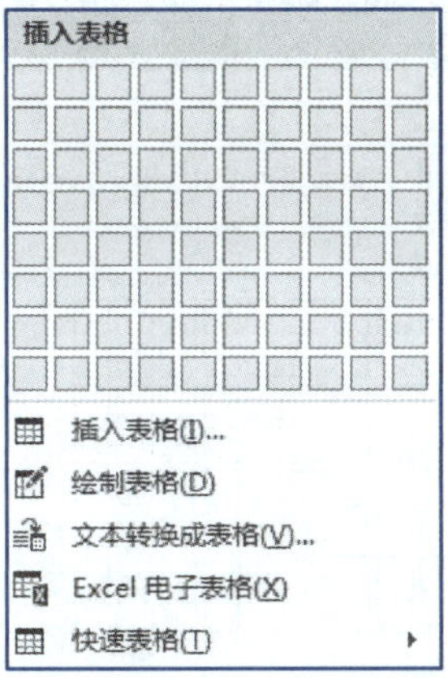

图 2-29 “插入表格”下拉列表

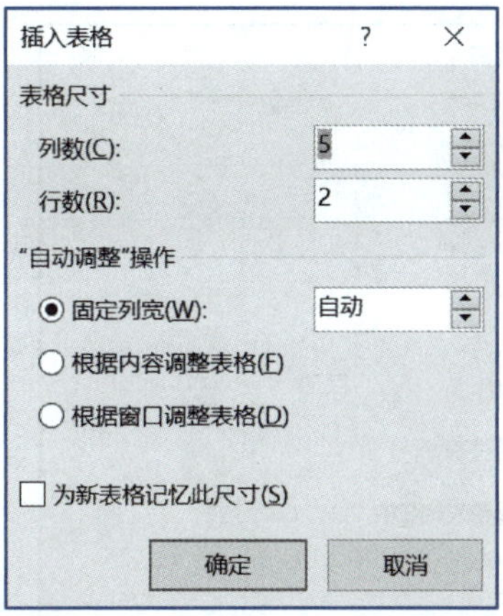

图 2-30 “插入表格”对话框

自动调整列宽。“根据窗口调整表格”单选按钮表示各列列宽的总和与页面宽度相等。

（3）使用“文本转换为表格”命令创建

对于有些整齐的文本，特别是利用符号将各行内容分隔的文本，如图 2-31 所示，可以直接转换为表格，如图 2-32 所示。选中这些特定的文本，单击“插入”功能选项卡“表格”组中的“表格”按钮，在打开的下拉列表中单击“文本转换成表格”命令，打开“将文字转换成表格”对话框，如图 2-33 所示，在“文字分隔位置”选项组中输入分隔符号“+”，单击“确定”按钮即可。

城市+今夜天气+低温+明白天气+高温

北京+阴+14+多云+22

天津+晴+15+晴+21

石家庄+多云+10+小雨+18

图 2-31 转换前的特定文本（以+分隔）

城市	今夜天气	低温	明白天气	高温
北京	阴	14	多云	22
天津	晴	15	晴	21
石家庄	多云	10	小雨	18

图 2-32 转换后的表格

（4）使用“绘制表格”命令创建

使用这种方法可以随心所欲地绘制出不规则的表格。单击“插入”功能选项卡“表格”组中“表格”按钮，在打开的下拉列表中选择“绘制表格”命令，鼠标光标变成笔状。移动鼠标到要绘制表格的地方，按住鼠标左键拖曳，先绘制出表格的外围框线。Word 窗口上会自动增加表格工具“设计”和“布局”两个功能区，此时位于“设计”功能选项卡下，如图 2-34 所示。再次拖曳鼠标左键，绘制行与列。如果画错，可单击表格工具“设计”功能选项卡“绘图边框”组中的“擦除”按钮，使鼠标光标变成橡皮形状，移动到要删除的框线上单击即可。

4. 输入表格内容

表格内容的输入以单元格为单位，在单元格中输入内容与文档中输入保持一致。在默认情况下，当单元格中输入内容超出列宽时，单元格会自动增加高度。单元格中的内容可以是文本或图片。插入点所在单元格为当前操作单元格，输入到单元格中内容自动左对齐，一个单元格输入完成后可以用光标键、鼠标或 Tab 键，再将插入点移动到其他单元格。

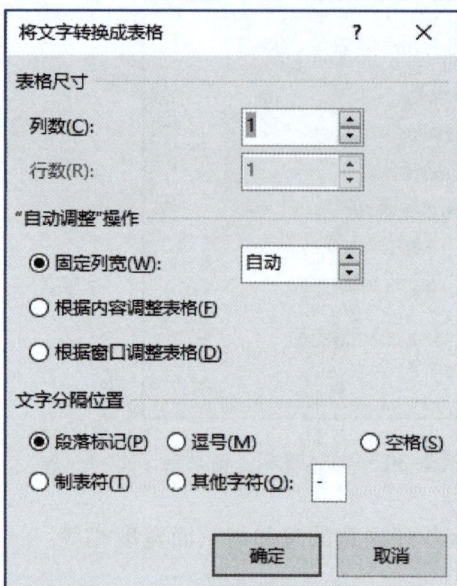

图 2-33　"将文字转换成表格"对话框

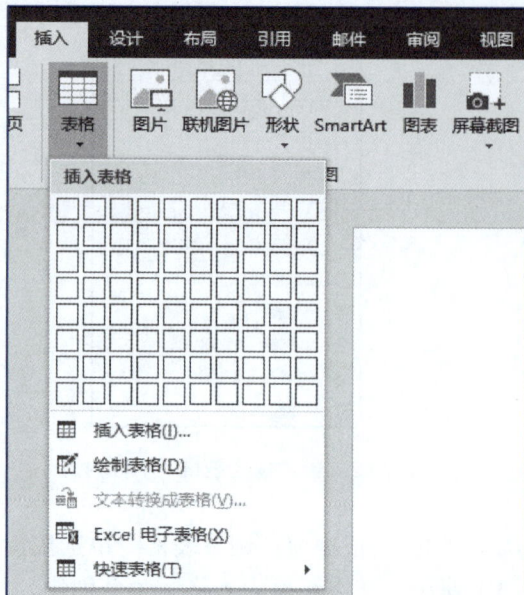

图 2-34　表格工具"绘制表格"功能区

> **提示**：按 Tab 键使插入点向右顺序移动一个单元格。若到达一行最后一个单元格，再按 Tab 键，则移向下一行第一个单元格。若同时按 Shift+Tab 组合键，则产生反向移动。

5. 表格编辑

表格编辑和普通文本编辑方法类似，也是遵守"先选定、后操作"的原则。表格中可选择的对象有单元格、行、列、表格 4 种。

（1）选定单元格、行、列、整个表格

要对表格进行操作，则必须先选定操作的对象。

1）用鼠标选定

选中单元格：将鼠标指向该单元格的左侧边界内，待光标变成黑色实心斜上的箭头后单击。双击可选中当前行。

选中行：将鼠标指向该行的左侧边界外，待光标变成空心斜上的箭头后单击。

选中列：将鼠标指向该列的顶端边界线上，待光标变成黑色实心向下的箭头后单击。

选中整个表格：将鼠标移动到表格左上角的表格移动控制点上，单击。

选中连续的单元格、行、列：当鼠标指针改变形状后，按住鼠标左键，在要选择的单元格、行、列上拖曳鼠标。

选中不连续的单元格、行、列：单击选中第一个对象，按住 Ctrl 键，依次单击选择下一个对象。

2）用功能区中的命令选定

选中单元格：插入点定位在该单元格中，单击表格工具"布局"功能选项卡"表"组的"选择"按钮，在打开的下拉列表中单击"选择单元格"命令，如图 2-35 所示。

选中行、列、整个表格的操作同上。

（2）插入单元格、行、列

1）插入单元格

插入单元格，当前单元格的位置会发生变化，插入单元格的数量、行数、列数与当前选中的单元格的数量、行数、列数相同。

选中相应数量的单元格，单击表格工具"布局"功能选项卡"行和列"组的对话框启动器按钮 🔲，打开"插入单元格"对话框，如图 2-36 所示。

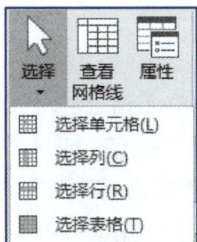

图 2-35　"选择"下拉列表　　　图 2-36　"插入单元格"对话框

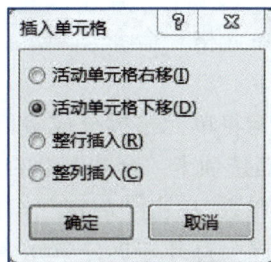

2）插入行、列

选中行或列，选择表格工具"布局"功能选项卡"行和列"组的相关按钮即可实现在当前选中行的上/下或选中列的左/右插入。也可选中一行或一列，右击，在弹出的快捷菜单中选择"插入"命令，在打开的级联菜单中再进行选择。

若选中多行或多列再操作，则可以一次插入多行或多列。

> **提示**：将插入点定位到表格右下角最后一个单元格内，按 Tab 键，将自动在表尾插入一行。或将插入点移到最后一行的结束符上，按 Enter 键，也可以在表尾插入一行。

（3）删除单元格、行、列、整个表格

选中要删除的单元格、行或列，单击表格工具"布局"功能选项卡"行和列"组的"删除"按钮，在下拉列表中进行选择，如图 2-37 所示。如果选择"删除单元格"，则会打开"删除单元格"对话框，与"插入单元格"对话框操作类似，可根据需要进行选择后单击"确定"按钮。

选中整个表格，按 Backspace 键，可删除整个表格。选中整个表格后按 Delete 键，只能删除表格中的内容，不能删除表格。

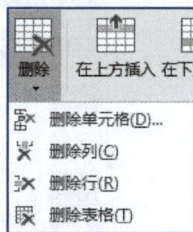

图 2-37　"删除"下拉列表

（4）调整尺寸

1）调整表格尺寸

将鼠标指向表格缩放控点上，待指针变成双箭头时按住左键拖曳至所需尺寸。或者选中表格，单击表格工具"布局"功能选项卡"单元格大小"组中的"自动调整"按钮，在出现的下拉列表中进行相应选择即可。

2）调整行高和列宽

将鼠标停留在行或列的边线上，待指针变为带双箭头的双水平线或双竖线时，按住左键拖曳边线到所需行高、列宽，松开鼠标即可。也可用菜单命令来改变，选中要修改的行或列，单击表格工具"布局"功能选项卡"表"组中的"属性"按钮，打开"表格属性"对话框，单击"行"或"列"选项卡，输入指定数值，单击"确定"按钮即可。

（5）合并或拆分单元格

1）合并单元格

单元格的合并是指将多个相邻的单元格合并成一个单元格。选中要合并的单元格，单击表格工具"布局"功能选项卡"合并"组中的"合并单元格"按钮。或者右击，在弹出的快捷菜单中选择"合并单元格"命令。

2）拆分单元格

单元格的拆分是指将单元格拆分成多行多列的多个单元格。选中要拆分的单元格，单击表格工具"布局"功能选项卡"合并"组的"拆分单元格"按钮，打开"拆分单元格"对话框，输入要拆分的行数和列数，单击"确定"按钮即可。或者右击，在弹出的快捷菜单中选择"拆分单元格"命令，同样会打开"拆分单元格"对话框并进行相应操作。

（6）合并或拆分表格

将插入点移动到拆分处，单击表格工具"布局"功能选项卡"合并"组的"拆分表格"按钮，可将一个表格从插入点处拆分成相同列数的两个表格，插入点所在的行会变成新表格的第一行。

将两个表格中间的段落标记删除，可合并成一个表格。

6. 表格格式化

表格格式化有两种方式：一种是自动套用格式；另一种是自行设置，主要是对齐、边框和底纹的设置。

（1）自动套用格式

表格创建完成后，单击表格工具"设计"功能选项卡"表格样式"组的"其他"按钮，打开"表格样式"列表框，如图 2-38 所示，单击选择合适的样式即可改变表格外观。

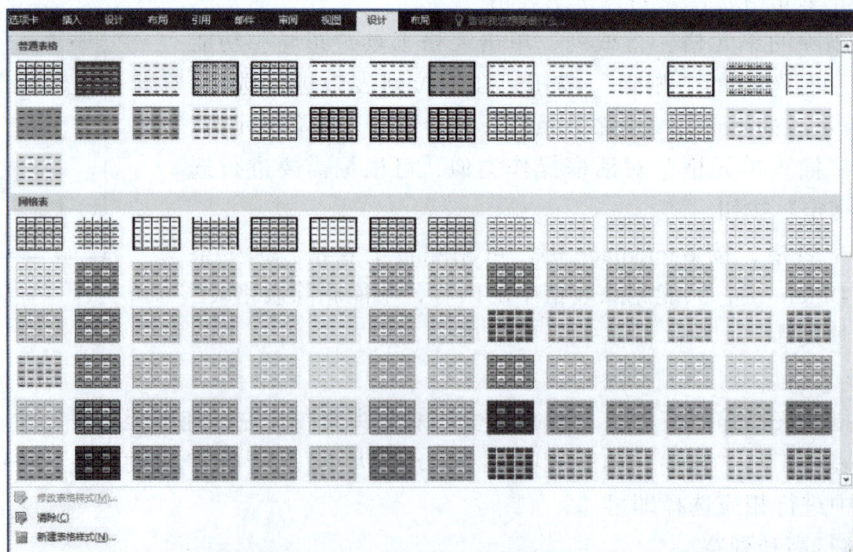

图 2-38　"表格样式"列表框

（2）表格边框和底纹

除了表格样式，还可以使用表格工具"设计"功能选项卡"表格样式"组中的"边框"和"底纹"按钮来对表格的外观进行个性化设置，如图 2-39、图 2-40 所示，也可以通过使用"边框和底纹"对话框来实现。

（3）单元格对齐方式

单元格中的内容在水平方向上有 3 种对齐方式，分别是"左对齐""居中""右对齐"。在垂直方向上也有 3 种方式，分别是"顶端对齐""居中""底端对齐"。组合起来共有 9 种单元格对齐方式，对应表格工具"布局"功能选项卡"对齐方式"组中的 9 个按钮。

图 2-39 "底纹"颜色下拉列表

（4）表格对齐方式与环绕

选中表格，右击，在弹出的菜单中选择"表格属性"命令，打开"表格属性"对话框，选择"表格"选项卡，如图 2-41 所示，可以指定表格在文档中的对齐方式和与文字的环绕方式。

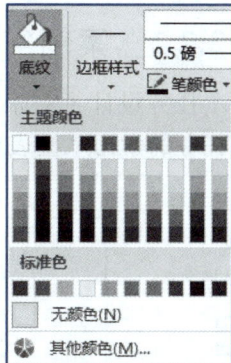

微课
设置段落边框和底纹、页面边框

图 2-40 "边框"下拉列表　　　　图 2-41 表格属性设置

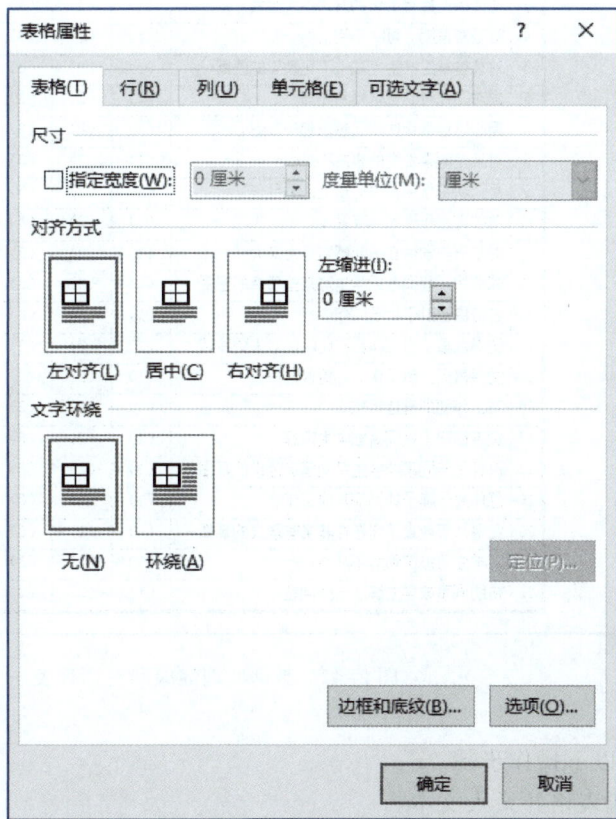

（5）表格中内容的格式化

表格中内容的格式化与文档中内容的处理方式相同，可以进行各种编辑操作，也可进行字符、段落等格式化处理。

2.2.2　案例实现

本任务设计了一张教师心理健康问卷调查表，最终效果如图 2-42 所示，旨在使读者通过该任务的学习掌握表格的制作。

素材
问卷调查表

图 2-42　教师心理健康问卷调查表

本任务包括以下操作步骤。

步骤 1：创建表格并录入文本

① 新建一个空白的 Word 文档，并在文档起始处输入标题"教师心理健康问卷调查表"后按 Enter 键。

② 单击"插入"选项卡"表格"选项组的"插入表格"命令，打开"插入表格"对话框，在"列数"的数值框中输入 7，在"行数"数值框中输入 23，单击"确定"按钮。

③ 在表格中输入如图 2-43 所示的文字。

教师心理健康问卷调查表						
序号	题目	从未如此	很少如此	有时如此	经常如此	一直如此
1	工作一整天后感到情感枯竭	（1）	（2）	（3）	（4）	（5）
2	在工作中无法冷静处理情绪上的一些问题	（1）	（2）	（3）	（4）	（5）
3	觉得自己推行工作的方式不太恰当	（1）	（2）	（3）	（4）	（5）
4	盼望有假期，可以不用上班	（1）	（2）	（3）	（4）	（5）
5	对某些学生产生"孺子不可教"的感慨	（1）	（2）	（3）	（4）	（5）
6	面对工作时，觉得精力充沛	（1）	（2）	（3）	（4）	（5）
7	担心这份工作使自己越来越失去耐心	（1）	（2）	（3）	（4）	（5）
8	对某些同事发生的事并不关心	（1）	（2）	（3）	（4）	（5）
9	可以从工作中获得心理上的满足	（1）	（2）	（3）	（4）	（5）
10	对教育工作感到心灰意冷	（1）	（2）	（3）	（4）	（5）
11	对整天与学生在一起感到压力很大	（1）	（2）	（3）	（4）	（5）
12	能很快了解同事或学生对某些事情的感受	（1）	（2）	（3）	（4）	（5）
13	觉得自己过于忙于工作	（1）	（2）	（3）	（4）	（5）
14	觉得从事这份工作自己比以前对人更冷淡	（1）	（2）	（3）	（4）	（5）
15	觉得每天上班工作，心情很愉快	（1）	（2）	（3）	（4）	（5）
16	对工作感到有挫折感	（1）	（2）	（3）	（4）	（5）
17	觉得自己不被同事或学生理解	（1）	（2）	（3）	（4）	（5）
18	很容易与同事或学生共同营造轻松的氛围	（1）	（2）	（3）	（4）	（5）
19	想休息一阵子或另调其他工作	（1）	（2）	（3）	（4）	（5）
20	觉得从事教育工作是件非常有意义的事情	（1）	（2）	（3）	（4）	（5）
21	对学生班级感到力不从心	（1）	（2）	（3）	（4）	（5）
22	协助同事或学生解决一些问题	（1）	（2）	（3）	（4）	（5）

图 2-43　表格内容

步骤 2：编辑表格

① 选中表格第 1 行，右击，在打开的快捷菜单中选择"插入→在上方插入行"命令。

② 选中表格第 1 行的 7 个单元格，单击表格工具"布局"选项卡"合并"选项组的"合并单元格"按钮，将它们合并成一个单元格并在其中输入"教师心理健康问卷调查表"。

③ 选中表格第 2 行，单击表格工具"布局"选项卡"表"选项组的"属性"按钮，打开"表格属性"对话框，选择"行"选项卡，在"尺寸"选项组中勾选"指定高度"复选框，在数值输入框中输入 0.71 厘米，在右侧的下拉列表中选择"最小值"，如图 2-44 所示，单击"确定"按钮。选中表格的第 2~6 行，使用同样的方式设置行高为最小值 0.8 厘米。

④ 选中表格第 1 行，右击，在打开的快捷菜单中选择"表格属性"命令，打开"表格属性"对话框，选择"行"选项卡，在"尺寸"选项组中勾选"指定高度"复选框，在数值输入框中输入 1.2 厘米，在右侧的下拉列表中选择"固定值"，单击"确定"按钮。

步骤 3：表格格式化

① 选中表格第 1 行，选择"开始"功能选项卡，在"字体"组中依次选择"宋体，小四，加粗"。选中表格第 2~8 行，在"字体"组中依次选择"宋体，小四"。

② 选中整个表格，单击表格工具"布局"选项卡"对齐方式"选项组的"水平居中"按钮，如图 2-45 所示。

③ 选中整个表格，单击"设计"选项卡"绘图边框"选项组的"笔样式"下拉菜单中的"双框线"按钮，如图 2-46 所示，并在"笔样式"下方的"笔画粗细"的下拉菜单中选择 0.5 磅；最后在"表格样式"组的"边框"下拉菜单中选择"外侧框线"命令。使用相同的步骤设置表格中的其他线型。

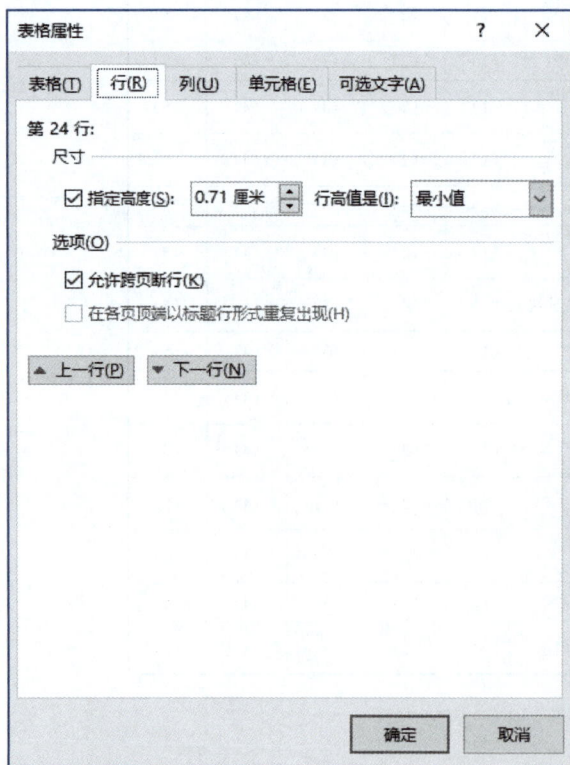

图 2-44　行高设置

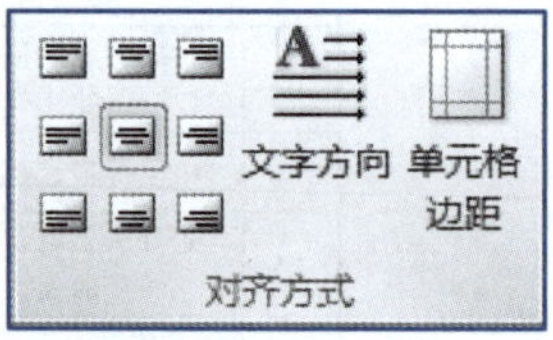

图 2-45　对齐方式设置

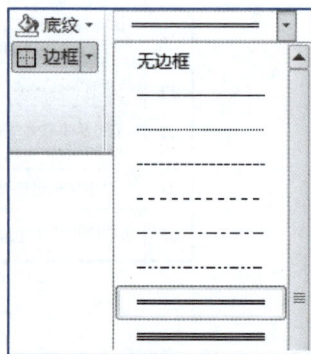

图 2-46　线型选择下拉菜单

④ 选中表格第 1 行，单击"设计"选项卡的"底纹"按钮，在打开的颜色列表中选择主题色"橙色、强调文字颜色 6、淡色 80%"。

步骤 4：表格排序

选中表格第 2~23 行，单击"布局"选项卡中的"排序"按钮，打开"排序"对话框，如图 2-47 所示。在"主要关键字"下拉列表中选择"题目"，在右侧的"类型"下拉列表中选择"拼音"，再单击"升序"单选按钮。在"次要关键字"下拉列表中选择问卷任一项目，在右侧的"类型"

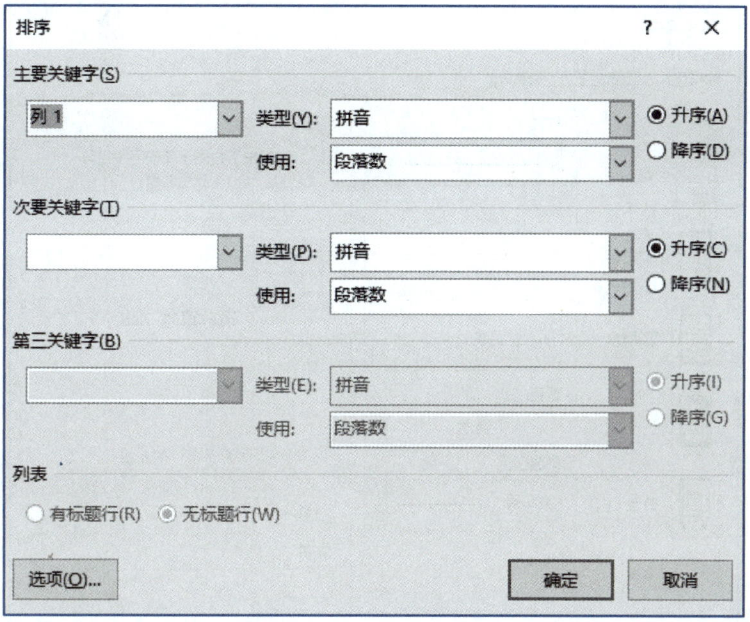

图 2-47　"排序"对话框

下拉列表中选择"数字",再单击"升序"单选按钮。在"列表"选项组中单击"有标题行"单选按钮,单击"确定"按钮。

2.3　Word 2016 基础——制作"预防新型冠状病毒"知识宣传页

Word 2016
基础

PPT

2.3.1　案例分析

1. 边框和底纹

为了美观和强调重点章节,Word 提供了"边框和底纹"功能。该功能主要分为两点:一是为段落、文字、页面、表格、图片、文本框添加边框,边框的颜色、线型、宽度都可以选择;二是为段落、文字、表格等添加底纹,底纹的填充、图案可以选择。

选择"开始"功能选项卡,单击"段落"组中"框线"按钮右侧的下拉箭头 ▾,在打开的下拉列表中选择"边框和底纹"命令,打开"边框和底纹"对话框,如图 2-48 所示。单击"页面布局"功能选项卡"页面背景"组中的"页面边框"按钮,同样可以打开"边框和底纹"对话框,只是定位在"页面边框"选项卡上。

（1）边框

在"边框"选项卡下的"设置"选项组中共有 5 种设置可以选择,"无"用来取消已添加的边框,"方框""阴影""三维"3 种设置都是添加 4 个边框线,"自定义"可以按需要添加上、下、左、右框线。"样式""颜色""宽度"都是对框线的格式设置。"预览"是完成后的效果,可以单击周围的框线按钮,以便随意地添加或取消某边框线。"应用于"是边框命令执行的范围,一般有段落和文字两种选择。

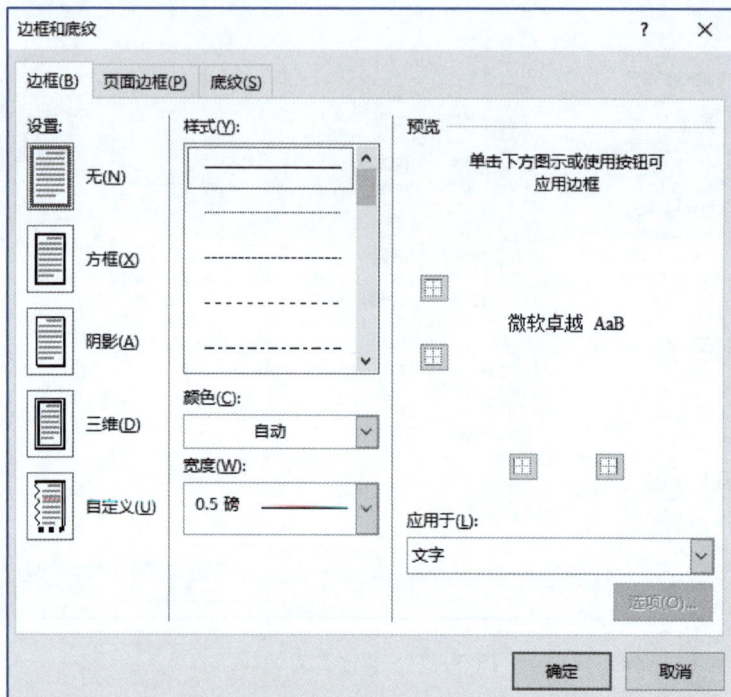

图 2-48 "边框和底纹"对话框

（2）页面边框

页面边框用于给整篇文档添加边框，它的设置与"边框"选项卡下的设置类似，除了普通的边框外，还有一种修饰性极强的边框，称为艺术型边框。

（3）底纹

底纹也是一种修饰，除了单纯的填充颜色外，还可以选择带有颜色的样式作为填充图案。样式是带有各种形式的点或线条的图案，这些点或线条的颜色可以由"颜色"下拉列表来进行设置。

2. 项目符号和编号

项目符号是放置在文本前的特殊符号，如黑点、方块等；编号是指文本的系列性序号。项目符号和编号都起到强调作用，能使文档条理清晰、层次分明、重点突出，便于阅读和理解，提高文档编辑速度。

（1）自动创建项目符号和编号

① 在输入文本前，首先输入一个星号"*"，后跟一个空格，然后再输入文本。当按Enter 键时，星号"*"会自动转换为项目符号"●"，并且自动为后续段落添加该项目符号。

② 在输入文本前，首先输入数字或字母"1、"或"a）"等序号，然后输入文本。当按Enter 键时，Word 自动将该段落转换为编号列表，并在下段开头自动出现后续编号，同时格式工具栏中编号按钮自动处于被选中状态，以此类推，即可自动完成后续段落的编号。

③ 如要结束该项目符号或编号，应在段落结束处连续按两次 Enter 键，则结束自动生成项目符号或编号操作。或者按 Enter 键开始一个新段落，然后按 Backspace 键删除自动添加的项目符号或编号即可。

（2）为已有文字添加项目符号和编号

Word 除了在输入时自动创建项目符号和编号外，还能为已输入的文本添加项目符号和编号。

① 项目符号。选中欲操作的文本，选择 "开始" 功能选项卡，单击 "段落" 组的 "项目符号" 按钮右侧的下拉箭头 ▾，打开下拉列表，在 "项目符号库" 中选择合适的项目符号即可。如果还想使用其他形式的符号，可单击 "定义新项目符号" 按钮，打开 "定义新项目符号" 对话框，如图 2-49 所示，单击 "符号" 按钮选择合适的符号，单击 "字体" 按钮可修改符号的颜色、大小，或者直接单击 "图片" 按钮，选择一幅图片作为项目符号。

② 编号。选中欲操作的文本，选择 "开始" 功能选项卡，单击 "段落" 组的 "编号" 按钮右侧的下拉箭头 ▾，打开下拉列表，在 "编号库" 中选择合适的编号即可。若对编号的格式不满意，可单击 "定义新编号格式" 按钮，打开 "定义新编号格式" 对话框，如图 2-50 所示，可修改编号样式、字体以及对齐方式。

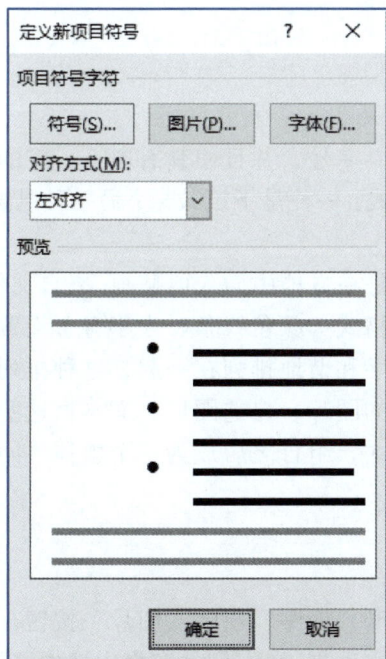

图 2-49　"定义新项目符号" 对话框　　　图 2-50　"定义新编号格式" 对话框

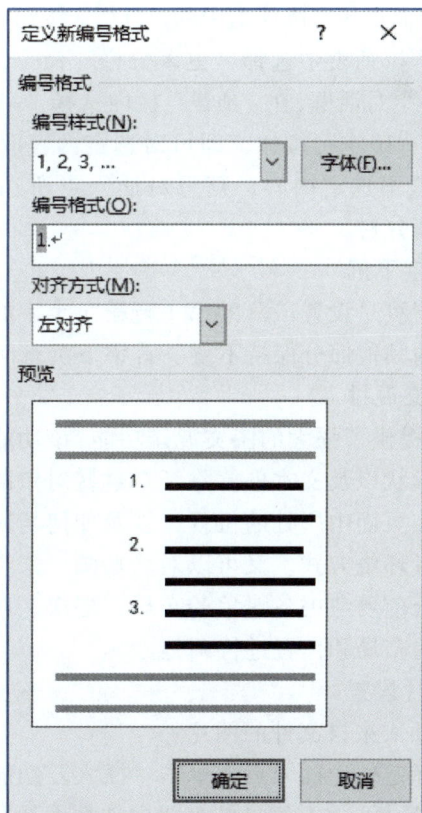

3. 分栏

在阅读文章或报纸时，经常会遇到分栏排版的形式。分栏是在同一页面中，将文档分成两个或多个竖向区域，区域宽度可以相等也可以不等，文字逐栏排列，填满一栏后自动转到下一栏。分栏效果只能在页面视图或打印预览视图下才能看到。

（1）创建分栏

选中欲操作的文本，选择"页面布局"功能选项卡，单击"页面设置"组中的"分栏"按钮，打开下拉列表，选择合适的栏数即可。如想进行更加精确的设置，可单击"更多分栏"按钮，打开"分栏"对话框，如图 2–51 所示。在"预设"选项区域内选择分栏格式；"宽度和间距"选项区域用来设置栏的宽度和栏间的距离，若取消选中"栏宽相等"复选框，则可以分别设置各栏宽度；若选中"分隔线"复选框，则可以在栏间加分隔线；"应用于"下拉列表用于指定分栏设置使用的范围。

（2）取消分栏

选定已分栏的文字，单击"页面布局"选项卡"页面设置"选项组中的"分栏"按钮，在弹出的下拉列表中选择"更多分栏"命令，打开"分栏"对话框，在"预设"栏内选择"一栏"，单击"确定"按钮，即可对选定内容取消分栏。若不选定内容，则只对插入点所在的段落取消分栏。

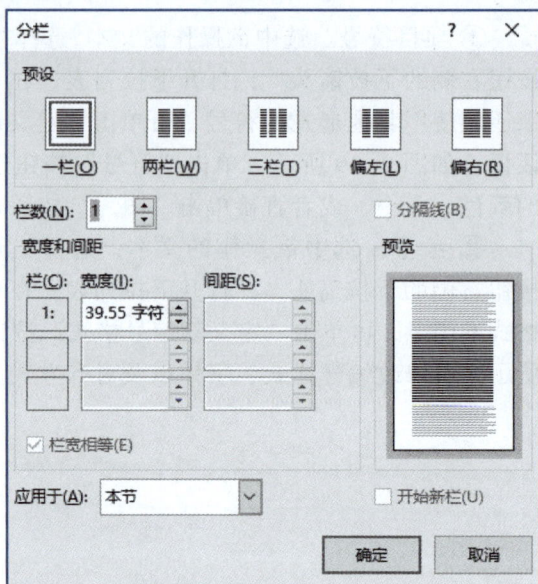

图 2–51 "分栏"对话框

4. 首字下沉

首字下沉是设置段落的第 1 行第 1 个字的字体、字号，并且使其有向下一定的距离的延伸，段落的其他部分保持不变。首字下沉有两种方式：一种是下沉效果；另一种是悬挂效果。

5. 图文混排

Word 提供了强大的图文混排功能，该功能主要是在文档中插入剪贴画、来自文件的图片、艺术字、形状以及文本框。除了对这些对象的自身格式（颜色线条、大小等）设置外，还需考虑它们在页面中所处的位置，以及如何与周围文字和谐地排列在一起，这种排列方式称之为布局或者环绕方式。又可以对剪贴画、来自文件的图片、自选图形、文本框这些对象进行组合，组合前要考虑各对象的布局、层次、对齐方式，组合之后成为一个整体，同时可以对这个整体的布局和位置进行调整。

6. 图片设置

（1）插入来自文件的图片

将光标定位于插入点，单击"插入"功能选项卡"插图"组的"图片"按钮，打开"插入图片"对话框。在左侧导航窗格中选择图片所在的文件夹，在右侧的窗格中选中需要的图片，如图 2–52 所示，单击"插入"按钮即可将选中的图片插入到文档中。单击"隐藏预览窗格"按钮，可以隐藏或显示右侧的预览窗格。

如果单击"插入"按钮右侧的下拉箭头，在打开的下拉列表中选择"链接到文件"命令，选中的图片将以链接的方式插入到文档中，不会随文档一起进行保存，也就不会增加文档的大小，并且不影响文档的打印，如果该图片以后发生变化，文档将自动进行更新。若选择"插入和链接"命令，选中的图片也以链接的方式插入到文档中，但是在保存文件时，该图片会

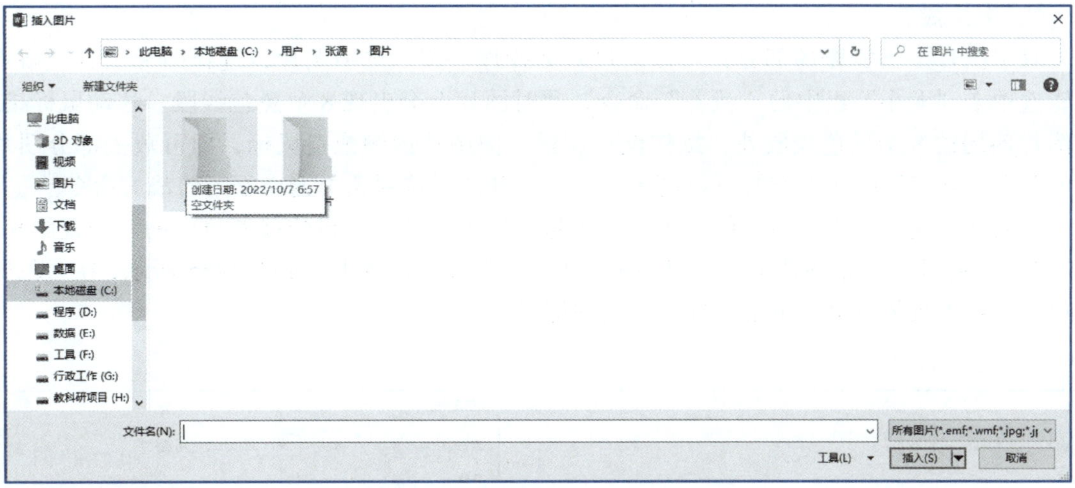

图 2-52 "插入图片"对话框

随文档一起保存。

插入文档中的图片可以像文本一样被剪切、复制和粘贴，具体方法和文本的复制与移动相同。

（2）图片格式设置

刚插入进来的图片一般都需要进行一些格式的修改，如大小、裁剪、环绕、位置等设置。选中图片后，Word 窗口上会自动增加一个图片工具"格式"功能区，如图 2-53 所示，可在其中设置图片的各种格式。也可在选中图片后，右击，在弹出的快捷菜单中选择相应的命令来进行设置。

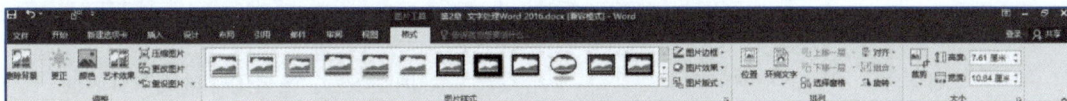

图 2-53 图片工具"格式"功能区

1）图片大小

单击选中图片后，图片上会出现 4 个空心小圆圈和 4 个空心小方块，称为控制柄，分布在图片的 4 个角和 4 条边上。按住鼠标左键同时拖曳 4 个角的控制柄可以按纵横比缩放，而拖曳某一边的控制柄只能在该边方向上缩放。

这种使用鼠标缩放的方式不是很精确，若要精确地修改图片的大小则需选中图片，单击图片工具"格式"功能选项卡"大小"组的对话框启动器按钮 🖼，或选择右键快捷菜单中的"大小和位置"命令，打开"布局"对话框，选择"大小"选项卡，如图 2-54 所示。

图片的大小有两种表现方式：一种是在"高度"或"宽度"选项组的绝对值框内输入具体数值，另一种是在"缩放"选项组内设置高度或宽度的比例。选中"相对原始图片大小"复选框时，将以图片的"原始尺寸"为基础按比例缩放。选中"锁定纵横比"复选框时，可使高度与宽度保持原有的比例关系，调整高度时，宽度也按比例改变，反之亦然。取消选中"锁定纵横比"复选框时，可以分别设置图片的高度、宽度、高度缩放比例、宽度缩放比例。

2）图片裁剪

对于图片上不需要的部分，可以通过裁剪操作去掉。选中图片，选择图片工具"格式"功能选项卡"大小"组中的"裁剪"命令，此时图片上会出现 8 个黑色线段。移动鼠标指针到图片四周的 8 个黑色线段处，按住鼠标左键，向图片内侧拖曳鼠标，即可裁去部分图片。也可单击"裁剪"按钮下方的下拉箭头 ▾，在打开的下拉列表中选择不同的裁剪命令。

如要精确地定义裁剪后的图片大小，可选中图片，选择右键快捷菜单中的"设置图片格式"命令，打开"设置图片格式"对话框，选择"图片"选项卡，如图 2-55 所示，在"裁剪"选项组中输入具体数值，单击"确定"按钮即可。

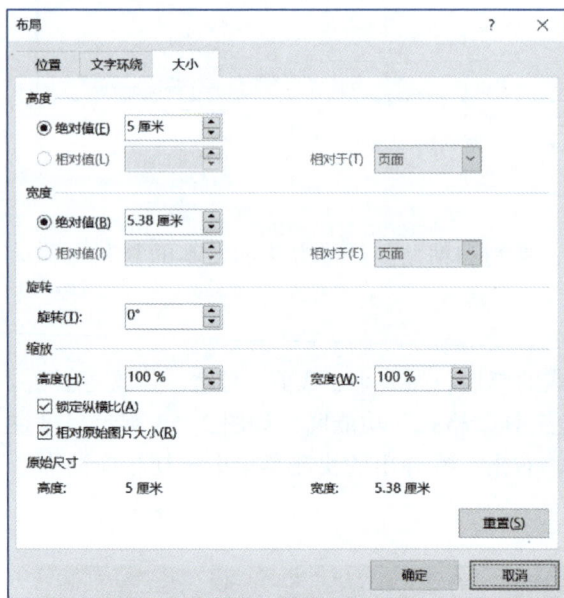

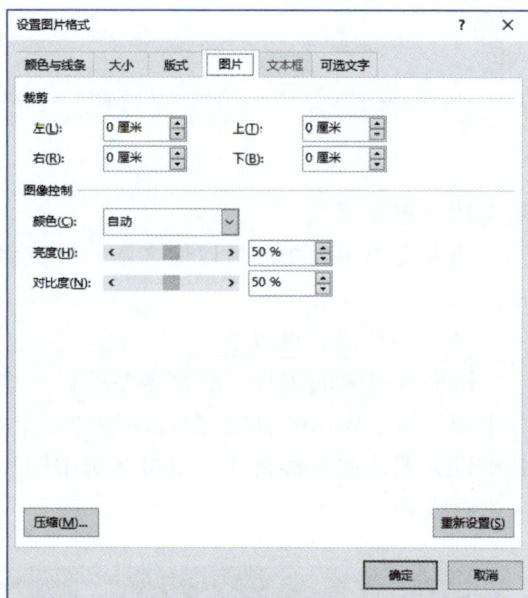

图 2-54   "布局"对话框   图 2-55   "设置图片格式"对话框

3）文字环绕

文字环绕是 Word 软件的一种排版方式，主要用于设置文档中的图片、文本框、自选图形、剪贴画、艺术字等对象与文字之间的位置关系。环绕方式一般包括嵌入型、四周型、紧密型、穿越型、上下型、衬于文字下方、浮于文字上方等文字环绕方式。

选中图片，单击图片工具"格式"功能选项卡"大小"组中的对话框启动器按钮 ⌐，打开"布局"对话框，单击"文字环绕"选项卡，如图 2-56 所示，在"环绕方式"选项组中进行选择，然后单击"确定"按钮即可。

4）图片位置

在"嵌入型"环绕方式下，图片在页面中的位置有左对齐、居中、右对齐 3 种选择。选中图片，单击"开始"功能选项卡"段落"组中的按钮 ≣ ≡ ≣即可。

在其他几种环绕方式下，图片在页面中的位置分为水平位置和垂直位置。选中图片，右击，在打开的快捷菜单中选择"大小和位置"命令，打开"布局"对话框，选择"位置"选项卡，如图 2-57 所示。

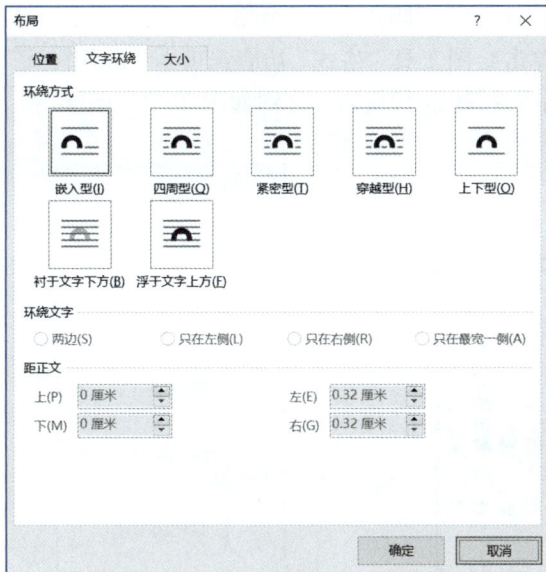

图 2-56 "文字环绕"选项卡   图 2-57 "位置"选项卡

7. 形状设置

Word 提供了绘图功能，可用来创建各种图形。

（1）绘制形状

将光标定位于插入点，单击"插入"功能选项卡"插图"组中的"形状"按钮，打开自选图形下拉列表，单击所需的图形，然后拖曳鼠标进行绘制。

（2）形状格式设置

绘制完成后，Word 窗口上会自动增加一个绘图工具"格式"功能区，如图 2-58 所示，可在其中设置形状的各种格式。也可在选中形状后，右击，在弹出的快捷菜单中选择相应的命令来进行设置。

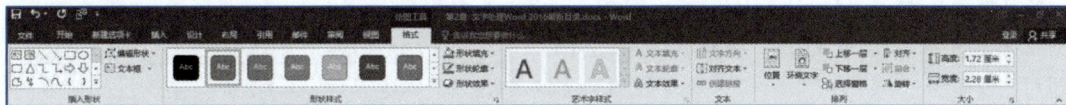

图 2-58 绘图工具"格式"功能区

1）环绕和位置

与图片不同，形状创建后的默认环绕是"浮于文字上方"。将鼠标光标移动到形状边框上时会变成十字，按住左键拖曳鼠标，可将形状移动到一个新位置。修改形状的环绕、位置和修改图片的方法相同。

2）添加文字

选中形状，右击，在弹出的快捷菜单中选择"添加文字"命令，鼠标插入点会移动到图形中，键入文字即可。

3）特殊效果

选中形状，右击，在弹出的快捷菜单中选择"设置形状格式"命令，打开"设置形状格式"对话框，可以分别选择"填充""线条颜色""线型""阴影""三维格式"等选项卡，依次为选中的图形设置一些特殊的效果。也可分别单击绘图工具"格式"功能选项卡"形状样式"组中的"形状填充""形状轮廓"以及"形状效果"按钮进行设置，分别如图 2-59、图 2-60、图 2-61 所示。

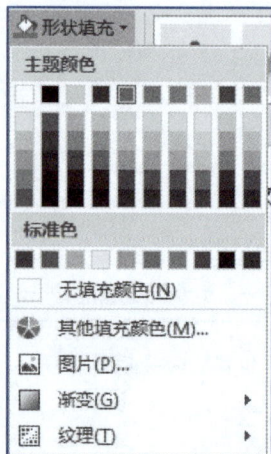

图 2-59　"形状填充"下拉列表　　　图 2-60　"形状轮廓"下拉列表　　　图 2-61　"形状效果"下拉列表

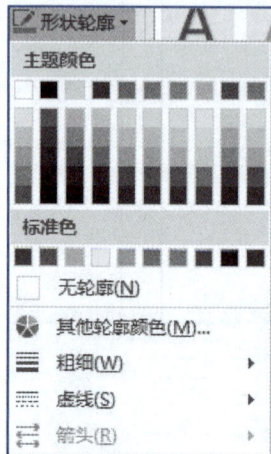

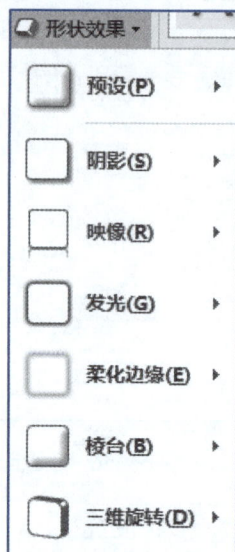

8. 艺术字设置

艺术字是具有特殊艺术效果的文字图形，不能在普通视图下显示和编辑。从本质上说，艺术字也是图像。

（1）插入艺术字

单击"插入"功能选项卡"文本"选项组中的"艺术字"按钮，打开艺术字样式列表，选择所需的样式，在文档中出现一个矩形，如图 2-62 所示，键入文字，再单击文档空白处即可。

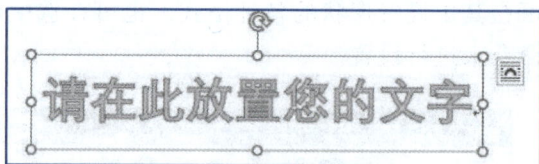

图 2-62　"输入文字"矩形

（2）艺术字格式设置

艺术字插入完成后，Word 窗口上也会自动增加一个"格式"选项卡，可分别单击"艺术字样式"组中的"文本填充""文本轮廓"以及"文本效果"按钮进行设置，分别如图 2-63、图 2-64、图 2-65 所示。艺术字的环绕及位置设置可以参照形状的设置进行。

9. 文本框设置

文本框可以出现在页面中的任何位置，其中的对象可以是图片、文字、表格等，独立于文档中的其他文本。文本框分为横排文本框和竖排文本框两种。

（1）插入文本框

单击"插入"功能选项卡"文本"选项组中的"文本框"按钮，打开文本框样式列表框，单击"绘制文本框"命令，鼠标指针变为"+"状，在文档的合适位置处按住鼠标左键并拖曳到合适大小，松开鼠标左键，即可出现一个横排文本框。

图 2-63 "文本填充"下拉列表   图 2-64 "文本轮廓"下拉列表   图 2-65 "文本效果"下拉列表

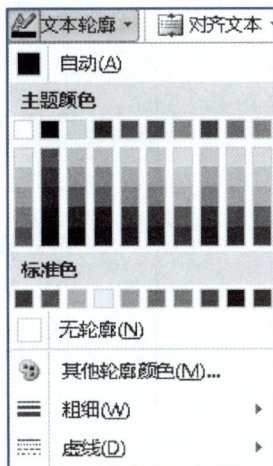

（2）文本框格式设置

与形状相同，文本框创建后的默认环绕方式是"浮于文字上方"，也会自动增加一个"格式"选项卡，文本框的大小、位置、环绕方式、边框的颜色、填充等格式设置与形状的格式设置方法相同。

选中文本框，右击，在弹出的快捷菜单中选择"设置形状格式"命令，打开"设置形状格式"对话框，选择"文本框"选项卡，如图 2-66 所示，可以在"内部边距"选项组中修改框内文字与边框的距离。

10. 多个对象的编辑

这里的对象可以是插入的图片、剪贴画、自选图形、艺术字，也可以是文本框。"嵌入型"环绕方式的对象不能进行编辑，必须改为其他环绕方式方可操作。

（1）对象的选择

选中一个对象：当鼠标移过对象时，指针会变为十字箭头形状，单击即可选定。

选中多个对象：按住 Shift 键不放，依次单击各个对象。

（2）对象的层次调整

Word 将文档分为三层：文本层、文本上层、文本下层。同一层的同一位置上只能有一个对象，位置相同时会造成对象重叠，需要调整对象的覆盖顺序。选中对象，单击绘图工具"格式"功能选项卡"排列"组中的"上移一层"或"下移一层"按钮。或者选中对象，右击，在打开的快捷菜单中选择"置于顶层"或"置于底层"命令，如图 2-67、图 2-68 所示。

（3）对象的对齐

依次选中多个对象，单击"格式"功能选项卡"排列"选项组中的"对齐"按钮，在打开的下拉列表中选择一种对齐方式，如图 2-69 所示。

（4）对象的组合与分解

复杂的图形大多是由多个对象组合而成，如剪贴画。当各个对象的格式设置完成后，可以使用组合命令形成一个整体，以方便进行图文混排。

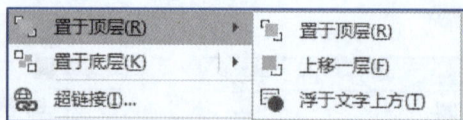

图 2-67 "置于顶层"级联菜单

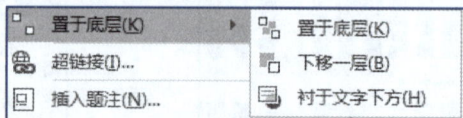

图 2-68 "置于底层"级联菜单

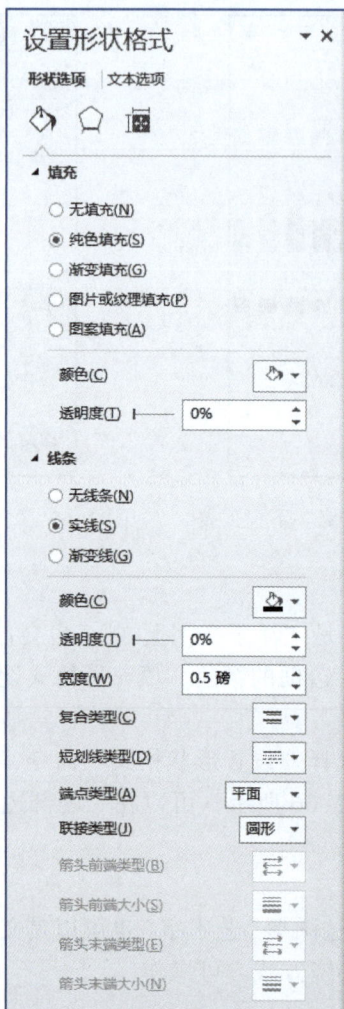

图 2-66 "设置形状格式"对话框   图 2-69 "对齐"下拉列表

① 依次选中要组合的对象，单击"格式"功能选项卡"排列"选项组中的"组合"按钮，在打开的下拉列表中选择"组合"命令。或者右击，在打开的快捷菜单中选择"组合→组合"命令。

② 组合好的整体称为对象，不能再对其中的某部分单独调整环绕方式，但是可以对其中的文字进行编辑。组合好的对象默认版式是"浮于文字上方"。

要对组合好的对象进行单独环绕方式操作，必须先将该对象分解。单击"格式"功能选项卡"排列"选项组中的"组合"按钮，在打开的下拉列表中选择"取消组合"命令。或者右击，在打开的快捷菜单中选择"组合→取消组合"命令。

11. SmartArt 图形

单纯的文字不便于记忆，如果将文档中的某些内容以图形的方式呈现，就可以方便用户的记忆与理解。Word 2016 中的 SmartArt 图形功能可以用美轮美奂的图形效果展现文字，从而给用户留下深刻的印象。

（1）插入 SmartArt 图形

将鼠标定位在需要插入 SmartArt 图形的位置，然后单击"插入"功能选项卡"插图"选项组中的"SmartArt"按钮，打开"选择 SmartArt 图形"对话框，如图 2-70 所示。该对话框中列出了 SmartArt 的所有图形分类以及每个 SmartArt 图形的外观预览效果和详细的使用说明。

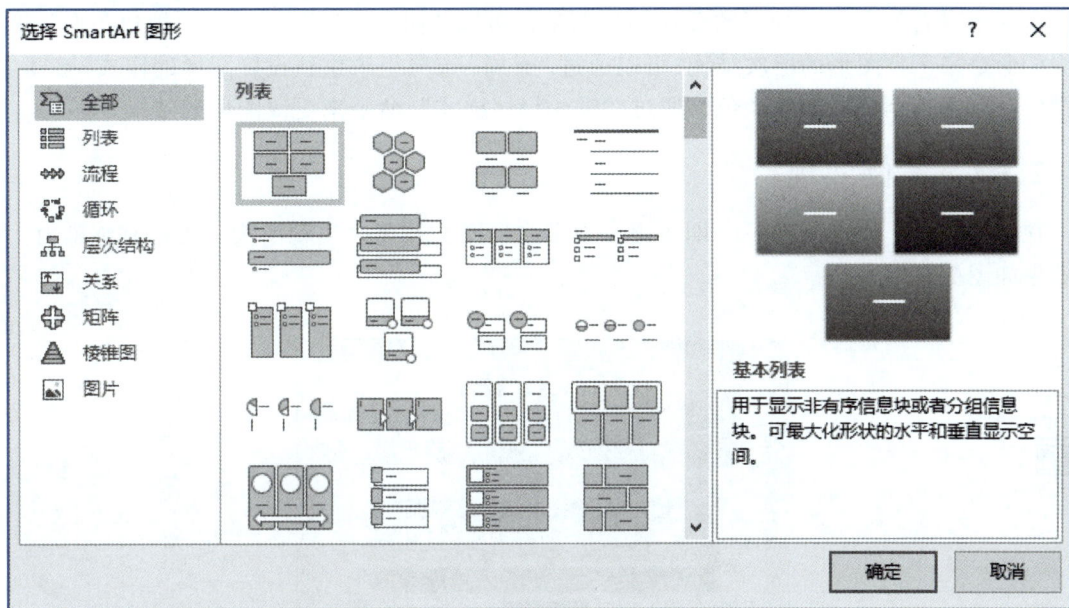

图 2-70 "选择 SmartArt 图形"对话框

根据用户需要选择适合的图形并单击"确定"按钮，在此选择"流程"类别中的"交替流"并单击"确定"将其插入到文档中。此时的 SmartArt 图形还没有具体的信息，只显示了占位符文本，如图 2-71 所示。

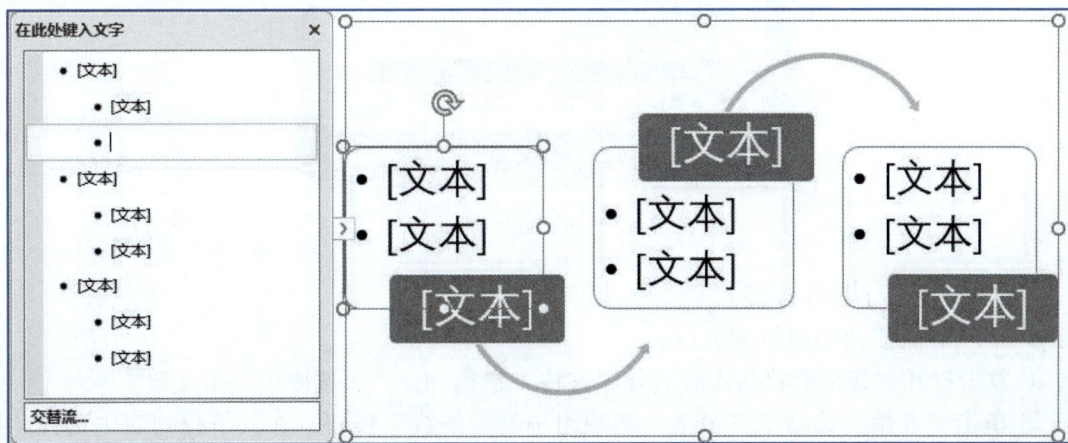

图 2-71 新的 SmartArt 图形

用户可以在图形的文字编辑区域内输入文本，也可以在左侧的"文本"窗格中输入所需的信息。在文本窗格中添加文字信息时，右侧 SmartArt 图形中的文字会同步更新。

> **提示：**如果用户看不到左侧的文本窗格，可以在"设计"选项卡下的"创建图形"选项组中单击"文本窗格"按钮，以显示该窗格。

（2）SmartArt 图形的格式设置

当图形设置好之后，如果需要对图形调整，可以通过"设计"选项卡"创建图形"选项组中的命令来调整图形的层次结构；可以通过"布局"选项组来重新设置图形的样式，通过"更改颜色"命令来调整图形的颜色，通过"SmartArt 样式"命令来更改图形的效果。

2.3.2　案例实现

在本任务中，设计制作了一期海报，力求文档图文并茂、生动活泼、更富有感染力。海报效果如图 2-72 所示。

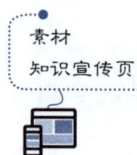

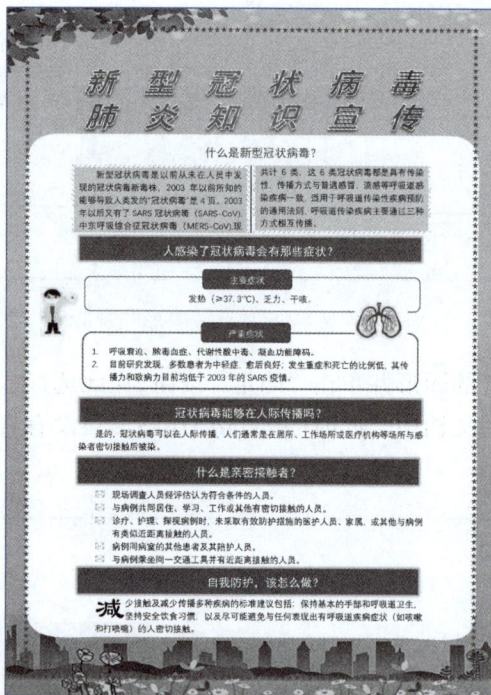

素材
知识宣传页

图 2-72　海报效果

本任务包括以下操作步骤。

步骤 1：设置段落的边框和底纹

① 双击打开"新型冠状病毒肺炎知识宣传 - 初稿 .docx"，选中正文第 2 段。

② 单击"开始"选项卡"段落"选项组中的"框线"按钮，在其下拉列表中选择"边框和底纹"命令，打开"边框和底纹"对话框，选择"边框"选项卡，在"样式"下拉列表中选择"单波折线"，在"颜色"下拉列表中选择标准色"蓝色"，在"宽度"下拉列表中选择"0.75 磅"，应用于"段落"，单击"确定"按钮即可。

③ 选择"底纹"选项卡，在"填充"下拉列表中选择主题颜色"蓝色、强调文字颜色 1、

淡色80%",在"样式"下拉列表中选择"5%",在"颜色"下拉列表中选择标准色"红色",应用于"段落",如图2-73所示,单击"确定"按钮即可。

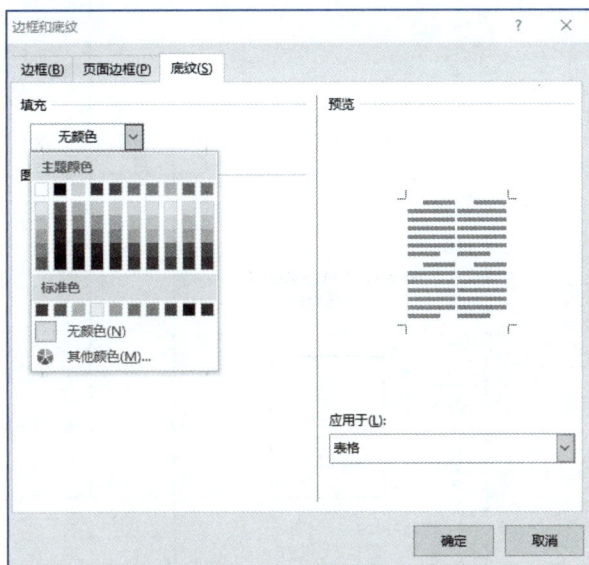

图2-73 "底纹"设置

步骤2:设置页面边框

单击"页面布局"选项卡"页面背景"选项组中的"页面边框"按钮,打开"边框和底纹"对话框,如图2-74所示,在"艺术型"下拉列表中选择"★★★★★",在"颜色"下拉列表中选择标准色"橙色","宽度"输入"0.5"磅,单击"确定"按钮即可。

步骤3:设置项目符号和编号

① 选中正文"严重症状"内容区域,单击"开始"选项卡"段落"选项组中的"编号"按钮,在打开的下拉列表中选择第1行第2列的编号,如图2-75所示。

② 选中正文"什么是亲密接触者?"内容区域,单击"开始"选项卡"段落"选项组中的"项目符号"按钮,在其下拉列表中选择"定义新项目符号"命令,打开"定义新项目符号"对话框,单击"符号"按钮,打开"符号"对话框,选择特殊符号 ⊠,单击"确定"按钮,返回"定义新项目符号"对话框。单击"字体"按钮,打开"字体"对话框,在"字体颜色"下拉列表中选择标准色"绿色",两次单击"确定"按钮。

步骤4:设置分栏

选中正文"什么是新型冠状病毒?"内容区域,单击"页面布局"选项卡"页面设置"选项组中的"分栏"按钮,在其下拉列表中选择"更多分栏"命令,打开"分栏"对话框,选择"两栏",选择"分隔线"复选框,单击"确定"按钮即可。

步骤5:设置首字下沉

将光标置于正文最后1段,单击"插入"选项卡"文本"选项组中的"首字下沉"按钮,在其下拉列表中选择"首字下沉选项"命令,在打开的对话框中选择"下沉",字体为"宋体",下沉行数为"3",距正文"0厘米",如图2-76所示,单击"确定"按钮即可。

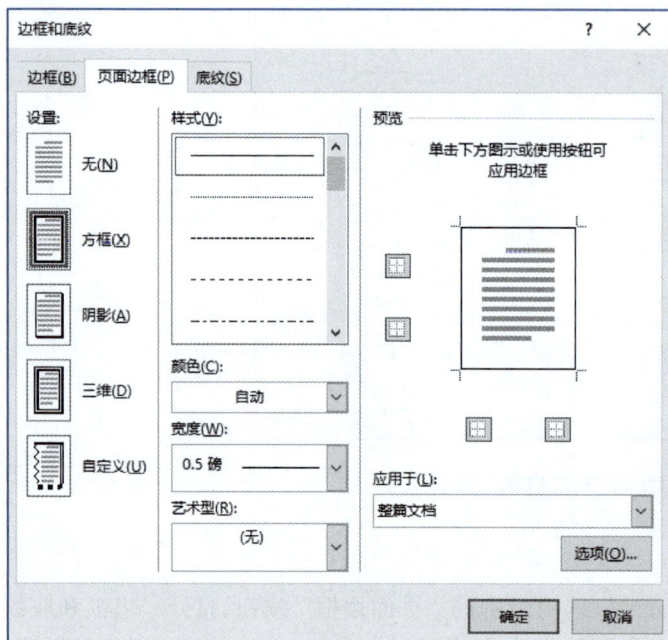

图 2-74 "页面边框"设置

图 2-75 "编号库"菜单

步骤 6：设置图片格式

（1）插入图片"bg.jpg"并设置格式

① 在正文最后一段中定位插入点，单击"插入"选项卡"插图"选项组中的"图片"按钮，打开"插入图片"对话框，在左侧的导航窗格中选择"素材"文件夹，选中图片"bg.jpg"，单击"插入"按钮。

② 单击图片工具"格式"选项卡"调整"选项组中的"更正"按钮，在弹出的下拉列表中选择"图片更正选项"命令，打开"设置图片格式"对话框，在"清晰度"数值框中输入"20%"，"亮度"数值框中输入"5%"，如图 2-77 所示，单击"关闭"按钮。

③ 单击图片工具"格式"选项卡"调整"选项组中的"颜色"按钮，打开下拉列表，如图 2-78 所示，选择"褐色"。

④ 单击图片工具"格式"功能选项卡"大小"选项组中的对话框启动器 ⬛，打开"布局"对话框，在"大小"选项卡中，取消选中"锁定纵横比"复选框，在"高度"数值框输入"29 厘米"，

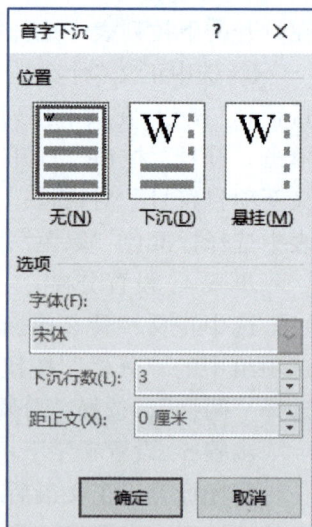

图 2-76 "首字下沉"对话框

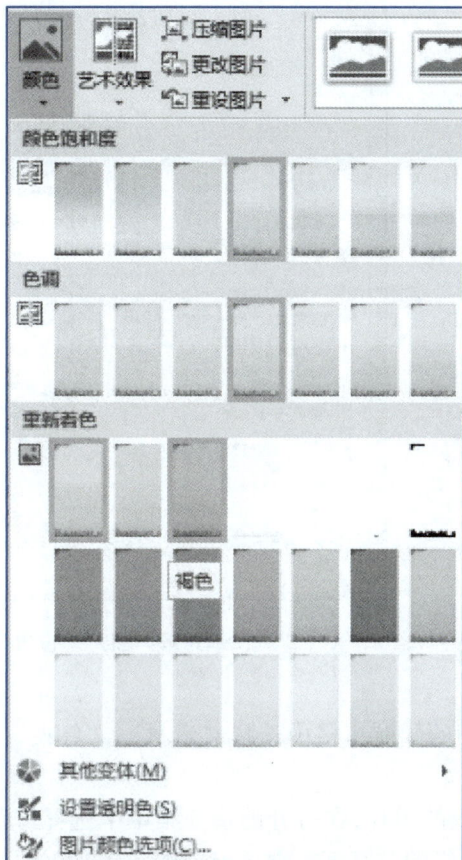

图 2-77 设置图片格式

图 2-78 "图片颜色"列表框

在"宽度"数值框输入"21 厘米"。

⑤选择"文字环绕"选项卡,选中"衬于文字下方"选项。选择"位置"选项卡,在"水平"选项组中选中"对齐方式"单选按钮,在右侧的下拉列表中选择"左对齐"选项,在"相对于"下拉列表中选择"栏"选项;在"垂直"选项组中选中"绝对位置"单选按钮,在右侧的下拉列表中输入"4.44 厘米",在"下侧"下拉列表中选择"段落",单击"确定"按钮,如图 2-79 所示。

(2)插入图片"医生 .jpg"并设置格式

①定位插入点,单击"插入"选项卡"插图"选项组中的"图片"按钮,打开"插入图片"对话框,在左侧的导航窗格中选择"素材"文件夹,选中图片"医生 .jpg",单击"插入"按钮。

②单击图片工具"格式"选项卡"调整"选项组中的"艺术效果"按钮,打开下拉列表,单击第 4 行第 3 列的"十字图案蚀刻"样式效果。

③右击插入的图片,在打开的快捷菜单中选择"大小和位置"命令,打开"布局"对话框,选择"文字环绕"选项卡,选中"四周型",单击"确定"按钮。

④参照样图将图片拖曳到合适的位置。

(3)插入图片"肺叶图 .jpg"并设置格式

①定位插入点,单击"插入"选项卡"插图"选项组中的"图片"按钮,打开"插入图片"

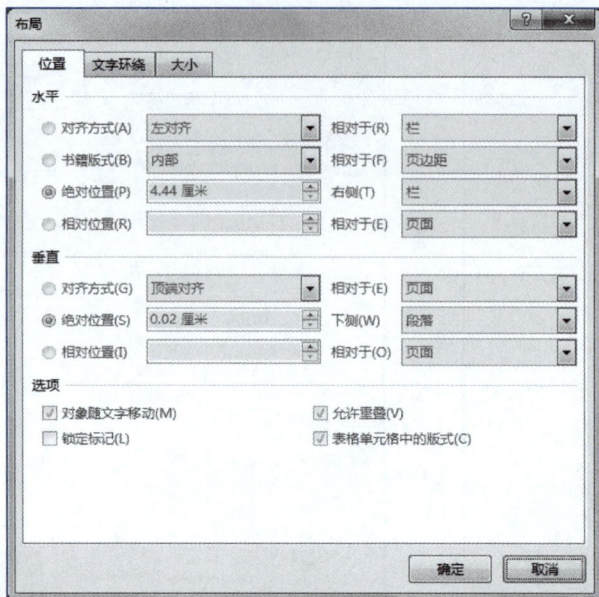

图 2-79　图片"位置"设置

对话框，在左侧的导航窗格中选择"素材"文件夹，选中图片"肺叶图 .jpg"，单击"插入"按钮。

② 右击插入的图片，在打开的快捷菜单中选择"大小和位置"命令，打开"布局"对话框，在"缩放"选项组的"高度"数值框中输入"100%"。切换至"文字环绕"选项卡，选中"紧密型"，单击"确定"按钮。

③ 参照样图将图片拖曳到合适的位置。

步骤 7：设置艺术字

① 定位插入点，单击"插入"选项卡"文本"选项组中的"艺术字"按钮，在弹出的下拉列表中选择第 1 行第 5 列样式。

② 输入文字"新型冠状病毒知识宣传"，选中文字，选择"开始"功能选项卡，在"字体"选项组中选择"微软雅黑"及"28"。

③ 选中文字，单击绘图工具"格式"选项卡"艺术字样式"选项组中的"文本填充"按钮，在弹出的级联菜单中选择"渐变→其他渐变"命令，打开"设置文本效果格式"对话框，选中"线性对角 – 左下到右上"按钮，在"渐变光圈"中设置起点颜色为红色，终点颜色为蓝色，单击"关闭"按钮。

④ 选中文字，单击绘图工具"格式"选项卡"艺术字样式"选项组中"文本轮廓"按钮，在弹出的下拉菜单中选择"无轮廓"命令；然后在同样的选项组中单击"文本效果"按钮，在弹出的下拉菜单中选择"转换→正方形"；最后在同样的选项组中单击"文本效果"按钮，在弹出的下拉菜单中选择"阴影→向下偏移"。

⑤ 单击绘图工具"格式"功能选项卡，在"大小"组输入高度为 2.88 厘米，宽度为 14.9 厘米，如图 2-80 所示。

⑥ 单击绘图工具"格式"选项卡"排列"选项组中的"自动换行"按钮，在弹出的下

拉列表中选择"四周型"环绕命令,如图 2-81 所示。最后参照样图将艺术字拖曳到合适的位置。

步骤 8:设置文本框

① 单击"插入"选项卡"文本"选项组中的"文本框"按钮,在弹出的下拉列表中选择"绘制竖排文本框"选项,按住鼠标左键,在文档的合适位置拖曳出一个文本框。

② 输入文字"人感染了冠状病毒会有哪些症状?"选中该文字,单击"开始"选项卡,在"字体"选项组中选择"黑体""四号""白色"。

③ 选中文本框,单击绘图工具"格式"选项卡"形状样式"选项组中的"形状填充"按钮,在弹出的下拉菜单中选择标准色"红色"填充。

④ 单击绘图工具"格式"选项卡"形状样式"选项组中的"形状轮廓"按钮,在弹出的下拉菜单中选择"无轮廓"。

⑤ 单击绘图工具"格式"选项卡"形状样式"选项组中的"形状效果"按钮,在弹出的下拉列表中选择"发光"选项,在弹出的下拉列表中选择"发光变体"中的第 1 行第 2 列样式,如图 2-82 所示。

⑥ 单击"绘图工具"功能选项卡,在"大小"组中输入高 1 厘米、宽 14.5 厘米。最后参照样图将文本框拖曳到合适的位置。

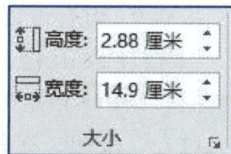

图 2-80 "大小"设置

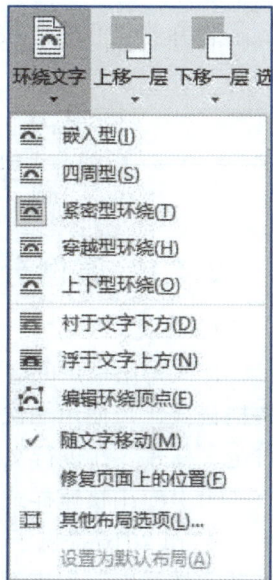

图 2-81 "文字环绕"设置

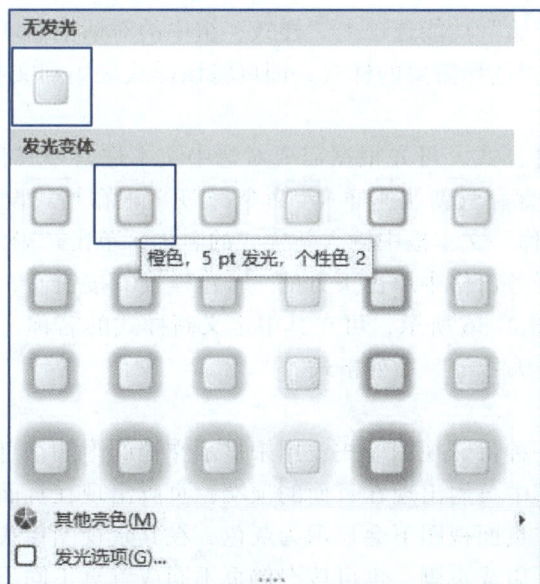

图 2-82 文本框"发光"效果设置

步骤 9：组合设置

① 按住 Shift 键，依次选中"人感染了冠状病毒会有哪些症状？"标题区域下方的 2 个文本框、2 个圆角矩形、"肺叶图 .jpg"图片，单击绘图工具"格式"选项卡"排列"选项组中"对齐"按钮，在弹出的下拉列表中选择"上下居中"选项，使 3 个形状上下居中对齐。

② 单击绘图工具"格式"选项卡"排列"选项组中的"组合"按钮，在弹出的下拉列表中选择"组合"选项。

③ 单击"保存"按钮。

2.4　Word 2016 高级应用——制作毕业生就业市场状况调查报告

> Word 2016
> 高级应用
> PPT

2.4.1　案例分析

1. 样式

样式是用指定的名称保存的字符格式或段落格式的集合。通过它可以快速、准确地修改文档格式，每使用一次可以应用一系列格式。用户可以使用 Word 提供的一些样式，也可以自定义样式。在进行文档编辑时，应用样式可以避免一些重复性的操作。

（1）应用快速样式

Word 2016 提供了"快速样式库"，单击"开始"功能选项卡"样式"组中的"其他"按钮，打开"样式库"列表框，如图 2-83 所示，只需指向这些样式，鼠标所在段的文字就会自动变成当前的样式，移走鼠标，文本就会恢复原样。只有单击样式，该样式才能被应用到文本中。

（2）"样式"任务窗格

选中文本，单击"开始"功能选项卡"样式"组中的对话框启动器 ⬚，打开"样式"任务窗格，如图 2-84 所示，选择需要的样式，即可将该样式应用到文本中。

（3）修改样式

如果想自己创建一种样式，可先根据需要对选中文本进行格式化，然后选择"样式库"列表框中的"将所选内容保存为新快速样式"命令，打开"根据格式设置创建新样式"对话框，如图 2-85 所示，在"名称"文本框中输入新样式的名称，单击"确定"按钮即可。

也可以在"样式"任务窗格中单击下方的"新建样式"按钮 ⬚，打开"根据格式设置创建新样式"对话框，如图 2-86 所示，可在其中定义新样式的名称、样式类型，并设置新样式的字体、段落、边框、编号等一系列格式。

2. 页眉页脚

页眉页脚是页面的一种特殊视图模式，用来显示文档的附加信息，如时间和日期、文档标题、作者、页码等。其中页眉出现在页面的顶端，页脚出现在页面底端。页眉页脚在打印预览视图方式下可见，在页面视图下会显示为灰色，在其余视图模式下均不显示。在一篇文档中，可以添加统一的页眉或页脚，也可按奇偶页不同或首页不同添加两个页眉或页脚，还可以利用分节符添加若干不同的页眉或页脚。

（1）创建统一的页眉页脚

单击"插入"功能选项卡"页眉页脚"组中的"页眉"按钮，打开"内置"列表框，选择"编

图 2-83 "样式库"列表框

图 2-84 "样式"任务窗格

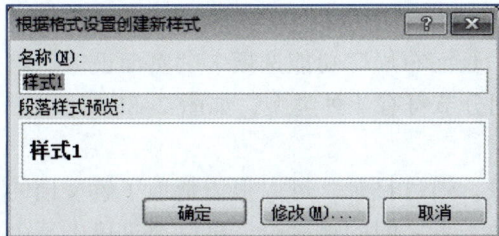

图 2-85 "根据格式设置创建新样式"对话框 1

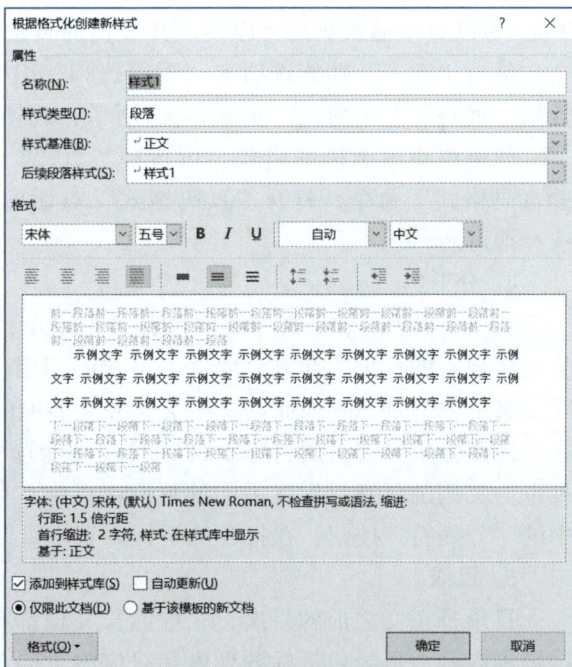

图 2-86 "根据格式设置创建新样式"对话框 2

辑页眉"命令，进入页眉编辑状态并键入页眉内容。此时 Word 窗口上会自动增加一个页眉页脚工具"设计"功能区，如图 2-87 所示，同时文本编辑区的文字变为灰色。要想退出页眉编辑状态，单击页眉页脚工具"设计"功能选项卡"关闭"组中的"关闭页眉和页脚"按钮即可。页脚的建立和页眉类似，只是单击"插入"功能选项卡"页眉页脚"组中的"页脚"按钮。

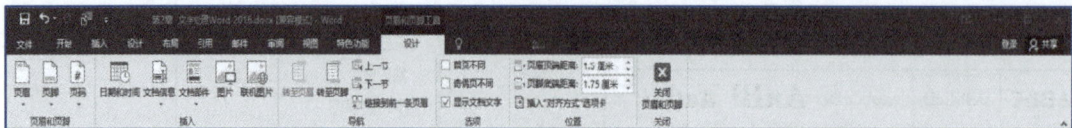

图 2-87   页眉页脚工具"设计"功能区

（2）创建不同的页眉页脚

Word 可以创建奇偶页不同或首页不同的页眉页脚。

选中页眉页脚工具"设计"功能选项卡"选项"组中的"首页不同"复选框，可单独为文档的首页设置不同的页眉或页脚；选中页眉页脚工具"设计"功能选项卡"选项"组中的"奇偶页不同"复选框，可以分别设置文档的奇数页和偶数页的页眉或页脚。

也可以在"页面设置"对话框中"版式"选项卡下选中"首页不同"或"奇偶页不同"复选框。

3. 页码

页码是在文档的每一页面上标明次序的号码或其他数字。Word 可以直接插入页码，以便统计文档的页数。

单击"插入"功能选项卡"页眉页脚"组中的"页码"按钮，打开"页码"下拉列表，如图 2-88 所示，选择合适的页码位置。

如果要更改页码的格式，可选择"页码"下拉列表中的"设置页码格式"命令，打开"页码格式"对话框，在其中进行相应选择即可。

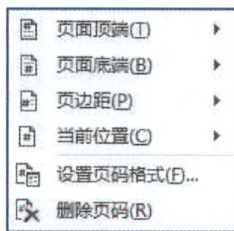

图 2-88   "页码"下拉列表

4. 分节符

在 Word 中，节是文档的一部分，可以单独对节内的内容设置页面格式。分节符是在节的结尾插入的标记，起着分隔文本格式的作用。分节符只能在"普通"视图下显示，如果删除了某个分节符，它前面的文字会合并到后面的节中，并且采用后者的格式设置。

使用分节符与页眉页脚工具"设计"功能选项卡"导航"组中的"链接到前一条页眉"命令，可以为文档的任意页设置不同的页眉或页脚。单击"页面布局"功能选项卡"页面设置"组中的"分隔符"按钮，在打开的下拉列表中可以看到分节符有 4 种类型，如图 2-89 所示。

5. 目录

目录是正文之前的目次，一般的长文档都有目录。通过目录，可以很清楚地了解文档的结构和内容。目录包括标题列表和对应的页码，以及二者之间的连接符。可以通过单击某个标题，跳转到该标题所在文档中的具体位置，并且在文档页数发生变化后，还能够自动更新，以适应文档的变化。

（1）使用"目录库"创建

Word 2016 提供了内置的"目录库"，简化了用户的操作。单击"引用"功能选项卡"目录"组中的"目录"按钮，打开"目录样式"下拉列表，如图 2-90 所示，在其中单击一个合适的目录样式，Word 2016 就会在插入点创建目录。

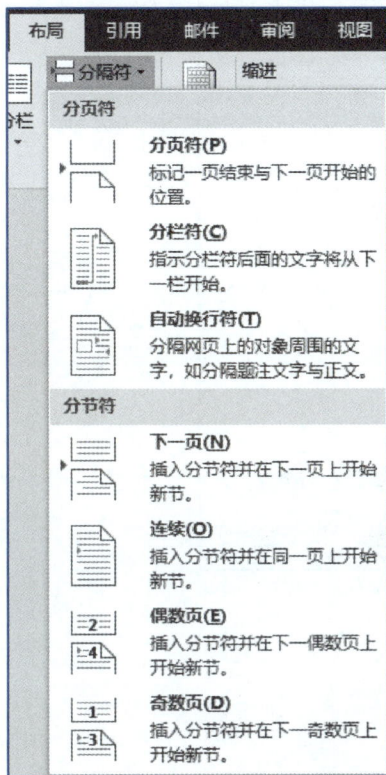

图 2-89　"分节符"类型

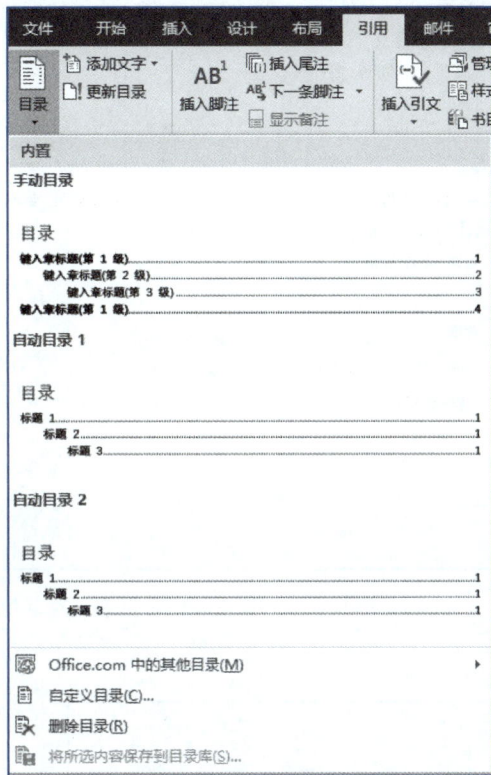

图 2-90　"目录样式"下拉列表

微课
插入分节符、
添加页眉

（2）使用"插入目录"创建

如果文档的标题已经应用了样式，可以自己创建目录。单击"引用"功能选项卡"目录"组中的"目录"按钮，在打开的下拉列表中选择"插入目录"命令，打开"目录"对话框，如图 2-91 所示，单击"选项"按钮，打开"目录选项"对话框，如图 2-92 所示，在"有效样式"选项组中找到已经应用的样式，在样式旁边的"目录级别"文本框中输入目录级别（1最高，9最低），单击"确定"按钮，返回"目录"对话框。可在"打印预览"和"Web 预览"区域看到目录应用后的效果。选中"显示页码"复选框，将在创建目录时包含标题所在页的页码。选中"使用超链接而不使用页码"复选框，将在创建目录后可以通过单击目录中的某个标题跳转到对应的内容。最后单击"确定"按钮完成设置。

（3）更新目录

当文档的内容发生变化时，需要更新目录。单击"引用"功能选项卡"目录"组中的"更新目录"按钮，打开"更新目录"对话框，如图 2-93 所示。如果只有页数发生了变化，可选中"只更新页码"单选按钮。如果对正文的标题内容、格式进行了修改，可选中"更新整个目录"单选按钮。单击"确定"按钮即可完成目录的更新。

图 2-91　"目录"对话框

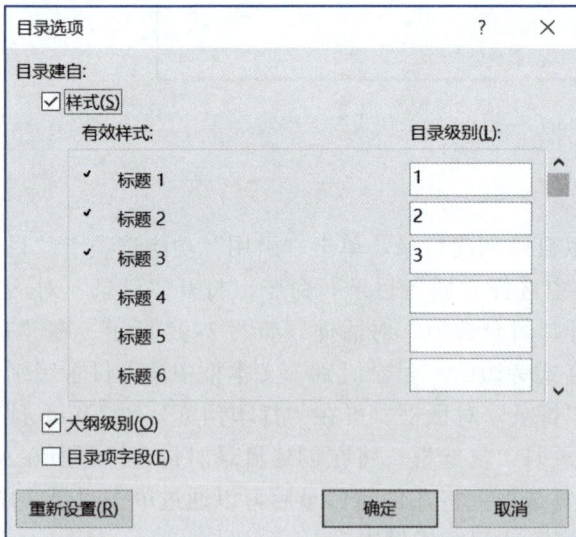

图 2-92　"目录选项"对话框

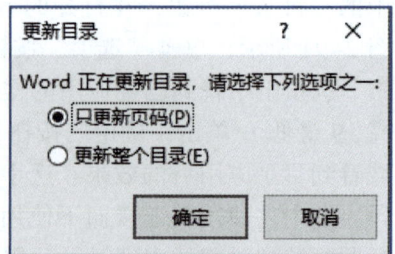

图 2-93　"更新目录"对话框

2.4.2　案例实现

本任务比较复杂，旨在使读者通过该任务的学习能够掌握一些复杂的排版技巧，最终排版效果如图 2-94 所示。

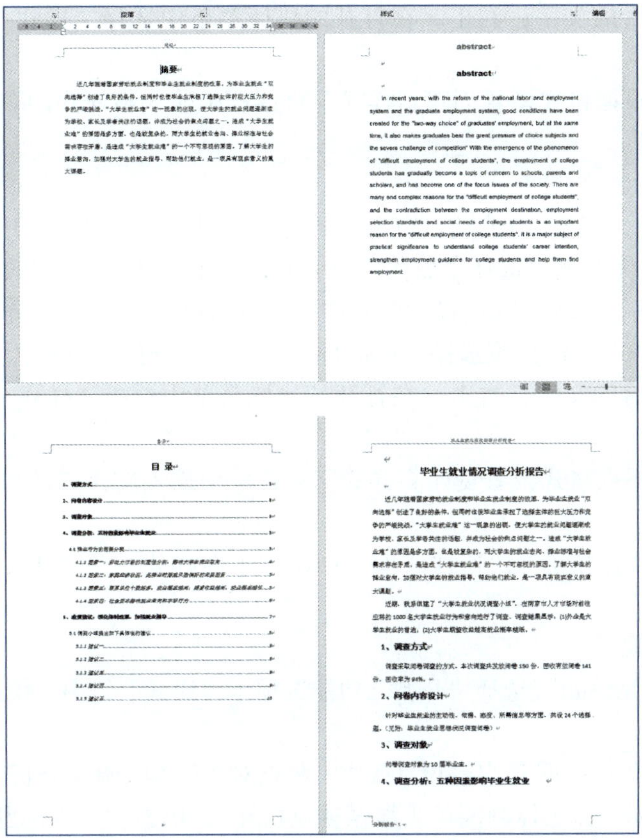

图 2-94　论文各部分排版效果图

本任务包括以下操作步骤。

步骤 1：创建样式

双击打开"毕业生就业情况调查分析报告 .docx"。

（1）创建一级标题样式

① 选中文字"1. 调查方式"，选择"开始"功能选项卡，在"字体"组中选择"黑体""三号""加粗"，在"段落"组中单击对话框启动器 ，打开"段落"对话框，对齐方式选择"左对齐"，在段前间距输入框中输入"6 磅"，在段后间距输入框中输入"6 磅"，行距选择"单倍行距"，单击"确定"按钮。

② 选中格式化后的文字"1. 调查方式"，右击，在打开的快捷菜单中选择"样式→将所选内容保存为新快速样式"命令。

③ 在打开的"根据格式设置创建新样式"对话框中输入新样式的名称"一级标题"，单击"确定"按钮即可。

（2）创建二级标题样式

① 选中文字"4.1 择业行为的因素分类"，选择"开始"功能选项卡，在"字体"组中选择"黑体""四号""加粗"，在"段落"组中单击对话框启动器 ，打开"段落"对话框，对齐方式选择"左对齐"，在段前间距输入框中输入"6 磅"，在段后间距输入框中输入"6 磅"，行距选择"单倍行距"，单击"确定"按钮。

② 选中格式化后的文字，右击，在打开的快捷菜单中选择"样式→将所选内容保存为新快速样式"命令。

③ 在打开的"根据格式设置创建新样式"对话框中输入新样式的名称"二级标题"，单击"确定"按钮即可。

（3）创建三级标题样式

① 选中文字"4.1.1 因素一：劳动力市场的制度性分割，影响大学生择业取向"，选择"开始"功能选项卡，在"字体"组中选择"黑体""小四号"，在"段落"组中单击对话框启动器 ，打开"段落"对话框，对齐方式选择"左对齐"，在段前间距输入框中输入"6 磅"，在段后间距输入框中输入"6 磅"，行距选择"单倍行距"，单击"确定"按钮。

② 选中格式化后的文字，右击，在打开的快捷菜单中选择"样式→将所选内容保存为新快速样式"命令。

③ 在打开的"根据格式设置创建新样式"对话框中输入新样式的名称"三级标题"，单击"确定"按钮即可。

完成以上操作后会看到"快速样式库"中添加了新样式："一级标题""二级标题""三级标题"。

步骤 2：应用样式

① 选中文字"Abstract"，选择"开始"功能选项卡"样式"组中"快速样式库"中的"一级标题"样式。

② 依次选中文字"2. 问卷内容设计""3. 调查对象""4. 调查分析：五种因素影响毕业生就业""5. 政策建议：深化体制改革，加强就业指导"，单击"一级标题"样式。

③ 选中文字"5.1 调查小组提出如下具体性的建议"，单击"二级标题"样式。

④ 选中文字"4.1.2 因素二：家庭经济状况，是择业时形成风险偏好的重要因素"，单击"三级标题"样式。

步骤 3：插入分节符

① 将鼠标定位在第 2 页末尾，单击"布局"选项卡"页面设置"选项组中的"分隔符"按钮，在弹出的下拉列表中选择"分节符：连续"选项，插入一个分节符。

② 使用同样的方式分别为摘要页末尾、英文摘要页末尾、目录页末尾插入一个连续型分节符。

步骤 4：添加页眉

① 单击"插入"选项卡"页眉页脚"选项组中的"页眉"按钮，在弹出的下拉列表中选择"编辑页眉"命令，进入页眉页脚编辑区。选中摘要页页眉虚线框中的段落标记，单击页眉页脚工具"设计"选项卡"导航"选项组中的"链接到前一条页眉"按钮，取消与上一节的联系，并输入文字"摘要"。

② 选中英文摘要页的页眉"摘要"，单击页眉页脚工具"设计"选项卡"导航"选项组中的"链接到前一条页眉"按钮，取消与上一节的联系，并输入文字"Abstract"。

③ 选中目录页的页眉"Abstract"，单击页眉页脚工具"设计"选项卡"导航"选项组中的"链接到前一条页眉"按钮，取消与上一节的联系，并输入文字"目录"。

④ 选中第 1 章第 1 节所在的页眉"目录"，单击页眉页脚工具"设计"选项卡"导航"选项组中的"链接到前一条页眉"按钮，取消与上一节的联系，并输入文字"毕业生就业情

况调查分析报告"。

步骤 5：添加页脚

① 选中摘要页页脚虚线框中的段落标记，单击页眉页脚工具"设计"选项卡"导航"选项组中"链接到前一条页眉"按钮，取消与上一节的联系。单击页眉页脚工具"设计"选项卡"页眉和页脚"选项组中的"页码"按钮，在弹出的下拉列表中选择"设置页码格式"命令，打开"页码格式"对话框，在"编号格式"下拉列表中选择罗马数字（Ⅰ，Ⅱ，Ⅲ，…），在"页码编号"选项组中选择"起始页码"按钮，如图 2-95 所示，单击"确定"按钮。

② 选第 1 章第 1 节所在的页脚"Ⅳ"，单击页眉页脚工具"设计"选项卡"导航"选项组中的"链接到前一条页眉"按钮，取消与上一节的联系。单击页眉页脚工具"设计"选项卡"页眉和页脚"选项组中的"页码"，在弹出的下拉列表中选择"设置页码格式"命令，打开"页码格式"

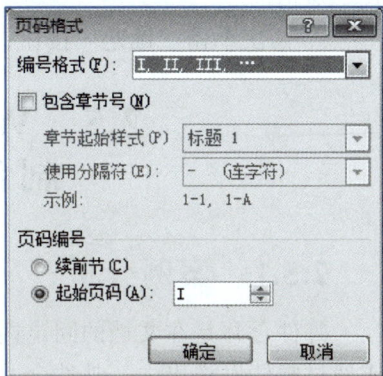

图 2-95 "页码格式"对话框

对话框，在"页码格式"下拉列表中选择阿拉伯数字（1，2，3，…），在"页码编号"选项组中选择"起始页码"按钮，单击"确定"按钮。

③ 单击页眉页脚工具"设计"选项卡"关闭"选项组中的"关闭页眉页脚"按钮，返回文本编辑区。

步骤 6：创建目录

① 将鼠标定位在目录页的第一个空白行处，单击"引用"选项卡"目录"选项组中的"目录"按钮，在弹出的下拉列表中选择"插入目录"按钮，打开"目录"对话框，单击"选项"按钮，打开"目录选项"对话框，删除原有目录级别中的数字，在"有效样式"下"一级标题"的"目录级别"中输入"1"，在"二级标题"的"目录级别"中输入"2"，在"三级标题"的"目录级别"中输入"3"，单击"确定"按钮，返回"目录"对话框。

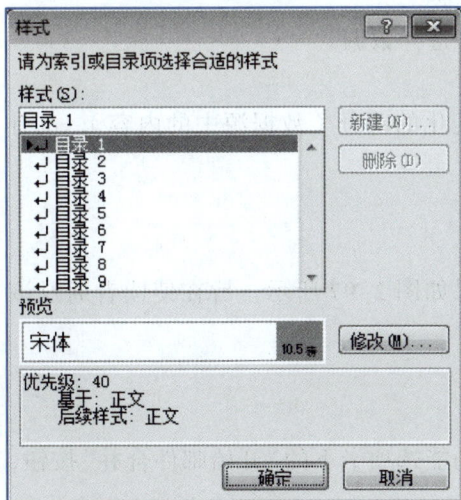

图 2-96 "样式"对话框

② 单击"修改"按钮，打开"样式"对话框，如图 2-96 所示，可以看到系统已经为各级目录应用了样式。

③ 选中"目录 1"，单击"修改"按钮，打开"修改样式"对话框。在"字号"中选择"四号"，单击"格式"按钮，在弹出的下拉菜单中选择"段落"命令，打开"段落"对话框。在"段后"数值框中输入"6磅"，两次单击"确定"按钮，返回"样式"对话框。

④ 选中"目录 2"，单击"修改"按钮，打开"修改样式"对话框。在"字号"中选择"小四号"，单击"格式"按钮，在弹出的下拉菜单中选择"段落"命令，打开"段落"对话框。在缩进"左"数值框中输入"4字符"，在"段后"数值框中输入"6磅"，两次单击"确定"按钮，返回"样式"对话框。

⑤ 选中"目录 3",单击"修改"按钮,打开"修改样式"对话框。在"字号"中选择"五号",单击"格式"按钮,在弹出的下拉菜单中选择"段落"命令,打开"段落"对话框。在缩进"左"数值框中输入"4 字符",在"段后"数值框中输入"6 磅",两次单击"确定"按钮,返回"样式"对话框。

⑥ 两次单击"确定"按钮,即可生成目录。

2.5　Word 2016 高级应用——制作人才招聘会邀请函

Word 2016
高级应用
PPT

2.5.1　案例分析

邮件合并是在文档的固定内容中插入来自数据源的变化部分,最后合并成一个新的文档或通过邮件发送出去。邮件合并可以通过"邮件"选项卡中的命令来实现,也可以通过"邮件合并"任务窗格来实现。

1. 创建主文档

主文档相当于"模板",它包含了所有的共有文本,这些文本内容在以后所有输出的文档中都是相同的。另外还包含一些变化的信息,这些信息称为"合并域"或特殊指令,在以后输出的文档中会发生变化。

2. 数据源

数据源实际上是一个数据列表,用来存放主文档中那些变化的信息。Word 的"邮件合并"功能支持多种类型的数据源,其中主要包括以下几种类型。

Office 地址列表:在"邮件合并"任务窗格中为用户提供了创建简单"Office 地址列表"的服务,在新建的列表中填写收件人的姓名和地址等相关信息。

Word 数据源:是指 Word 文档中的表格,该表格的第 1 行必须用于存放标题,其余行必须包含邮件合并所需的数据记录。

Excel 工作表:可以任意从工作表的数据区域选择数据。

Access 数据库:利用在 Access 中创建的数据库文件选择数据。

3. 邮件合并的最终文档

邮件合并的最终文档包含了所有的输出结果,有变化的部分(数据源中的内容),也有不变的部分(主文档上的共有文本)。

2.5.2　案例实现

本任务设计制作一份人才招聘会邀请函,最终效果如图 2-97 所示,旨在使读者通过该任务的学习掌握批量处理文档的步骤。

本任务包括以下操作步骤。

步骤 1:确定主文档类型

双击打开"人才招聘会邀请函 .docx",单击"邮件"功能选项卡下的"开始邮件合并"按钮,在打开的下拉列表中选择"信函"命令。

图 2-97　人才招聘会邀请函效果图

步骤 2：打开数据源

　　单击"邮件"选项卡下的"选择收件人"下拉菜单按钮，在其下拉菜单中选择"使用现有列表"命令，打开"选取数据源"对话框，选择"桌面→素材"文件夹下的相关文件，如图 2-98 所示，单击"打开"按钮激活"选择表格"对话框，如图 2-99 所示，选择第一个工作表后单击"确定"按钮。

　　提示：数据源是以后台打开的形式出现。打开数据源前一定要关闭"公司信息.xlsx"文档。

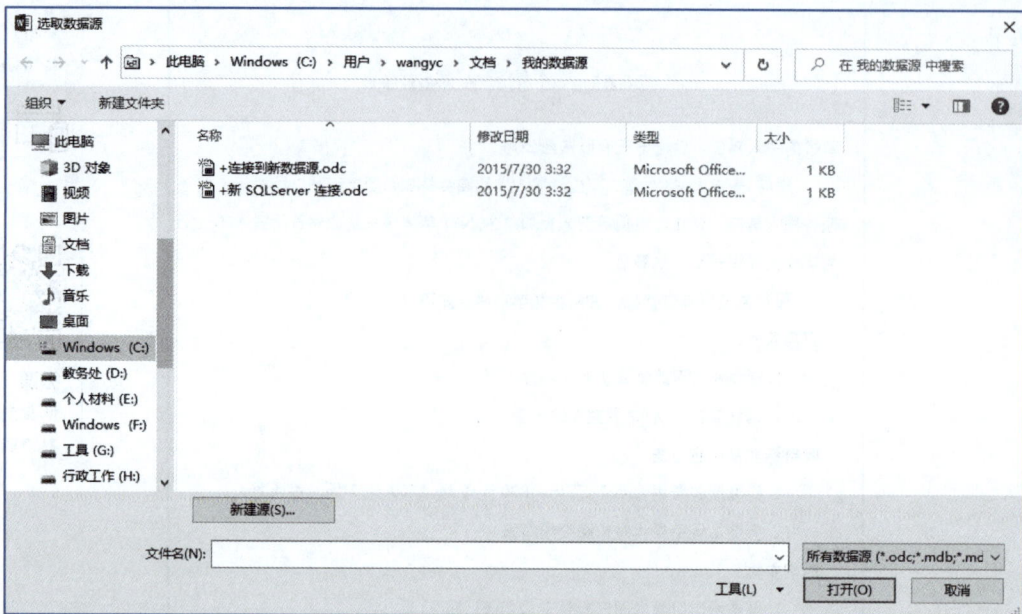

图 2-98 "选取数据源"对话框

图 2-99 "选择表格"对话框

步骤 3：插入合并域

将鼠标定位在 B1 单元格里，单击"邮件"功能选项卡下的"插入合并域"按钮，如图 2-100 所示，打开"插入合并域"对话框，选择"公司名称"，单击"插入"按钮。用同样的方法完成其他域的插入，完成后效果如图 2-101 所示。

步骤 4：合并文档

① 单击"预览结果"组中的"预览结果"按钮，主文档和数据源进行了合并。单击"定位"按钮 ⏮ ◀ 1 ▶ ⏭，可查看其余几条记录。

② 选择 B4 单元格，单击"插入"选项卡下的"日期和时间"按钮，打开"日期和时间"对话框，在其中选择合适的日期格式，如图 2-102 所示。

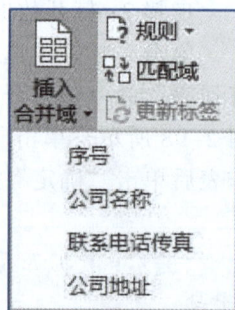

图 2-100 "插入合并域"

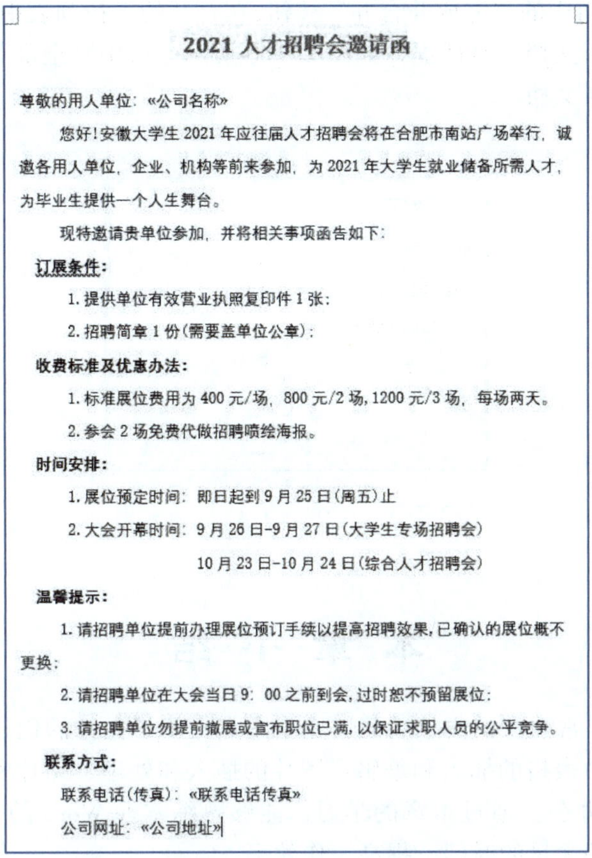

2021 人才招聘会邀请函

尊敬的用人单位:《公司名称》

您好!安徽大学生 2021 年应往届人才招聘会将在合肥市南站广场举行,诚邀各用人单位、企业、机构等前来参加,为 2021 年大学生就业储备所需人才,为毕业生提供一个人生舞台。

现特邀请贵单位参加,并将相关事项函告如下:

订展条件:

1.提供单位有效营业执照复印件 1 张;

2.招聘简章 1 份(需要盖单位公章);

收费标准及优惠办法:

1.标准展位费用为 400 元/场,800 元/2 场,1200 元/3 场,每场两天。

2.参会 2 场免费代做招聘喷绘海报。

时间安排:

1.展位预定时间: 即日起到 9 月 25 日(周五)止

2.大会开幕时间: 9 月 26 日-9 月 27 日(大学生专场招聘会)

　　　　　　　　10 月 23 日-10 月 24 日(综合人才招聘会)

温馨提示:

1.请招聘单位提前办理展位预订手续以提高招聘效果,已确认的展位概不更换;

2.请招聘单位在大会当日 9: 00 之前到会,过时恕不预留展位;

3.请招聘单位勿提前撤展或宣布职位已满,以保证求职人员的公平竞争。

联系方式:

联系电话(传真):《联系电话传真》

公司网址:《公司地址》

图 2-101　插入合并域效果图

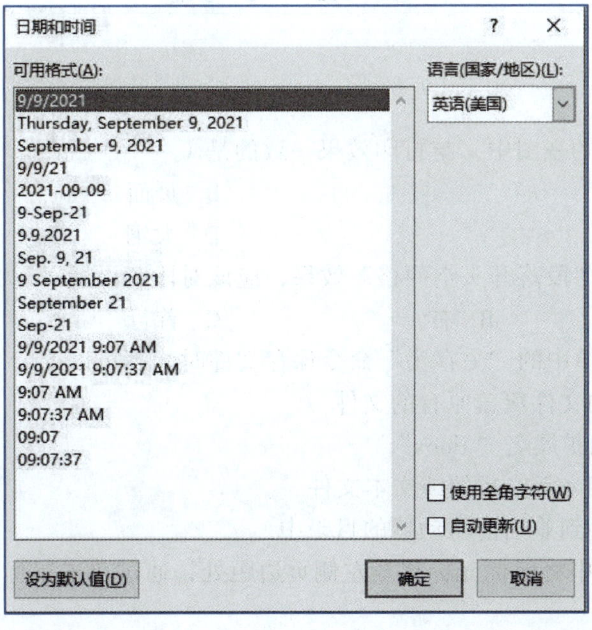

图 2-102　"日期和时间"对话框

微课
插入合并域、
合并文档

③ 单击"完成"组中的"完成并合并"按钮,在打开的下拉列表中选择"编辑单个文档"命令,打开"合并到新文档"对话框,如图 2-103 所示,选中"全部"单选按钮,单击"确定"按钮,生成一个新文档。

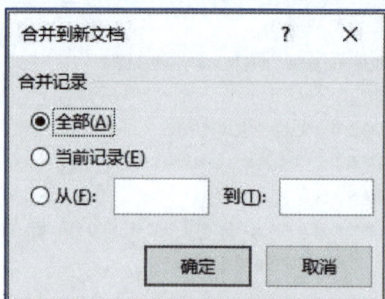

图 2-103　"合并到新文档"对话框

本 章 小 结

Word 2016 具有非常强大的文档功能,本章重点介绍了文件的创建、文本的输入、格式的编排、页面的设置、表格的插入和编辑、图片的插入和处理、图片和文字的混合排版、邮件的合并和多人协同办公。通过本章的学习,能够熟练掌握 Word 的一些基本操作和技巧,为以后的文档处理节约大量的时间,提高工作效率。

课 后 习 题

一、选择题

1. 在 Word 2016 的视图中,与打印效果一致的是(　　)视图。
   A. 阅读　　　　　　　　　　　　　　B. 页面
   C. Web 版式　　　　　　　　　　　　D. 大纲

2. 若要实现所谓"段落开头空两格"效果,应该对段落设置(　　)缩进 2 字符。
   A. 左　　　　　　　B. 右　　　　　　　C. 首行　　　　　　 D. 悬挂

3. 用"文件"菜单中的"另存为"命令保存文件时,不可以(　　)。
   A. 将新保存的文件覆盖原有的文件
   B. 修改文件的扩展名".docx"
   C. 将文件保存为无格式的纯文本文件
   D. 将文件保存到非当前驱动器的目录中

4. 在 Word 2016 中将鼠标光标移至左侧页边距处,通过单击鼠标左键可以选定(　　)文本块。
   A. 一句　　　　　　B. 一行　　　　　　C. 一段　　　　　　 D. 整篇

5. 下列关于 Word 2016 文档中"段落"的说法正确的是（　　　）。

    A. 段落是以回车作为标记的　　　　　　B. 段落是以空格作为标记的

    C. 段落是以句号作为标记的　　　　　　D. 段落是以空行作为标记的

二、简答题

1. 简述 Word 2016 的几种段落对齐方式的区别。

2. 如何设置页眉和页脚？

3. 简述邮件合并的具体操作步骤。

第 3 章

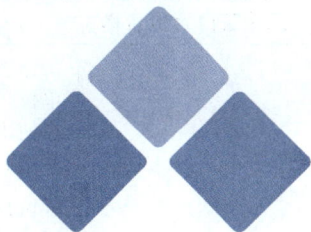

Excel 2016 电子表格处理

Excel 2016 是 Microsoft Office 2016 中的电子表格处理软件，它具有强大的数据处理和分析功能。Excel 2016 以工作表的方式进行数据运算和分析，因此数据是工作表的重要组成部分，是显示、操作以及计算的对象。目前，Excel 2016 电子表格处理软件已经和文字处理软件 Word 2016 一样，成为人们工作和生活中非常重要的辅助工具。人们常用的学生基本信息表、成绩统计表、班费收支统计表、药品销售统计表都可以利用 Excel 2016 软件来完成。

3.1 制作班级学生基本信息表

制作班级学生
基本信息表
PPT

3.1.1 案例分析

1. Excel 2016 的工作窗口

双击桌面上的 Excel 2016 图标，或选择"'开始'→所有程序→ Microsoft Office → Excel 2016"，即可启动如图 3-1 所示的 Excel 2016 工作窗口，其中外层窗口是应用程序窗口，内层窗口为工作簿窗口。在工作簿中默认有"Sheet1"工作表，工作窗口默认在 Sheet1 中进行，工作窗口功能介绍见表 3-1。

表 3-1　Excel 2016 工作窗口功能介绍

工作窗口元素名称	功能说明
工作簿和工作表	一个 Excel 文件就是一个工作簿，一个工作簿最多可包含 255 个工作表，工作窗口默认工作表有 1 个，以"Sheet1"来命名，并显示在工作簿窗口底部，用户可根据需要增加、删除和重命名工作表
行标号和列标号	行标号表示对应工作表中的行的名称，从小到大依次命名，每个工作表中的行数量为 1~65 536 行；列标号对应列的名称，使用英文字母进行命名，共计 256 列。单击行标或者列标头时，可以选中此行或列的全部单元格

续表

工作窗口元素名称	功能说明
单元格	工作表中行和列交叉处的长方形格称为单元格，它是工作表中用于存储数据的基本单位。每个单元格均有一个固定地址，由列标 + 行号组成，如 A2、B3 等，当前正在使用的单元格称为活动单元格，其周围显示有黑色粗线边框，每个单元格最多能存放 32 000 个字符
区域	区域是指由多个单元格组成的连续矩形区域，区域的引用一般用左上角 + 右下角单元格地址来标记，中间用"："间隔，如 A1:C4 表示从 A1 单元格到 C4 单元格之间的矩形区域。 当需要对多个不连续的区域进行引用时，可以用逗号将它们进行连接，例如，要引用 A1:C4 和 B6:D8 这两个区域的数据时，可以使用（A1:C4，B6:D8）表示
功能区	功能区位于标题栏下方，一般由 8 个选项卡组成，分别是"文件""开始""插入""页面布局""公式""数据""审阅""视图"，每个选项卡对应若干菜单和按钮，可执行相应操作
编辑栏	编辑栏可以显示和编辑当前单元格中的数据或公式，它由名称框、工具按钮和编辑框组成。名称框显示活动单元格的地址；工具按钮在用户向单元格输入数据时，右侧长条状公式栏会同时显示当前输入状态，此时公式编辑栏 fx 左边出现"√"和"×"，分别为"输入"按钮和"取消"按钮。操作完毕，单击"√"（或按 Enter 键）确认，单击"×"（或按 Esc 键）撤销

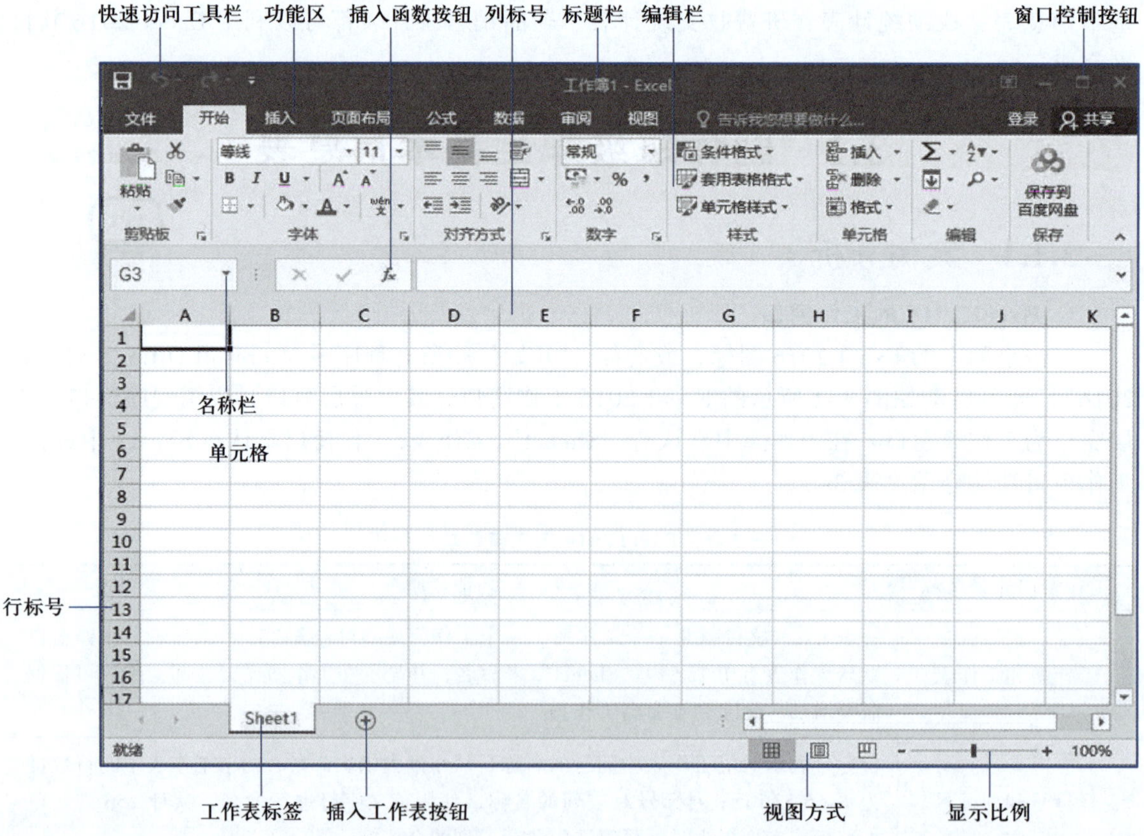

图 3-1　Excel 2016 工作窗口

2. 数据输入

Excel 中各类数据在显示方式上有所不同，英文字符和汉字等属于文本型，在输入后数据会左对齐。数字有数值型数字和字符型数字两种类型。数值型数字主要用于各类运算，在输入后会右对齐；字符型数字仅仅代表数字符号，不能用于相关运算，单元格左上角会产生一个绿色三角形，如读者借书证号、身份证号、学生学号、银行卡号等均属于字符型数字。

在 Excel 中输入数据时，有以下几种常用的输入方式和技巧。

① 在输入数字时，如数字过大，则一般会以科学计数法表示，如 1.235E+15。

② 文本型数字可以通过如下两种方式输入：

- 在输入数据之前，先输入一个英文状态下的单引号，然后再输入对应数字，则数字会在单元格左上角出现绿色三角形标志，同时左对齐。
- 选择需设置为"文本型数值"的单元格或区域，右击，在弹出的快捷菜单中选择"设置单元格格式"命令，打开"设置单元格格式"对话框，选择"数字"选项卡中的"文本"选项即可。当用户在该单元格或区域输入数字时，数字会自动左对齐并在单元格左上角出现绿色三角形标志。

③ 在 Excel 中输入分数时，如果用户直接在单元格中输入"1/2"，则系统会显示 1 月 2 日，即默认为日期和时间型数据。如需在单元格中输入分数"1/2"，则可以在单元格中先输入 0，再输入一个空格，然后输入"1/2"即可。

④ 日期和时间的输入形式多样，可使用斜杠"/"或连字符"-"对输入的年、月、日予以间隔，如输入"2022/11/29"或"2022-11-29"，均表示 2022 年 11 月 29 日。日期和时间也可用组合键输入，如按 Ctrl+；组合键，可输入当天日期；如按 Ctrl+Shift+；组合键，可输入当前的时间。

3. 数据填充

Excel 为方便用户输入数据，提供了自动填充功能，从而帮助用户减少重复操作，提高输入效率。用户可以通过"拖动填充柄"操作或使用"填充"命令实现自动填充功能。

"拖动填充柄"操作时用户可以选中初始值所在的单元格，将鼠标移至该单元格的右下角，指针变成黑色实心方框（填充柄），如图 3-2 所示，按住鼠标左键拖曳该单元格，即可完成填充；使用"填充"命令时，用户首先在某个单元格中输入序列的第一个数据，然后单击"开始"选项卡下"填充"下拉菜单中的"序列"命令，打开"序列"对话框，如图 3-3 所示，在"序列"对话框中根据需要选择相应的命令。运用函数和公式计算得到的单元格数据也可进行填充。

4. 单元格格式化设置

单元格格式化设置主要包括数据类型、单元格对齐方式、字体字号设置、单元格边框与底纹设置等内容。

Excel 中的数据类型分类如下：

- "常规"：默认的数据类型，不包含任何的特定格式。
- "数值"：用于一般数字的表示，主要用于数学运算。
- "日期"：将日期和时间系列数显示为日期和时间的格式。
- "百分比"：以百分数的形式显示数据的值。
- "文本"：将包括数字在内的所有符号作为文本处理，文本型数据不具有运算能力，只能表示一定的符号意义。

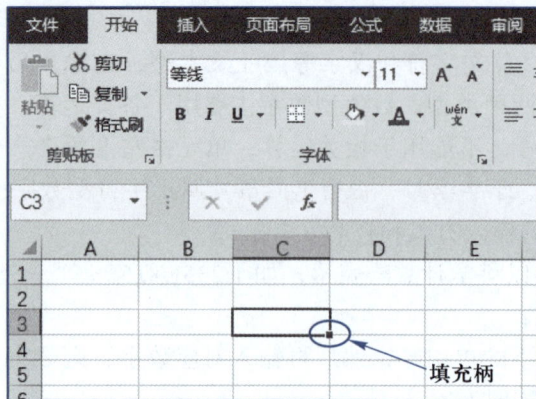

图 3-2   数据填充技巧

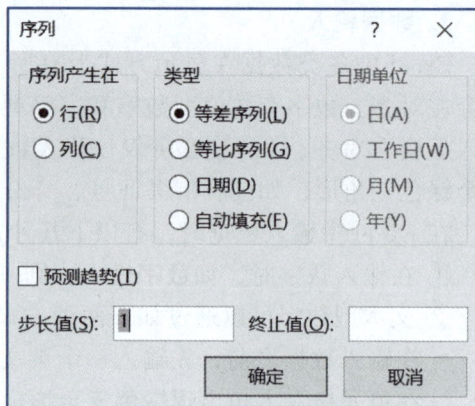

图 3-3   "序列"对话框

- 分数和科学记数：分数选项可以设定数据以分数的形式显示；科学记数可以设定当前数据以科学记数法的方式显示。
- 逻辑型数据：逻辑型数据只有两个值，即"TRUE"和"FALSE"，分别代表"真值"和"假值"。无论用户输入大小写与否，逻辑型数据在单元格中均以大写显示，且默认对齐方式为居中对齐。

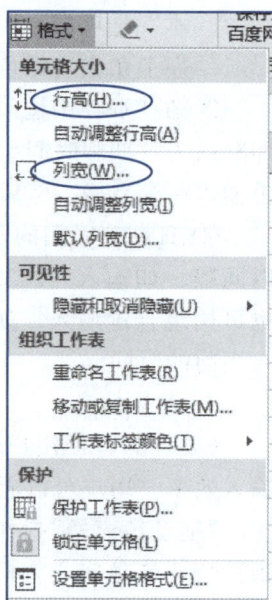

图 3-4   "格式"下拉菜单

对单元格对齐方式、字体、字号及边框底纹的设置在"开始"选项卡中，选中需要设置的单元格区域，使用字体 宋体 、字号 12 、加粗 B 、倾斜 I 、下画线 U 、左对齐 、居中对齐 、右对齐 、合并居中 、边框 、填充颜色 、字体颜色 A 等即可进行相应设置，也可选中该区域，右击，在弹出的快捷菜单中选择"设置单元格格式→对齐/字体/边框"选项卡进行设置。

调整行高或列宽，用户先选择目标行的行标或目标列的列标，然后选择"开始"选项卡下的"格式"命令，在其下拉菜单中选择"行高"命令，如图 3-4 所示，打开"行高"对话框，可在其中输入所需的数值，如图 3-5 所示。

5. 条件格式

Excel 2016 提供了"条件格式"功能，运用"条件格式"可以对选定区域各单元格中的数据格式进行设置，从而强调或突出某些数据。条件格式可通过"开始"选项卡下的"条件格式"命令进行设置。

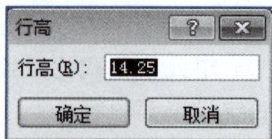

图 3-5   "行高"对话框

利用预置条件进行格式化。选择工作表中需要设置条件格式的区域，打开"开始"选项卡下"条件格式"下拉菜单，如图 3-6 所示。将光标指向其中的某条规则，如"突出显示单元格规则"，在其右侧的级联菜单中选择相应的命令，在弹出的对话框中设置相应的数值即可快速格式化单元格。

利用自定义规则进行格式化。选择需要设置条件格式的区域，在"条件格式"下拉菜单中选择"新建规则"命令，打开"新建格式规则"对话框，如图 3-7 所示，在对话框中依次

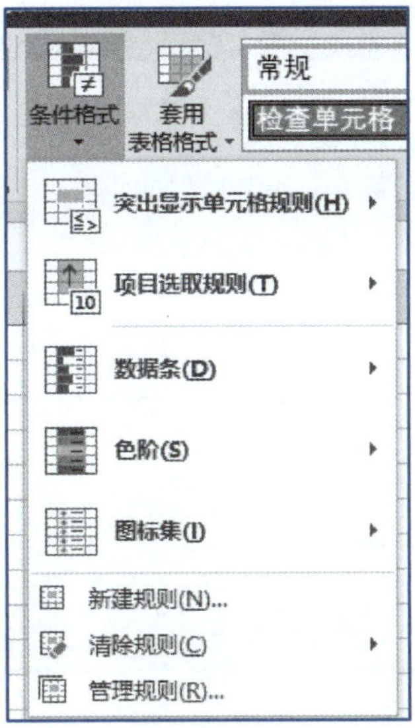

图 3-6 "条件格式"下拉菜单

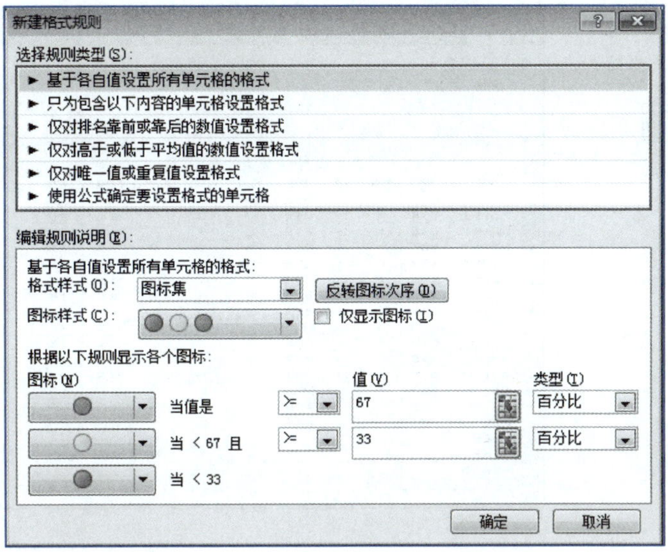

图 3-7 "新建格式规则"对话框

设置规则类型、格式样式、图标样式及相关数值。

6. 批注

通过使用批注可以使注释更为快速简洁，便于用户使用。当对单元格添加注释后，该单元格右上角区域会出现一个红色的小三角形状，当鼠标指针移动到此处时，批注框会自动出现，显示批注内容。

批注的增加和删除，可以通过选中需要增加批注的单元格，单击"审阅"功能选项卡下的"新建批注"按钮即可增加批注，单击该选项卡下的"删除"按钮即可删除所选单元格的批注；也可通过右击，在弹出的快捷菜单中选择相关命令。

7. 工作簿的保存和工作表的保护

保存工作簿是指将当前工作簿保存至外部存储中，以便以后随时调用。工作表的保护是指通过设置权限和密码来限制其他用户对工作表进行非法操作，从而保障工作表中的数据安全。Excel 提供了进行工作簿的保存和工作表的保护多种方式。

（1）保存工作簿

选择"文件"功能选项卡下的"保存"或"另存为"命令，或单击标题栏中的"保存"按钮即可。如果是第一次保存文件，会弹出"另存为"对话框，选择文件的保存路径，在"文件名"框内输入文件名称，单击"保存"按钮即可实现工作簿的保存。如该文件已经存在，则只需单击"保存"按钮即可保存已修改的工作簿。

（2）保护工作表

选择"审阅"选项卡下的"保护工作表"按钮，通过设置密码即可实现对工作表各种操作的限制，从而实现对工作表的保护。

3.1.2 案例实现

本任务要求创建学生成绩表，最终效果图如图 3-8 所示。

图 3-8   成绩效果图

本任务包括以下操作步骤。

步骤 1：数据输入及填充

（1）合并单元格

选择 A1:G1 单元格区域，单击"开始"选项卡下的"合并后居中囶"按钮，将该区域单元格合并居中并输入如图 3-8 所示的表格标题。

（2）输入数据

按图 3-8 所示依次输入 A2:G2，C3:C13 单元格内容。

输入"学号"：学号为数字型文本，选中 A3:A14 单元格并右击，在弹出的快捷菜单中选择"设置单元格格式"命令，在"设置单元格格式"对话框中选择"数字"选项卡，在分类中选择"文本"，如图 3-9 所示，在 A3 单元格中输入相应的学号，单元格左上角出现绿色

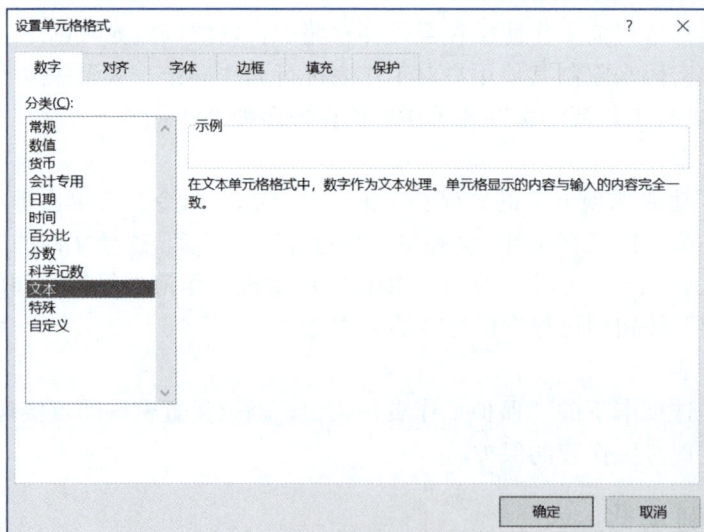

图 3-9   "设置单元格格式"对话框

三角标志。将鼠标放在 A3 单元格的右下角，使其变成黑色实心十字"＋"，然后按鼠标左键拖曳至 A14 单元格，即可完成学号列的自动填充。

输入"性别"："性别"列可以用"数据有效性"实现快速输入。选中 D3:D14 单元格，单击"数据"选项卡下的"数据验证"按钮，打开"数据验证"对话框，按图 3-10 所示选择相应选项并单击"确定"按钮。然后选择 D3 单元格，在其右侧的下拉列表中选择所需性别，如图 3-11 所示，其他单元格中的性别按照此法逐一完成。

> 提示：如果学号的位数超过了 11 位，用以上方法完成的是对 A2 单元格内容的复制，而不能实现数字的递增。

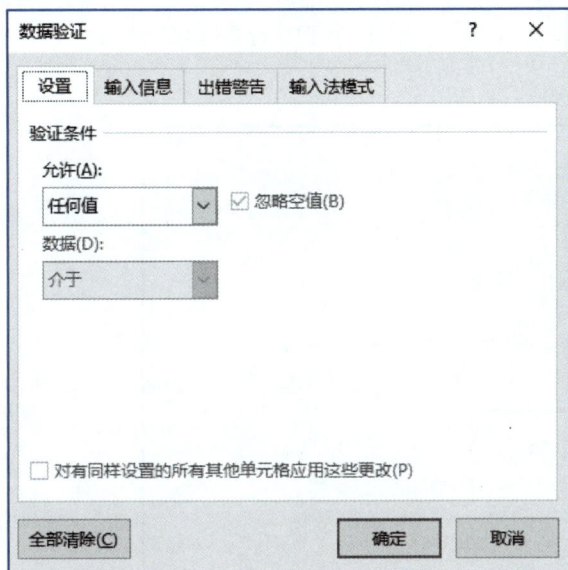

图 3-10 "数据验证"对话框

图 3-11 数据输入验证

步骤 2：设置表格基本格式

（1）设置文字格式

选择表格标题，设置字体为"宋体"、字号为 24 磅、加粗、深蓝文字 2 淡色 40%；选择 A2:G2 单元格，设置字体为"宋体"、14 号字、加粗；选择 A3:G14 单元格设置字体为"宋体"、11 号字。再将 A2:G14 单元格区域选中，打开"设置单元格格式"对话框，在"对齐"选项卡中将文字的对齐方式中的水平对齐和垂直对齐都设置为"居中"。

（2）填充颜色

选择 A1 单元格，右击，在快捷菜单中选择"设置单元格格式"命令，在"设置单元格格式"对话框中选择"填充"选项卡，为该区域添加黄色背景色。

（3）设置行高和列宽

将鼠标移至第 1 行的行标处，右击，在快捷菜单中选择"行高"，如图 3-12 所示，在"行高"

对话框中输入适当行高（本任务输入 41.25）。用同样的方法设置第 2~14 行的行高均为 21。

选中列标，按同样方式设置适当列宽，将 A 列的宽度设置为 16，其他列的宽度设置为 13。如需插入、删除、隐藏一行或一列，均可通过图 3-12 所示的菜单命令进行设置。

（4）添加个性化边框

选择 A2~G2 单元格区域，右击，在快捷菜单中选择"设置单元格格式"命令，在"设置单元格格式"对话框中选择"边框"选项卡，设置线条样式为"双实线"，并在边框处分别单击上框线和下框线，如图 3-13 所示；选择 A14~G14 单元格区域，用同样的方法设置它们的下画线为黑色实线（样式框中右侧倒数第 2 种样式）。

图 3-12　行和列的设置

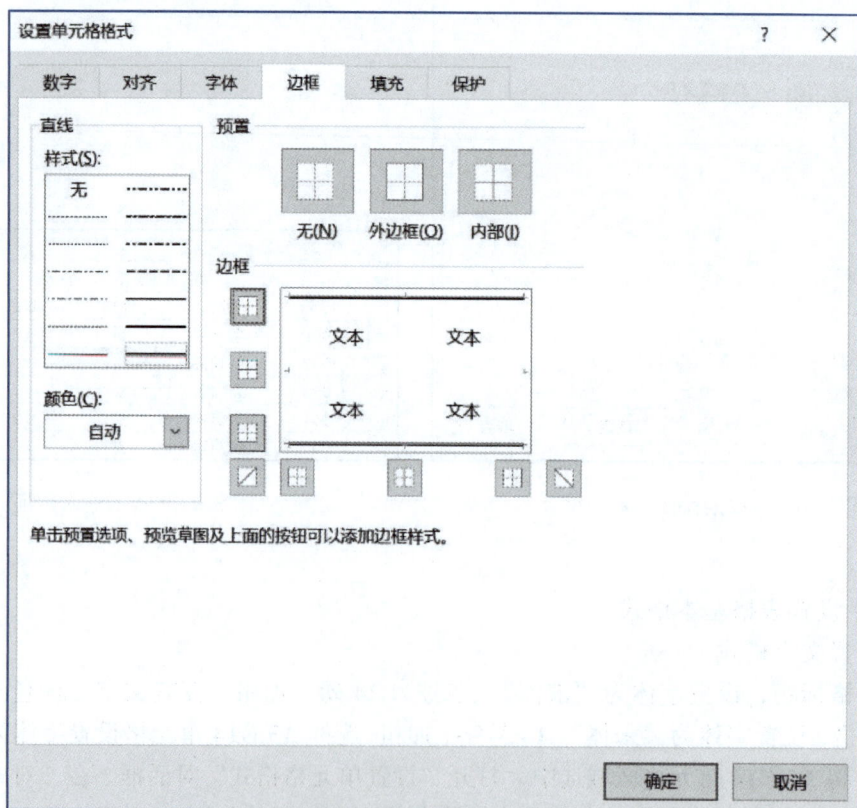

图 3-13　设置单元格边框

步骤 3：设置条件格式

为使表格中符合某些条件的数据更为醒目，可以设置条件格式从而突出此类数据。本任务中将"英语"字段数据进行条件格式设置。

选中 D3:D14 单元格区域，单击"开始"功能选项卡下的"条件格式"按钮，在其下拉菜单中依次选择"突出显示单元格规则→大于"命令，在"大于"对话框中按图 3-14 内容设置相关信息。

步骤 4：添加批注

选择 C11 单元格，单击"审阅"选项卡下的"新建批注"命令，或在单元格所在位置右击，在弹出的快捷菜单中选择"插入批注"命令，该单元格右上角出现一个红色三角符号，同时出现编辑框，输入"班长"，如图 3-15 所示。

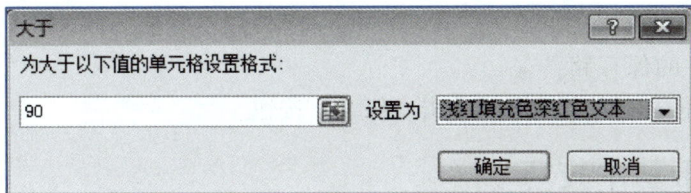

图 3-14 "大于"对话框　　　　图 3-15 添加批注

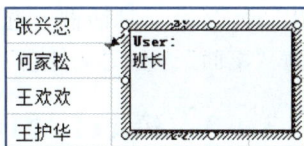

如果需要修改批注内容或者删除批注，也可直接在单元格所在位置右击，在弹出的快捷菜单中选择"编辑批注"或"删除批注"命令。

步骤 5：工作簿保存和工作表保护

（1）保护工作表

单击"审阅"选项卡"更改"选项组中的"保护工作表"按钮，打开如图 3-16 所示的对话框，将"允许此工作表的所有用户进行"列表框中的所有"√"取消选中，然后设置密码，即可限制非法用户对工作表的各类操作，实现对工作表的保护。

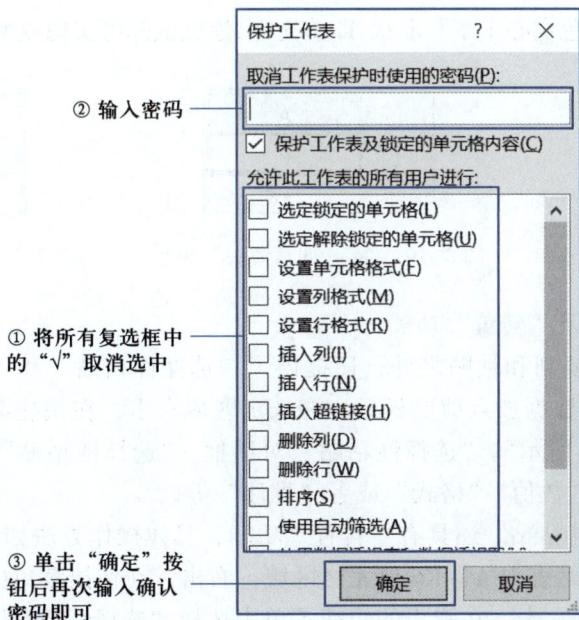

图 3-16 保护工作表

（2）保护工作簿

单击"审阅"选项卡"更改"选项组中的"保护工作簿"按钮，在"保护结构和窗口"对话框中，勾选"结构"和"窗口"选项，设置密码，如图 3-17 所示，即可实现对工作簿的保护。

（3）文件保存

选择"文件"选项卡中"保存"或"另存为"命令，或单击标题栏中的"保存"按钮，弹出"另存为"对话框，选择文件的保存路径为"桌面"，在"文件名"文本框中输入文件名，单击"保存"按钮。

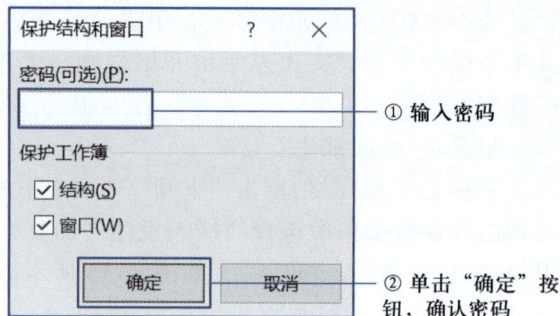

图 3-17　保护工作簿

3.1.3　Excel 2016 使用基本技巧

1. 常见鼠标状态及使用

通过鼠标拖曳方式进行复制和移动，需要掌握通过鼠标拖曳进行复制和移动的方法，首先需要了解鼠标的各种状态。

- "空心十字"状态：正常状态下，当鼠标在 Excel 工作表窗口中移动或选择某个单元格时，光标的状态呈"空心十字"形状，如图 3-18 所示。
- "实心四角箭头"状态：当鼠标在 Excel 工作表窗口中移动至单元格边框处时，光标的状态如图 3-19 所示，当光标在此状态下时，按住左键拖曳可将当前单元格中的数据移动（剪切）至工作表的任意位置；如果在拖曳过程中按住"Ctrl"键，则光标会多显示一个"+"号，将其移动至目标位置后松开左键则可以实现对单元格数据的复制。
- "黑色实心十字"状态：当鼠标在 Excel 工作表窗口中移至单元格边框右下角位置时，光标的状态是"黑色实心十字"形状，即填充柄，拖曳鼠标可实现数据填充，如图 3-20 所示。

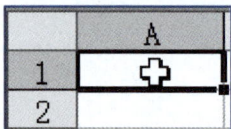

图 3-18　"空心十字"状态　　图 3-19　"实心四角箭头"状态　　图 3-20　"黑色实心十字"状态

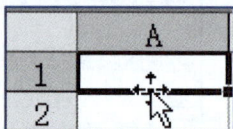

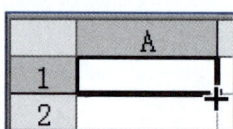

2."选择性粘贴"及"转置"功能

Excel 除提供常规复制和粘贴之外，还提供了"选择性粘贴"和"转置"功能。当用户通过复制或剪切操作将数据放入剪贴板后，在选定区域右击，在快捷菜单中选择"选择性粘贴"，可弹出如图 3-21 所示的"选择性粘贴"对话框。"选择性粘贴"的主要功能是可以有选择性地粘贴"公式""数值""格式"或者"批注"等。

除此之外，"选择性粘贴"还具有"转置"功能，具体操作方法如下。

① 选择图 3-22 原始表中 A1~E6 单元格区域，右击，在快捷菜单中选择"复制"命令。

② 在任意目标位置右击，在弹出的快捷菜单中选择"选择性粘贴"，弹出"选择性粘贴"对话框。

③ 在“选择性粘贴”对话框中勾选“转置”复选框，单击“确定”按钮，即可完成单元格数据区域的转置，转置后的表如图 3-23 所示。

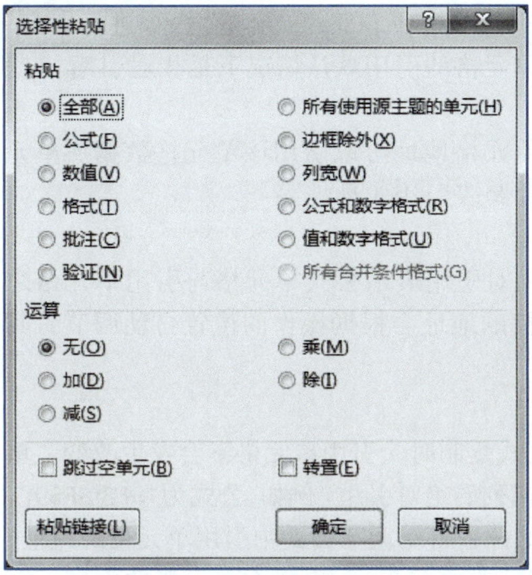

图 3-21 “选择性粘贴”对话框

	A	B	C	D	E
1	考试名称	ACCESS	VB	C语言	总计
2	第一考点人数	330	230	420	980
3	第二考点人数	520	400	120	1040
4	第三考点人数	410	310	210	930
5	第四考点人数	420	220	230	870
6	第五考点人数	410	210	310	930
7					

图 3-22 待复制的原始表

	A	B	C	D	E	F
1	考试名称	第一考点人数	第二考点人数	第三考点人数	第四考点人数	第五考点人数
2	ACCESS	330	520	410	420	410
3	VB	230	400	310	220	210
4	C语言	420	120	210	230	310
5	总计	980	1040	930	870	930
6						

图 3-23 “转置”后的表

3.2 制作班级学生成绩统计表

制作班级学生成绩统计表

PPT

3.2.1 案例分析

1. 公式的使用

（1）公式的基本概念

公式是一组表达式，由单元格引用、常量、运算符、括号等组成，复杂的公式还可以包括函数，用于计算生成新的值。在 Excel 中，公式以等号“=”开始。默认情况下，公式的计算结果会显示在单元格中，公式本身显示在编辑栏中。

微课
管理学生成绩表

单元格引用：也就是前面所介绍的单元格地址，用于表示单元格在工作表中所处位置的坐标。

常量：指固定的数值或是文本，它们不是通过计算得出的值。

运算符：用于连接常量、单元格引用，从而构成完整的表达式。公式中常用的运算符有算术运算符、字符连接符、关系运算符。

（2）公式的基本操作

输入公式：单击要显示计算结果的单元格，使其变成活动单元格；在其中输入等号“=”，并在等号后继续输入常量或是单元格地址等，按 Enter 键完成输入。

修改公式：用鼠标双击公式所在的单元格，进入编辑状态，单元格中及编辑栏都会显示公式本身，然后在其中进行更改即可，修改结束后按 Enter 键确认。如果要删除公式，只需在公式单元格中单击，然后按 Delete 键即可。

> 提示：在公式中输入的运算符都必须是西文的半角字符。

（3）公式的复制与填充

单元格中的公式也可以通过填充柄，或是使用"开始"选项卡下的"填充"命令进行填充，但此时的自动填充复制的是公式，填充时公式中对单元格的引用默认情况下是相对引用。

2. 单元格引用方式

单元格是 Excel 中数据存储的基本单位，通过单元格地址可以引用该单元格数据。单元格的引用可以分为相对引用、绝对引用、混合引用和跨表引用 4 种：

（1）相对引用

Excel 中默认的单元格引用方式为相对引用。相对引用表示公式单元格与引用单元格之间的相对位置。当公式在复制或移动时，引用单元格的地址会根据操作的位置自动调节，其主要使用方式是在公式或函数中进行填充时使用。

（2）绝对引用

绝对引用表示引用单元格本身的位置。当进行公式复制时，引用单元格不会发生改变。单元格绝对引用是在列号和行号前加"$"符号，代表对行或列的绝对引用。例如，公式为"=F3/$F$9"，在填充过程中 F3 单元格为相对引用，它会根据操作的位置自动调节公式中引用单元格的地址；而 $F$9 单元格则表示绝对引用，即无论如何拖曳鼠标都将只引用 F9 一个单元格的内容。

（3）混合引用

混合引用是指单元格的行号或列号前加上"$"符号，这样在单元格地址中，既有绝对引用部分，又有相对引用部分，当公式复制至新位置时，绝对引用位置的单元格不变，相对引用的单元格则随着新的复制位置的变化而变化。如 $B3，表示第 B 列的位置不会发生变化，而第 3 行的位置会随着拖曳位置的变化而改变。

（4）跨表引用

在公式中引用其他工作表中的单元格称为跨表引用。当两个工作表在同一个工作簿中时，在引用的单元格地址前加上工作表名称，中间以"！"隔开。如在当前工作表 Sheet1 中引用 Sheet2 的 B3 单元格，可表示为"=Sheet2！B3"。

当两个工作表在不同工作簿中时，引用时还需标识工作簿的名称。例如，在工作簿 1.xlsx 中的 Sheet1 表中引用工作簿 2.xlsx 中 Sheet2 的 B2 单元格，可表示为"=［工作簿 2.xlsx］Sheet2!$B$2"，即引用工作簿 2.xlsx 的 Sheet2 中的 B2 单元格，跨表引用一般为绝对引用。

3. 函数基本介绍

（1）函数基本概念

函数主要由函数名、参数和括号组成，语法形式为"函数名（参数 1，参数 2，…）"，其中函数名是系统内部定义的，具有特定的意义和功能，参数可以为常量、变量、单元格地址、区域或其他函数等。例如，SUM（A2，B3）表示将 A2、B3 两个单元格中的数据求和。在 Excel 中，函数的使用有两种方式，单击"编辑栏"上的"插入函数"按钮或者直接在单元格中输入函数，常用函数有求和 SUM()、求平均值 AVERAGE()、条件函数 IF() 等。

（2）常用函数介绍

1）SUM 函数

求和函数 SUM() 可以对选定单元格区域内的数值型数据进行求和。

格式：=SUM（number1，number2，…）

功能：返回参数列表中所有数值之和。

参数：number1，number2，…为所需求和的参数，可为数字、文本方式的数字、文本、逻辑值、单元格引用或单元格区域的引用等。

举例：SUM（A1:A4），表示对 A1~A4 共 4 个单元格的数值求和。

2）SUMIF 函数

条件求和函数 SUMIF () 可以根据指定条件对报表范围中符合条件的单元格、区域或引用求和。

格式：=SUMIF（range，criteria，sum_range）

功能：返回符合条件的数值之和。

参数：

第 1 个参数：range 为条件区域，用于条件判断的单元格区域。

第 2 个参数：criteria 是求和条件，由数字、逻辑表达式等组成的判定条件。

第 3 个参数：sum_range 为实际求和区域，需要求和的单元格、区域或引用。当省略第 3 个参数时，则条件区域就是实际求和区域。

举例：=SUMIF（B2:B10，"＞5"，C2:C10）表示对 B2:B10 区域中数值大于 5 的单元格，其对应的 C2:C10 的单元格的值进行求和。

3）SUMIFS 函数

多条件求和函数 SUMIFS () 对指定单元格区域中满足多个条件的单元格求和。

格式：=SUMIFS（sum_range，criteria_range1，criteria1，[criteria_range2，criteria2]，…）

功能：返回符合多个条件的数值之和。

参数：

sum_range 是需要求和的实际单元格，包括数字或包含数字的名称、区域或单元格引用。忽略空白值和文本值。

criteria_range1 为计算关联条件的第 1 个区域。

criteria1 为条件 1，条件的形式为数字、表达式、单元格引用或者文本，可用来定义将对 criteria_range1 参数中的哪些单元格求和。

criteria_range2 为计算关联条件的第 2 个区域。

criteria 2 为条件 2，同 criteria1。

> 提示：附加的区域及其相关关联条件需成对出现，最多允许 127 个区域/条件对，即参数总数不超 255 个。

举例：=SUMIFS（A1:A20，B1:B20，"＞0"，C1:C20，"＜10"）表示对区域 A1:A20 中符合以下条件的单元格的数值求和，B1:B20 中的相应数值大于零、且 C1:C20 中的相应数值小于 10。

4）AVERAGE 函数

求平均值函数 AVERAGE () 可以对选定单元格区域内的数值型数据进行求平均值的操作，求平均值函数与求和函数操作方式类似。

格式：=AVERAGE（number1，number2，…）

功能：返回参数列表中所有数值的平均值。

参数：number1，number2，…为所需求平均值的参数。可为数字、文本方式的数字、逻辑值、文本、单元格引用或单元格区域的引用等。

举例：AVERAGE（A1:B3），表示对 A1~B3 共 2 列 3 行 6 个单元格数值求平均值。

5）AVERAGEIF 函数

条件求平均值函数 () 可以对满足条件区域的数值求平均值。

格式：=AVERAGEIF（range，criteria，[average_range]）

功能：返回某个区域内满足给定条件的所有单元格的平均值（算术平均值）。

参数：

range（必需参数）。计算平均值的一个或多个单元格，其中包含数字或数字的名称、数组或引用。

criteria（必需参数）。形式为数字、表达式、单元格引用或文本的条件，用来定义将计算平均值的单元格。例如，条件可以表示为 32、"32"、">32"、" 苹果 " 或 B4。

average_range（可选参数）。计算平均值的实际单元格组。如果省略，则使用 range。

举例：=AVERAGEIF（A2:A5，">500"，B2:B5）表示对 A2:A5 区域中大于 500 的单元格其对应的 B2:B5 单元格求平均数。

6）AVERAGEIFS 函数

多条件求平均值函数 AVERAGEIFS ()，可以对指定单元格区域中满足多个条件的单元格求和。

格式：=AVERAGEIFS（average_range，criteria_range1，criteria1，criteria_range2，criteria2，…）

参数：

average_range 表示参与计算平均值的单元格区域。

criteria_range1，criteria_range2，…是条件所在的范围。

criteria1，criteria2，…是用来定义的条件，形式可以是数字、表达式、单元格引用或文本的条件。例如，条件可以是数字 10、表达式 ">12"、文本 " 发货平台 " 或 C2。

举例：=AVERAGEIFS（A1:A20，B1:B20，">70"，C1:C20，"<90"）表示对区域 A1:A20 中符合以下条件的单元格的数值求平均值：B1:B20 中相应数值大于 70 并且 C1:C20 中相应数值小于 90。

7）MAX 和 MIN 函数

求最大值函数 MAX () 和求最小值函数 MIN () 可以对选定单元格区域内的数值型数据求最大值和最小值，其操作方式同求和与求平均值函数类似。

格式：=MAX（number1，number2，…）或 =MIN（number1，number2，…）

功能：返回一组数据中的最大值或最小值，忽略逻辑值及文本字符。

举例：MAX（A1:B3），表示求 A1~B3 共 2 列 3 行 6 个单元格数值中的最大值。

8）IF 函数

条件函数 IF ()是一个非常实用的函数，它可以根据用户设置的条件来判断执行何种操作，条件成立则执行表达式 1，条件不成立则执行表达式 2。

格式：=IF（logical_test，value_if_true，value_if_false）

功能：执行真假值判断，根据对指定条件进行逻辑判断的真假而返回不同的结果。

参数：

logical_test 为条件表达式。

value_if_true 是 logical_test 为 true 时的返回值。

value_if_false 是 logical_test 为 false 时的返回值。

9）COUNT 函数

计数函数 COUNT () 用于计算参数列表中的数字项的个数。

格式：=COUNT（value1，value2，…）

功能：用于参数区域中数值型数据的个数。

参数：至少包含一个参数，最多包含 255 个参数。

举例：=COUNT（A2:A8）表示对 A2:A8 区域中数值型数据的个数。

10）COUNTIF 函数

条件计数函数 COUNTIF () 用于统计某个区域中满足条件的单元格个数。

格式：COUNTIF（range，criteria）

功能：计算某个区域中给定条件的单元格数目。

参数：

range 表示要计算其中非空单元格数目的区域。

criteria 表示以数字、表达式或文本形式定义的条件。

举例：=COUNTIF（B2:B5，">55"）表示统计 B2:B5 区域中大于 55 的单元格的个数。

4. 工作表的常用操作

对工作表（Sheet）的操作，主要包括工作表的重命名、插入新工作表、删除工作表、工作表之间的复制、移动等。对工作表进行操作必须先选定工作表标签，再进行操作。对工作表的操作可在工作表标签所在位置右击，通过在弹出的快捷菜单中选择合适的命令实现。

3.2.2　案例实现

本任务要求创建学生成绩表的副表——学生成绩统计表，最终结果如图 3-24 所示。所有操作步骤均在学生成绩统计表中进行。

	A	B	C	D	E	F	G	H	I	J
1	学生成绩统计表									
2	学号	姓名	性别	年龄	班级	Word	Excel	owerPoin	平均成绩	等级
3	202017001	包一兰	女	18	特等班	89	86	75	83.33	优秀
4	202017002	蔡迪嘉	女	20	优等班	54	83	54	63.67	合格
5	202017003	曹雅君	女	19	英才班	73	68	58	66.33	合格
6	202017004	曾雪依	女	19	特等班	74	78	67	73.00	良好
7	202017005	常援琪	女	20	合格班	54	67	67	62.67	合格
8	202017006	陈贝嘉	男	18	优等班	58	63	46	55.67	不合格
9	202017007	陈贝一	女	18	英才班	52	81	64	65.67	合格
10	202017011	程晓洁	女	18	基础班	58	76	75	69.67	合格
11	202017012	程心怡	女	20	零基础班	56	75	71	67.33	合格
12	202017013	程孜懿	女	18	合格班	62	77	69	69.33	合格
13	202017014	崔梦鑫	女	18	优等班	85	61	68	71.33	良好
14	202017015	崔艺萱	女	20	合格班	97	78	66	80.33	优秀
15	202017016	党靖雯	女	21	零基础班	78	80	54	70.67	良好
16	202017017	邓智航	女	18	英才班	79	0	94	57.67	不合格
17	202017018	丁雪飞	女	20	特等班	71	45	52	56.00	不合格
18	最高分					97	86	94		
19	最低分					52	0	46		
20	不及格人数					7	3	6		
21	均分在80分以上的同学的各科均分					93	82	70.5		

图 3-24　学生成绩统计表

本任务包括以下操作步骤。

步骤 1：为工作表建立副本

（1）重命名"Sheet2"工作表

右击"Sheet2"工作表标签，在弹出的快捷菜单中选择"重命名"命令，如图 3-25 所示，或在工作表标签上双击，将"Sheet2"重命名为"学生成绩表"。右击学生成绩表标签，在快捷菜单中选择"工作表标签颜色"命令，并在级联菜单中选择标准色为红色。

（2）复制"学生成绩表"

右击"学生成绩表"标签，在弹出的快捷菜单中选择"移动或复制"命令，弹出"移动或复制工作表"对话框，如图 3-26 所示，勾选"建立副本"复选框，复制出"学生成绩表（2）"工作表。该表与原表完全相同，将其重命名为"学生成绩统计表"并将其标签颜色修改为绿色。

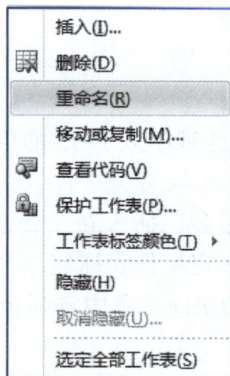

图 3-25　工作表重命名　　图 3-26　"移动或复制工作表"对话框

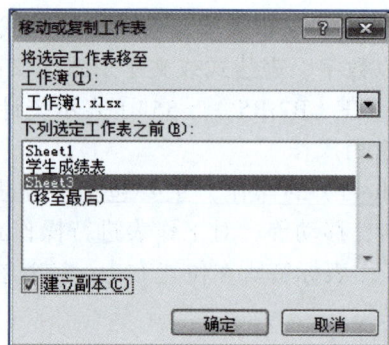

（3）完善表格

在 H2、I2、J2 单元格内依次输入"总分、平均分、等级"，在 A15:A18 单元格内依次输入"最高分、最低分、不及格人数、均分在 80 分以上的同学的各科均分"。

（4）合并单元格

将 A1:J1 单元格合并居中，并根据图 3-24 完善表格的边框。

步骤 2：使用求和函数、平均数函数、最大最小数函数求总分、平均分、各科最高最低分

（1）使用求和函数计算学生总分

打开"学生成绩统计表"，选择 H3 单元格，单击"插入函数"按钮 f_x，选择"SUM"函数，弹出"函数参数"对话框，函数参数输入如图 3-27 所示，即可得到该学生总分。将鼠标放在 H3 单元格右下角，当鼠标变成黑色实心十字时，按住鼠标左键拖曳至 H14 单元格，完成班级同学总分的自动填充。

（2）计算学生的平均分和各科最高最低分

在"学生成绩统计表"中选择 I3 单元格，套用（1）的方法调用"AVERAGE"函数，在"函数参数"对话框中设置参数区域为 D3:G3 完成平均成绩的统计，并按照（1）中的方法完成班级同学平均分的自动填充；用同样的方法完成各科最高最低分的统计。

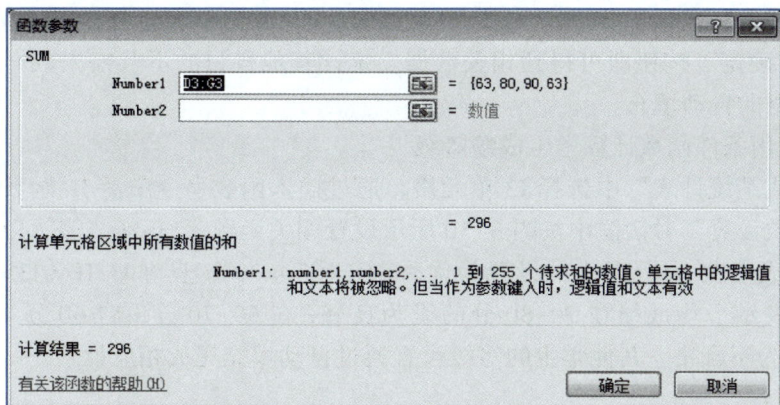

图 3-27 SUM 函数参数设置

步骤 3：使用条件计数函数统计各科不及格人数

在"学生成绩统计表"中选择 D17 单元格，单击"插入函数"按钮 *fx*，选择"COUNTIF"函数，如图 3-28 所示，单击"确定"按钮，在"函数参数"对话框中按图 3-29 所示输入

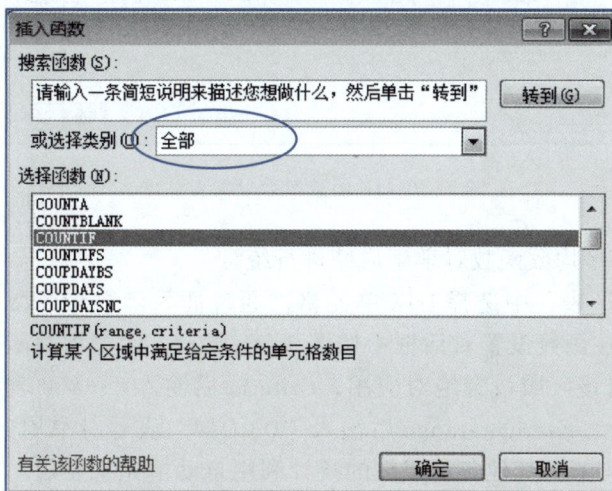

图 3-28 选择"COUNTIF"函数

图 3-29 输入 COUNTIF 函数的参数

相关参数：Range 为统计数据的区域，输入 D3:D14；Criteria 表示所需满足的条件，输入 "<60"，单击"确定"按钮即可得到相关数据。统计其他科目的不及格人数，可通过拖曳鼠标左键完成数据的自动填充。

步骤 4：使用条件函数计算学生成绩等级

在"学生成绩统计表"中选择 J3 单元格，通过插入函数命令激活 IF 函数的参数设置对话框，在"函数设置"对话框中按图 3-30 所示设置相关函数。I3>80，表示以平均分进行统计，如果平均成绩在 80 分以上的设置为优秀；IF（I3>=70，"良好"，IF（I3>=60，"合格"，"不合格"）），表示平均成绩在 70~80 分的设为良好；在 60~70 分（含 60 分）的设为合格，60 分以下的设为不合格。其他学生的等级设置通过自动填充完成相应设置。

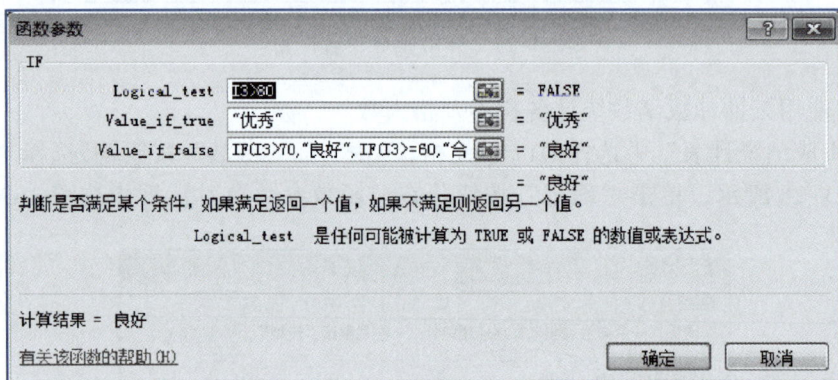

图 3-30　IF 函数参数设置对话框

步骤 5：使用条件平均数函数对学生成绩进行统计

在"学生成绩统计表"中选择 D18 单元格，通过插入函数命令激活 AVERAGEIF 函数的参数设置对话框，在函数设置对话框中按图 3-31 所示，设置相关函数。在 Range 后输入"$I$3: $I$14"表示对该区域设置绝对应用，Criteria 后输入 ">=80" 表示对平均分大于或等于 80 的同学进行统计，Average-range 后输入"D3:D14"表示对平均分大于或等于 80 分的同学的英语成绩求平均值。其他各科成绩的统计利用自动填充来完成。

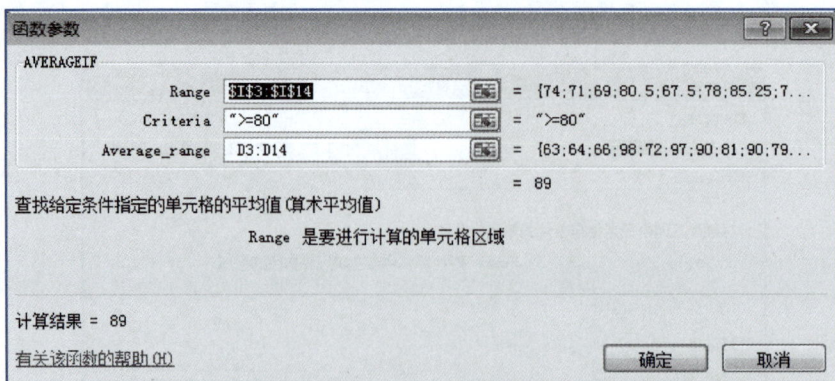

图 3-31　AVERAGEIF 函数参数设置

步骤6：美化表格

将H3:J14、D15:G18两个区域同时选中，通过右击打开"设置单元格格式"对话框，在对话框中选择"对齐"选项卡，将数据的水平对齐方式和垂直对齐方式都设置为"居中"；选择"数字"选项卡，在分类中选择"数值"，并将小数位数设置为2。

3.2.3　单元格的保护及函数错误提示

1. 单元格的保护

如果希望将工作表中部分单元格里的计算公式进行隐藏，可以先选中这些单元格（本任务选中J3:J14单元格区域，表示将隐藏等级设置部分的公式），然后打开"设置单元格格式"对话框，选择"保护"选项卡，在其中勾选"隐藏"复选框，如图3-32所示；然后再单击"审阅"选项卡上的"更改"组中的"保护工作表"按钮，在"保护工作表"对话框中单击"确定"按钮，完成保护工作表的操作，此时才真正完成对单元格公式的隐藏操作。这里单击J4单元格，在编辑框中已经查看不到设置等级的公式了，如图3-33所示。

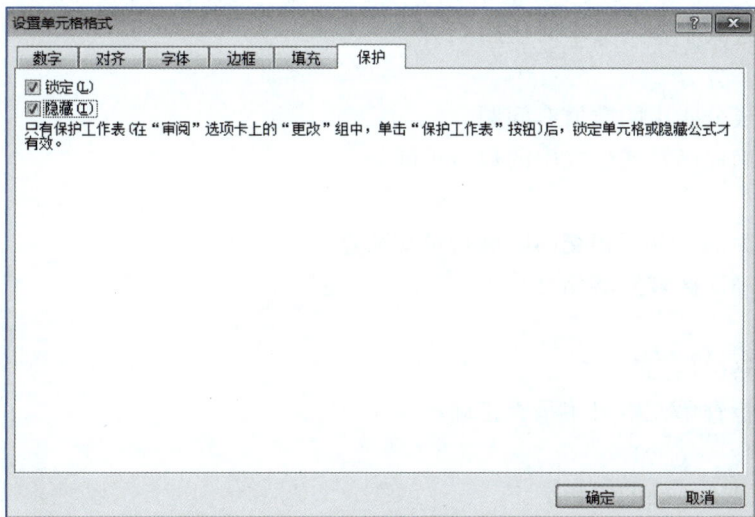

图3-32　单元格保护

姓名	英语	语文	数学	计基	总分	平均分	等级
赵惠惠	63	80	90	63	296.00	74.00	良好
李振刚	64	76	75	69	284.00	71.00	良好
王峰	66	66	80	64	276.00	69.00	合格
陶林梁	98	66	75	83	322.00	80.50	优秀
罗彬	72	73	75	50	270.00	67.50	合格
程讯超	97	86	75	54	312.00	78.00	良好
卢群	90	93	95	63	341.00	85.25	优秀
张兴忍	81	63	85	82	311.00	77.75	良好
何宏松	90	66	75	88	319.00	79.75	良好

图3-33　完成单元格的保护

2. 函数的常见错误提示

（1）#####!

原因：公式所产生的结果太长，该单元格容纳不下，或单元格的日期或时间格式产生了一个负值。

解决方法：调整单元格的宽度、调整日期内容。

（2）#div/o!

原因：公式中出现被零除的现象或除数引用了空白单元格。

解决方法：检查除数引用的单元格。

（3）#n/a

原因：在函数或公式中没有可用数值。

解决方法：确保在函数或公式中有可用数值。

（4）#name?

原因：在公式中使用了 Excel 所不能识别的文本时将产生错误信息。

解决方法：检查是否使用了不存在的名称；正确拼写公式中的名称或函数名；正确引用公式中区域；在公式中输入文本时使用双引号。

（5）#num!

原因：函数或公式中的数值有问题。

解决方法：确保函数或公式中的数值正确。

（6）#null!

原因：试图为两个并不相交的区域指定交叉点。

解决方法：确保区域能够相交。

（7）#ref!

原因：单元格引用无效。

解决方法：检查单元格引用是否正确。

（8）#value!

原因：使用了不正确的参数。

解决方法：使用正确的参数。

3.3   班级收支统计表的设计与制作

班级收支统计表的设计与制作

PPT

3.3.1   案例分析

1. 数据排序

数据在输入过程中的记录往往都是无序的，然而在实际应用中，用户往往希望数据能够按照一定的顺序排列，以便于用户查询或统计。排序是计算机中对数据经常进行的一种操作，其目的是将一组"无序"的记录序列调整为"有序"的记录序列。Excel 提供了如下方式进行数据排序功能。

（1）使用工具栏上的排序按钮排序

此方法适用于对单个字段排序，选定要排序的单元格区域，单击工具栏中的升序按钮

或降序按钮 ![XI]，即可完成选定单元格区域的数据排序；也可选择"数据"功能选项卡下的"排序和筛选"命令组中的"排序"菜单命令来实现。

（2）多字段排序

Excel 还提供了对多字段的排序，用户可选择多个排序字段，当第 1 个字段内容相同时，则按第 2 个字段内容排序，当第 2 个字段内容相同时，则按第 3 个字段内容排序，依此类推。

（3）自定义排序次序

选择"数据"功能选项卡下的"排序和筛选"命令组中的"排序"命令，在"排序"对话框中选择"选项"按钮，可自定义排序方向、排序方法以及是否区分大小写等排序规则。

2. 数据筛选

数据筛选也称数据检索，即通过限定条件对数据进行检索，将满足条件的数据显示出来，不满足条件的数据暂时隐藏。筛选前后的工作表不变。如果删除了筛选条件，隐藏的数据将会被恢复显示。

数据筛选分为"自动筛选"和"高级筛选"两种。"自动筛选"对单个字段进行筛选，如果涉及多个字段，则采用"逻辑与"（即"并且"）的关系；"高级筛选"能提供多种条件、多种关系的复杂条件查询，功能较"自动筛选"强。

（1）自动筛选

选择"数据"选项卡下的"排序和筛选"命令组中的"筛选"按钮，字段名称边会出现一个下拉箭头，可单击下拉箭头进行筛选状态，在下拉列表中可以选择"颜色筛选""数值筛选"或"文本筛选"，也可通过"自定义筛选"窗口输入筛选条件。

筛选操作完成后，不满足条件的记录会被隐藏，仅显示满足条件记录，如果希望取消筛选恢复至原始状态，可再次单击"数据"功能选项卡下的"排序和筛选"命令组中的"筛选"按钮，字段名称边的下拉箭头会全部消失，显示表格全部数据。

（2）高级筛选

对于简单的条件或含有"逻辑与"的筛选操作，"自动筛选"基本可以应付。但如果需要筛选满足多个条件包含"逻辑与"和"逻辑或"的关系，就必须要运用"高级筛选"。它不仅包含了所有"自动筛选"的操作，而且还有很多"自动筛选"望尘莫及的功能。例如，多字段复杂条件的"与"和"或"关系查询；将查询结果复制到其他表；实现条件的"模糊查询"；可通过与"宏"和"窗体控件"结合等。"高级筛选"可通过"数据"功能选项卡下的"排序和筛选"命令组中的"高级"按钮来实现。

3. 分类汇总

在日常应用中，用户经常需要对数据按条件进行统计，或者进行分类、汇总等操作。分类汇总是指用户可通过对数据表中某字段进行分类，将字段值相同的记录作为一类。

分类汇总需首先按照"分类字段"进行排序，然后通过求和、求平均值、计数等统计函数对已排序的字段进行汇总。

分类汇总包括简单汇总和嵌套汇总两种，简单汇总是指对数据表的一个字段进行一种汇总方式；嵌套汇总是指对同一字段进行多种方式的汇总。

4. 页面设置与打印

Excel 工作表中的数据可以通过打印机将其打印出来。Excel 为用户提供了方便强大的打印功能。在打印前，需要先进行页面设置，然后选择打印预览，预览完成后再进行打印。

素材
收支统计表

3.3.2　案例实现

本任务要求设计与制作班级收支统计表，所有步骤均在班级收支统计表中进行。

本任务包括以下操作步骤。

步骤 1：数据排序

（1）复制"班级收支统计表"

将鼠标左键指向"班级收支统计表"标签，在按住 Ctrl 键的同时拖曳鼠标至 Sheet3 之前，建立"班级收支统计表"副本；并将其重命名为"班级收支统计表"；更改标签颜色为黄色。

（2）单个字段排序

单击"班级收支统计表"中"小计"数值区域中的任一单元格，单击"数据"选项卡中"排序和筛选"升序按钮 或降序按钮 ；也可选择"数据"选项卡下的"排序"按钮，即可按照"小计"的高低进行排序。

（3）多字段排序

选择"数据"选项卡下的"排序"按钮，弹出如图 3-34 所示的"排序"对话框，单击"添加条件"按钮，本任务的主要关键字选择"小计"和"降序"；次要关键字选择"金额（元）"和"降序"，即首先按照"小计"降序排列，如"小计"相同，则按"金额（元）"降序排列。

微课
Excel 数据
统计

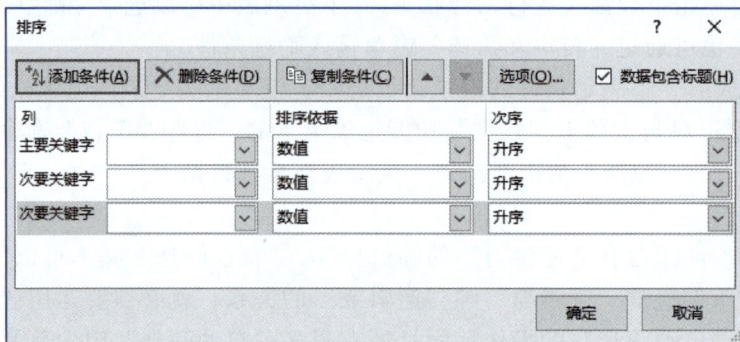

图 3-34　多字段排序

> **提示**：在"排序"对话框中，单击"选项"按钮可设置排序方向、排序方法、是否区分大小写等。Excel 2016 中排序功能丰富而强大，包括"数值""单元格颜色""字体颜色""单元格图标"等排序方式，用户可根据个人喜好进行设置。

步骤 2：自动筛选

（1）筛选"收入"的金额明细信息

在"班级收支统计表"中选择"数据"功能选项卡下的"筛选"按钮，字段名称出现下拉箭头，单击"类别"字段旁的下拉箭头 ，如图 3-35 所示，在下拉菜单中勾选"支出"复选框，单击"确定"按钮后即可得到所有支出的金额明细记录。

（2）筛选日期在 2019 年 9 月份的收支金额明细信息

单击"日期"字段旁的下拉箭头 ，在下拉菜单中选择"日期筛选→介于"，打开如图 3-36

所示的对话框，本任务选择日期在 2019 年 9 月 1 日至 2019 年 9 月 30 日之间的记录，确定后得到如图 3-37 所示的筛选结果。该表中筛选出的记录满足两个条件：支出，并且日期在 2019 年 9 月份的金额明细记录。

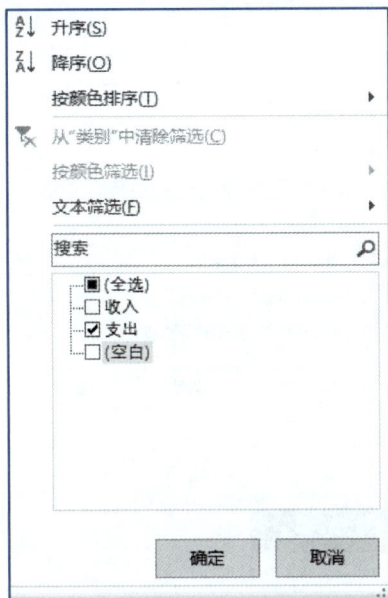

图 3-35   筛选"支出"成绩

图 3-36   自定义筛选

◢	A	B	C	D	E	F	G	H	I	J
1									五十中2019级初一(5)班-班费明细表	
2	序号▾	学期 ▾	日期 ▾	类别▾	费用明细▾	金额(元▾	数量▾	单位▾	小计 ▾	结余 ▾
9	6	2019-2020上	2019/9/5	支出	A4类板	-5	1		-5	6141
10	7	2019-2020上	2019/9/5	支出	铁夹	-10	4		-40	6101
11	8	2019-2020上	2019/9/5	支出	地刷	-5	3		-15	6086
12	9	2019-2020上	2019/9/5	支出	彩色长尾夹	-23	1		-23	6063
13	10	2019-2020上	2019/9/5	支出	订书机	-12	1		-12	6051
14	11	2019-2020上	2019/9/5	支出	固体胶	-1.5	1		-1.5	6049.5
15	12	2019-2020上	2019/9/5	支出	订书钉	-1.5	1		-1.5	6048
16	13	2019-2020上	2019/9/10	支出	教师节礼物	-675	1		-675	5373
17	14	2019-2020上	2019/9/25	支出	班级布置	-90	4		-360	5013
18	15	2019-2020上	2019/9/25	支出	宣传栏/镜框	-190	1		-190	4823

图 3-37   筛选结果

（3）取消自动筛选

在表格中任意位置单击，单击"数据"选项卡下的"筛选"按钮，即可取消自动筛选。

步骤 3：分类汇总

本任务中分类汇总以展示收入明细与支出明细比较差额为例。在进行分类汇总之前，应先对类别字段进行排序，然后按照已排序的字段进行汇总，方法如下：

（1）按照"类别"分类排序

按照"类别"降序排序。

（2）分类汇总收入、支出的金额明细

单击"数据"选项卡下的"分类汇总"按钮，打开"分类汇总"对话框，如图 3-38 所示。在"分类字段"中选择"类别"；在"汇总方式"中选择"求和"，单击"确定"按钮，即可完成收支明细金额汇总，收入明细与支出明细比较差额一目了然，最终结果如图 3-39 所示。

（3）删除分类汇总

如需删除分类汇总，可再次选择"数据"选项卡下的"分类汇总"按钮，在图 3-38 中单击"全部删除"按钮即可。

步骤 4：页面设置与打印

在实际工作中，当表格制作完成后，为方便保存和查看，往往需要将工作表按照一定格式打印出来。可选择"文件"选项卡下的"打印"命令，或"页面布局"选项卡下的"打印区域"命令，或使用 Ctrl+P 组合键均可实现打印输出。

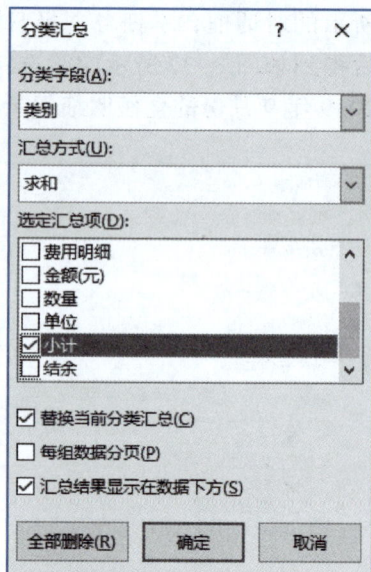

图 3-38　分类汇总选项

微课

Excel 高级
应用 1

图 3-39　分类汇总结果

（1）设置打印范围

打印时默认打印工作表的全部内容，也可通过设置打印区域指定部分打印的内容，选择需要打印的区域，通过"页面布局"选项卡下的"打印区域"命令设置打印区域即可。

（2）页面设置

页面设置可用于设置工作表的打印输出版面，也可对页面、页边距、页眉/页脚及工作表进行相应的设置。选择"页面布局"选项卡"页面设置"选项组的对话框启动器 按钮，弹出如图 3-40 所示的"页面设置"对话框，可分别对"页面""页边距""页眉/页脚""工作表"选项卡进行设置。

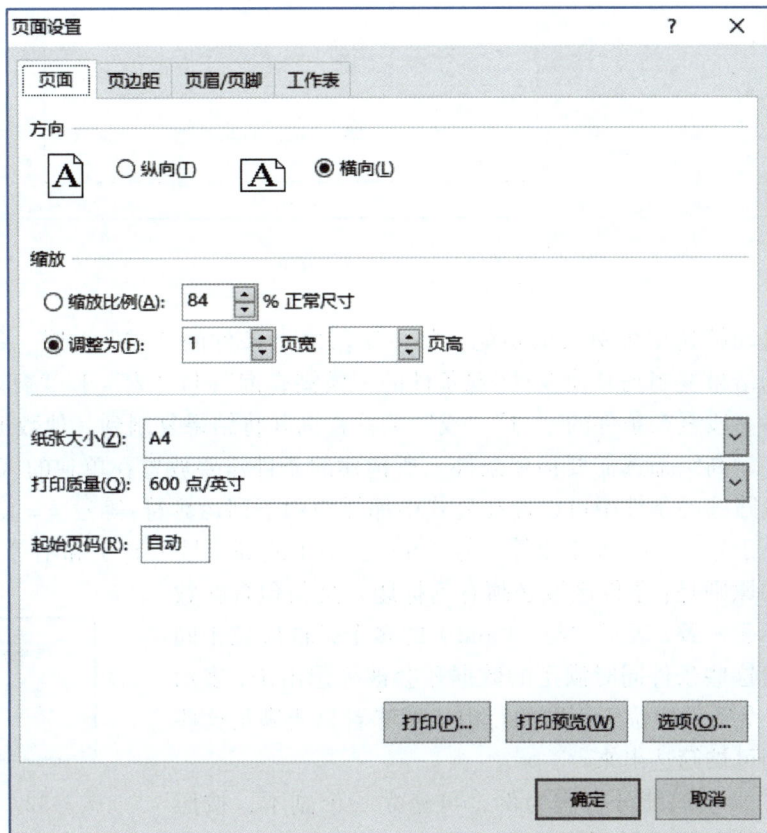

图 3-40 "页面设置"对话框

（3）打印预览和打印

完成打印区域设置和页面设置后，选择"文件"选项卡中的"打印"或按 Ctrl+P 组合键，弹出如图 3-41 所示的"打印"界面。在左侧可选择打印范围、单面或双面打印、纵向或横向、纸型等；在右侧可查看打印的整体效果，也可通过右下角的显示边框 按钮，拖曳边缘线对表格打印区域进行随机调整，当满意后即可单击"打印"按钮进行打印输出。

3.3.3 高级筛选的应用

筛选是数据分析中必不可少的工具和手段，Excel 中的"自动筛选"功能在前面章节已经介绍过，对于简单的条件筛选操作，"自动筛选"基本可以应对。但如果需要筛选含有指定关键字的记录，并将结果显示在两个表中进行数据比对或其他复杂的条件设置情况，"自动筛选"功能就有些捉襟见肘了。高级筛选不仅包含了所有自动筛选的操作，而且还有很多

图 3-41   "打印"界面

自动筛选望尘莫及的功能，如多字段复杂条件的"与""或"关系查询；将查询结果复制到其他表；实现条件的"模糊查询"；与"宏"和"窗体控件"结合；多字段复杂条件的"与""或"关系查询并将结果复制到其他数据表等。

微课
高级筛选的应用

高级筛选需要构建条件，所构建的条件需要放置在单独的区域中。用于高级筛选的条件中可以像在公式中那样使用下列运算符：等号（=）、大于号（>）、小于号（<）、大于或等于号（>=）、小于或等于号（<=）和不等于号（<>）。

构建条件的原则是：条件区域必须有列标题，且与包含在数据列表中的列标题一致；表示"与"（and）的多个条件应位于同一行中，意味着这些条件同时满足的数据才会被筛选出来；表示"或"（or）的多个条件应位于不同的行中，意味着只要满足这些条件中的一条即可被筛选出来。

类别	小计
收入	>5000
支出	<-100

图 3-42   高级筛选条件

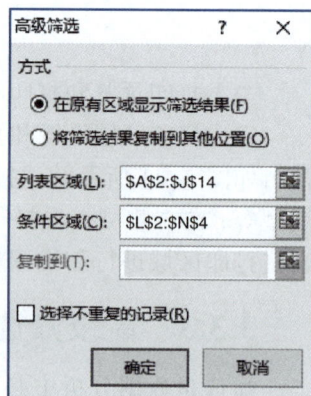

以上例中的学生成绩分析表为例，再建立一个副本，按照如下条件进行筛选："收入小计金额 >5 000 元，或者支出小计金额 <-100（即支出超出 100 元的记录）"的收支明细记录，操作步骤如下：

① 在新建副本的表格以外任一单元格中输入如图 3-42 所示的内容，本任务选择在 O4:P6 单元格中输入筛选条件。

② 选择"数据"选项卡"排序与筛选"选项组中的"高级"按钮，弹出如图 3-43 所示的"高级筛选"对话框，在"方式"选项组中选中"在原有区域显示筛选结果"单选按钮；在"列表区域"中选择"$A$2:$J$14"区域；在"条件区域"中选择"$L$2:$N$4"区域。

③ 高级筛选参数设置完毕后单击"确定"按钮，即可得到如图 3-44 所示的高级筛选结果。

图 3-43   "高级筛选"对话框

	A	B	C	D	E	F	G	H	I	J
2	序号	学期	日期	类别	费用明细	金额(元)	数量	单位	小计	结余
4	16	2019-2020上	2019/10/10	收入	收班费	100	52		5200	6260
16	13	2019-2020上	2019/9/10	支出	教师节礼物	-675	1		-675	5373
17	14	2019-2020上	2019/9/25	支出	班级布置	-90	4		-360	5013
18	15	2019-2020上	2019/9/25	支出	宣传栏/镜框	-190	1		-190	4823
19	17	2019-2020上	2019/10/18	支出	小景田矿泉水	-22	7		-154	4669
20	18	2019-2020上	2019/10/18	支出	葡萄糖水	-35	4		-140	4529
23	21	2019-2020上	2019/10/18	支出	面包	-70	2		-140	4199
24	22	2019-2020上	2019/10/18	支出	柚子	-3.5	45		-157.5	4041.5
28	26	2019-2020上	2019/10/18	支出	荧光棒	-2	52		-104	3708.5

图 3-44 高级筛选结果

3.4 药品销售数据表分析

药品销售数据表分析

PPT

3.4.1 案例分析

1. VLOOKUP 函数

VLOOKUP 函数是 Excel 中的一个纵向查找函数，在数据计算分析中有着广泛的应用。VLOOKUP 函数是按列查找，最终返回该列所需查询列序所对应的值，它与 LOOKUP 函数和 HLOOKUP 函数属于一类函数，HLOOKUP 函数是按行查找。

格式：VLOOKUP（lookup_value，table_array，col_index_num，range_lookup）

功能：查找数据区域首列满足条件的元素，并返回数据区域当前行中指定列处的值。

参数：

lookup_value：查找的内容。

table_array：查找的区域。

col_index_num：查找区域中的第几列。

range_lookup：精确查找或模糊查找，如果为 FALSE 或 0，则返回精确匹配；如果找不到，则返回错误值 #N/A。如果 range_lookup 为 TRUE 或 1，VLOOKUP 函数将查找近似匹配值。也就是说，如果找不到精确匹配值，则返回小于 lookup_value 的最大数值。如果 range_lookup 省略，则默认为 1。

2. 图表

图表是指将工作表中的数据用图形的方式表示出来，用于表示数据间的相对联系。这种方式可以使数据更加有趣、吸引人、易于阅读和评价，也可以帮助用户分析和比较数据。

Excel 中可以制作多种类型的图表，每种类型的图表都有其不同的特点，如柱形图用于显示一段时间内的数据变化或显示各项之间的比较情况；折线图用于显示随时间（根据常用比例设置）而连续变化的数据曲线图；饼图则可以通过整个饼图百分比的形式显示一个数据系列。用户可根据不同的需求选择不同的图表类型。

3. 数据透视表

数据透视表是一种交互式工作表，用于对现有工作表进行汇总和分析。可以进行某些计算，如求和与计数等，所进行的计算与数据跟数据透视表中的排列有关。可以动态地改变它

微课
Excel 高级应用 2

们的版面布置，以便按照不同方式分析数据，也可以重新安排行号、列标和页字段。每一次改变版面布置时，数据透视表会按照新的布置重新计算数据。同时，如果数据透视表中的原始数据发生更改，数据透视表会自动更新。

4. 数据透视图

数据透视图与数据图表功能相似，与数据透视表相比，数据透视图能够帮助用户更加直观清晰地分析数据。通过数据透视图也可以创建柱形图、折线图、饼图、条形图等不同类型的数据透视图。

3.4.2 案例实现

本任务要求使用“药品价格表”中的原始数据，通过 VLOOKUP 函数及相关公式完成“第一季度销售记录表”的制作，两个初始表格如图 3-45 和图 3-46 所示。

素材
销售记录表

	A	B	C	D
1	药品价格表			
2	序号	药品名称	进价	售价
3	1	根管内固定术	¥180.0	¥205.0
4	2	根管充填术	¥150.0	¥180.0
5	3	虎力散胶囊	¥42.5	¥58.0
6	4	B超常规检查	¥33.0	¥45.0
7	5	山蜡梅叶颗粒	¥29.9	¥35.0
8	6	稳心颗粒	¥28.9	¥37.0
9	7	复方血栓通胶囊	¥25.3	¥42.0

图 3-45 药品价格表

	A	B	C	D	E	F	G
1	药品销售记录表（第一季度）						
2	销售人员	药品名称	销售数量	进价	售价	销售额	利润
3	周董	根管内固定术	121				
4	周董	根管充填术	139				
5	周董	虎力散胶囊	76				
6	周董	B超常规检查	55				
7	周董	山蜡梅叶颗粒	80				
8	陈怡迅	稳心颗粒	105				
9	陈怡迅	复方血栓通胶囊	54				
10	陈怡迅	根管充填术	111				
11	陈怡迅	虎力散胶囊	121				
12	李建	B超常规检查	67				
13	李建	山蜡梅叶颗粒	45				
14	李建	根管内固定术	78				
15	王飞	根管充填术	112				
16	王飞	虎力散胶囊	65				
17	王飞	B超常规检查	43				

图 3-46 药品销售记录表

本任务包括以下操作步骤。

步骤 1：使用 VLOOKUP 函数查找“进价”和“售价”

（1）使用 VLOOKUP 函数查找“进价”

打开"药品销售记录表",选择 D3 单元格,单击"插入函数"按钮 ƒ,选择"VLOOKUP"函数,打开"函数参数"对话框,函数参数输入如图 3-47 所示。

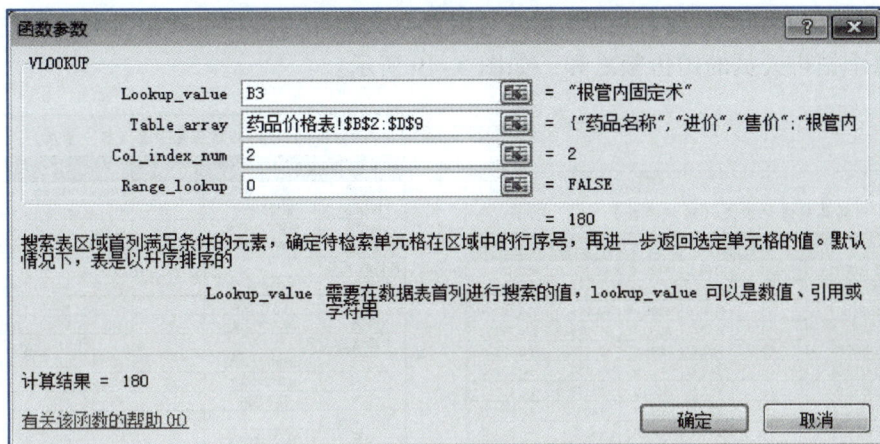

图 3-47 使用 VLOOKUP 函数参数查找"进价"

① Lookup_value 对应查找的内容,由于需要根据药品名称查找药品进价和售价,故该文本框中应选择或填写"B3"单元格,对应药品名称。

② Table_array 对应查找的区域,查找的区域对应"药品价格表"中的"药品名称""进价""售价",即"药品价格表 !$B$2:$D$9"的绝对数据区域。

③ Col_index_num 对应查找区域中的第几列,由于"进价"位于选定查找区域的第 2 列,故应在文本框中输入"2"。

④ Range_lookup 对应精确查找或模糊查找,本任务中要求药品名称精确匹配,故在文本框中应输入"0"或"FALSE",均表示精确查找。

利用填充柄即可向下填充 D4:D17 的进价数据区域,完成对所有药品"进价"的查找,并且"药品销售记录表"中的"进价"会随着"药品价格表"中"进价"的更新而随时进行同步更新。

(2)使用 VLOOKUP 函数查找"售价"

与上例中查找"进价"类似,在"药品销售记录表"中选择 E3 单元格,在"VLOOKUP"函数参数设置中只需将 Col_index_num 中的查找区域列由"2"改为"3"即可。

步骤 2:运用公式计算"销售额"和"利润"

(1)计算"销售额"

打开"药品销售记录表",选择 F3 单元格,在公式编辑栏中输入"=C3*E3"(即销售额 = 销售数量 * 售价),利用填充柄即可向下填充 F4:F17 的数据区域,完成对所有药品"销售额"的计算。

(2)计算"利润"

选择 G3 单元格,在公式编辑栏中输入"=(E3-D3)* C3 "(即利润 =(售价 - 进价)* 销售数量),利用填充柄即可向下填充 G4:G17 的数据区域,完成对所有药品"利润"的计算。

"药品销售记录表"最终完成的效果图如图 3-48 所示。

步骤 3：分类汇总各销售人员产品销售情况

（1）分类汇总各销售人员"销售额"

首先对表格进行排序，排序主要关键字为"销售人员"，次要关键字为"销售额"，然后进行分类汇总，分类字段选择"销售人员"；汇总方式选择"求和"；选定汇总项为"销售额"，由此得到每个销售人员的销售额之和，如图 3-49 所示。

图 3-48 药品销售记录表（第一季度）

销售人员	药品名称	销售数量	进价	售价	利润	销售额
陈怡迅	根管充填术	139	¥150.0	¥180.0	¥4,170.0	¥25,020.0
陈怡迅	根管充填术	139	¥150.0	¥180.0	¥4,170.0	¥25,020.0
陈怡迅	根管内固定术	121	¥180.0	¥205.0	¥3,025.0	¥24,805.0
陈怡迅	根管内固定术	121	¥180.0	¥205.0	¥3,025.0	¥24,805.0
李建	虎力散胶囊	76	¥42.5	¥58.0	¥1,178.0	¥4,408.0
李建	虎力散胶囊	76	¥42.5	¥58.0	¥1,178.0	¥4,408.0
李建	虎力散胶囊	76	¥42.5	¥58.0	¥1,178.0	¥4,408.0
王飞	山蜡梅叶颗粒	80	¥29.9	¥35.0	¥408.0	¥2,800.0
王飞	山蜡梅叶颗粒	80	¥29.9	¥35.0	¥408.0	¥2,800.0
王飞	稳心颗粒	105	¥28.9	¥37.0	¥852.6	¥3,885.0
周董	B超常规检查	55	¥33.0	¥45.0	¥660.0	¥2,475.0
周董	B超常规检查	55	¥33.0	¥45.0	¥660.0	¥2,475.0
周董	B超常规检查	55	¥33.0	¥45.0	¥660.0	¥2,475.0
周董	复方血栓通胶囊	54	¥25.3	¥42.0	¥901.8	¥2,268.0
周董	根管充填术	139	¥150.0	¥180.0	¥4,170.0	¥25,020.0
				总利润	¥26,644.4	¥157,072.0

图 3-48   药品销售记录表完成效果图

药品销售记录表（第一季度）

销售人员	药品名称	销售数量	进价	售价	利润	销售额
陈怡迅	根管充填术	139	¥150.0	¥180.0	¥4,170.0	¥25,020.0
陈怡迅	根管充填术	139	¥150.0	¥180.0	¥4,170.0	¥25,020.0
陈怡迅	根管内固定术	121	¥180.0	¥205.0	¥3,025.0	¥24,805.0
陈怡迅	根管内固定术	121	¥180.0	¥205.0	¥3,025.0	¥24,805.0
陈怡迅 汇总						¥99,650.0
李建	虎力散胶囊	76	¥42.5	¥58.0	¥1,178.0	¥4,408.0
李建	虎力散胶囊	76	¥42.5	¥58.0	¥1,178.0	¥4,408.0
李建	虎力散胶囊	76	¥42.5	¥58.0	¥1,178.0	¥4,408.0
李建 汇总						¥13,224.0
王飞	山蜡梅叶颗粒	80	¥29.9	¥35.0	¥408.0	¥2,800.0
王飞	山蜡梅叶颗粒	80	¥29.9	¥35.0	¥408.0	¥2,800.0
王飞	稳心颗粒	105	¥28.9	¥37.0	¥852.6	¥3,885.0
王飞 汇总						¥9,485.0
周董	B超常规检查	55	¥33.0	¥45.0	¥660.0	¥2,475.0
周董	B超常规检查	55	¥33.0	¥45.0	¥660.0	¥2,475.0
周董	B超常规检查	55	¥33.0	¥45.0	¥660.0	¥2,475.0
周董	复方血栓通胶囊	54	¥25.3	¥42.0	¥901.8	¥2,268.0
周董	根管充填术	139	¥150.0	¥180.0	¥4,170.0	¥25,020.0
周董 汇总						¥34,713.0
总计						¥157,072.0
				总利润	¥26,644.4	¥279,431.0

图 3-49   分类汇总效果图

（2）建立"销售汇总表"

在"药品销售分析 .xlsx"工作簿中，新建一个名称为"销售人员销售汇总表"的工作表，该表包含"销售人员"和"销售额"两个字段。将"药品销售记录表"分类汇总后的结果逐行复制，然后选择性粘贴至该表中，"销售汇总表"如图 3-50 所示。

销售汇总表

销售人员	销售额
陈怡迅 汇总	¥99,650.0
李建 汇总	¥13,224.0
王飞 汇总	¥9,485.0
周董 汇总	¥34,713.0

图 3-50   销售汇总表

步骤 4：制作图表

（1）制作销售人员销售情况图

打开"销售统计表"，选择 A2:B6 的数据区域，选择"插入"选项卡"图表"选项组中的"柱形图"按钮，在弹出的列表中选择"簇状柱形图"，也可单击"插入"选项卡"图表"选项组的对话框启动器 按钮，弹出如图 3-51 所示的"插入图表"对话框，从中选择"簇状柱形图"，单击"确定"按钮即可。

（2）更改图表格式

单击图表中任意位置,单击图表工具"布局"选项卡"标签"选项组中的"数据标签"按钮，在弹出的列表中选择"数据标签外"选项，为图表标签添加数值，然后将图表标题更改为"销售人员销售情况图（第一季度）"，如图 3-52 所示。

（3）制作销售情况饼图

打开"销售统计表"，选择 A2:B6 的数据区域,选择"插入"选项卡"图表"选项组中的"饼图"按钮，在弹出的下拉列表中选择"分离型饼图"，单击图表工具"布局"选项卡"标签"选项组中的"数据标签"按钮，在弹出的下拉列表中选择"居中"，再将图表标题更改为"销售人员销售情况图（第一季度）"，如图 3-53 所示。

图 3-51 "插入图表"对话框

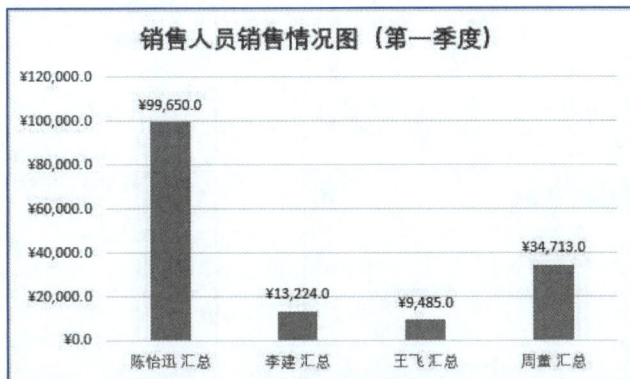

图 3-52 销售情况簇状柱形图

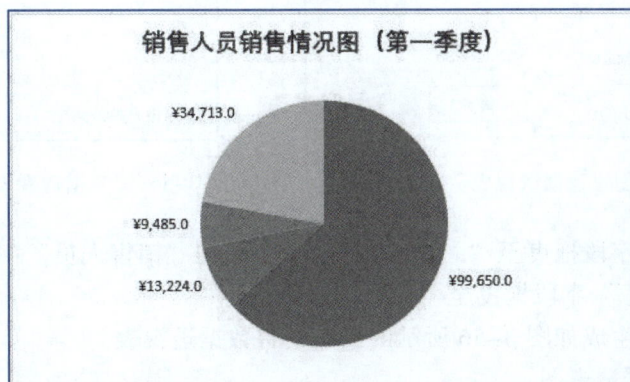

图 3-53 销售情况分离型饼图

步骤 5：创建数据透视表

（1）选择分析数据

打开"药品销售记录表"，选择"插入"选项卡"表格"选项组中的"数据透视表"按钮，打开"创建数据透视表"对话框，选择如图 3-54 所示的数据区域；在"选择放置数据透视表的位置"选项组中，选中"新工作表"单选按钮，单击"确定"按钮。

（2）生成数据透视表

将生成的新工作表命名为"药品销售数据透视表"，单击数据透视表中的任意位置，打开"数据透视表字段"任务窗格，如图 3-55 所示，进行如下设置：

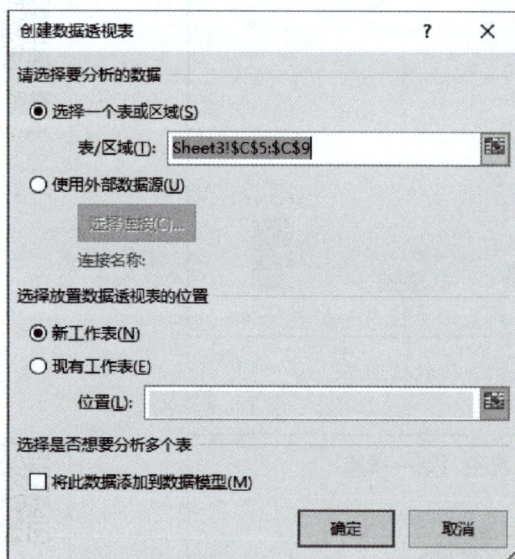

图 3-54　"创建数据透视表"对话框　　　图 3-55　"数据透视表字段"任务窗格

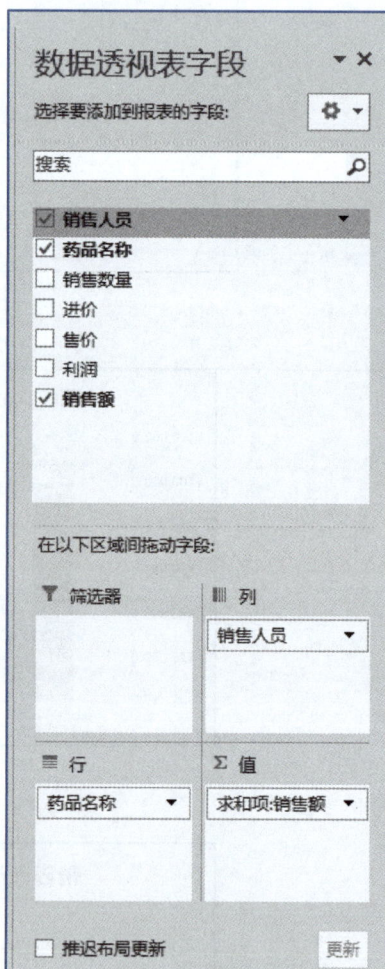

把"药品名称"字段拖曳至" 行标签 "行表框中；把"销售人员"字段拖曳至" 列标签 "列表框中；把"销售额"字段拖曳至" Σ 数值 "列表框中。

拖曳完毕，即可生成如图 3-56 所示的药品销售数据透视表。

步骤 6：创建数据透视图

Excel 提供了两种创建数据透视图的方法，第一种是在根据数据表生成数据透视表的同时，自动生成数据透视图；第二种是根据数据透视表生成数据透视图，这里主要通过数据透视表来生成数据透视图。

（1）对药品销售数据透视表排序

选择"药品销售数据透视表"中的"A3:F9"数据区域，单击"数据"选项卡中的"排序"按钮，打开"排序（药品名称）"对话框，选择"降序排序"为"求和项:销售额"，如图3-57所示。

求和项:销售额	销售人员				
药品名称	陈怡迅	李建	王飞	周董	总计
B超常规检查				7425	7425
复方血栓通胶囊				2268	2268
根管充填术	50040			25020	75060
根管内固定术	49610				49610
虎力散胶囊		13224			13224
山蜡梅叶颗粒			5600		5600
稳心颗粒			3885		3885
总计	99650	13224	9485	34713	157072

图 3-56 药品销售数据透视表

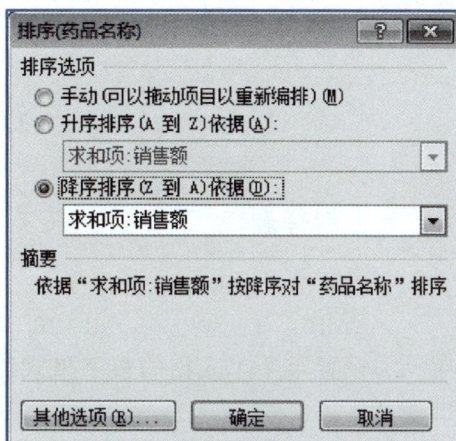

图 3-57 "排序（药品名称）"对话框

（2）生成数据透视图

选择"药品销售数据透视表"中任意位置，单击"数据透视工具"选项卡"工具"选项组中的"数据透视图"按钮，弹出"插入图表"对话框，选择"簇状条形图"图表类型，生成数据透视图，如图3-58所示。

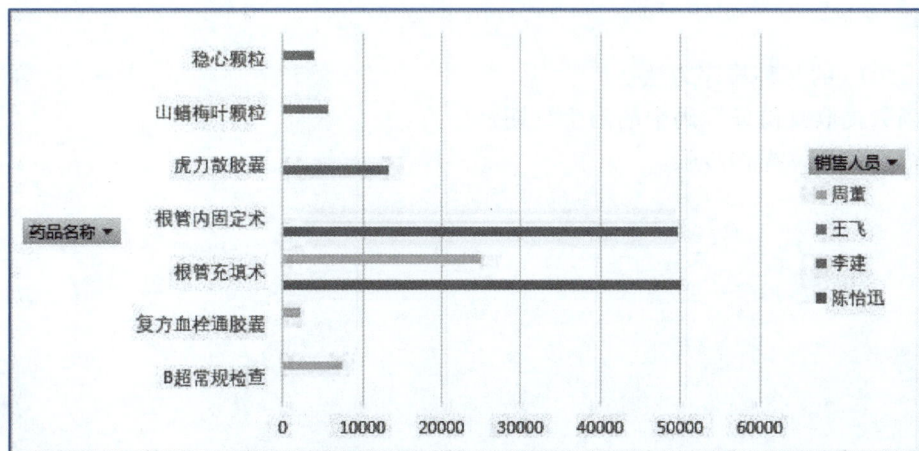

微课
办公表格高
级应用2

图 3-58 数据透视图

本 章 小 结

Excel 2016 是目前电子表格处理的最常用的软件之一，具有非常强大的计算、分析和图表等功能，本章以各个具体案例为主线，详细介绍在每个案例中 Excel 2016 的常用功能及应用，重点介绍了数据的输入、格式的编排、公式和函数的应用、数据的管理、图表的编辑等。通过本章的学习，能够熟练掌握 Excel 的一些基本操作和技巧，降低了处理数据资料的难度，提高了数据收集和统计分析的效率。

课 后 习 题

一、选择题

1. 单元格区域 C3:F7 中共有（　　　）个单元格。
    A. 15　　　　　　　　B. 20　　　　　　　　C. 25　　　　　　　　D. 30
2. 设置某个单元格的数字格式为 0.00，在其中输入 "=0.667"，确定后单元格内显示（　　　）。
    A. 0.665　　　　　　B. 0.66　　　　　　　C. 0.67　　　　　　　D. False
3. 单元格 C6 中有公式 "=$B$4+B6"，删除第 A 列之后，单元格 B6 中的公式为（　　　）。
    A. =$B$4+B6　　　B. =$A$4+B6　　　C. =$B$4+A6　　　D. =$A$4+A6
4. 下列不属于 Excel 2016 图表元素的是（　　　）。
    A. 标题　　　　　　B. 分类轴　　　　　　C. 图例　　　　　　　D. 公式
5. 在 Excel 2016 中设置高级筛选区域时，将具有 "或" 关系的复合条件写在（　　　）行中。
    A. 任意　　　　　　B. 不同　　　　　　　C. 相同　　　　　　　D. 间隔

二、简答题

1. 简述 Excel 2016 的几种排序方法。
2. 如何利用函数提取身份证号码中的出生日期？
3. 简述高级筛选的具体操作步骤。

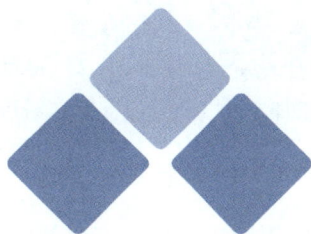

第 **4** 章

PowerPoint 2016 演示文稿制作

PowerPoint 2016 是 Microsoft Office 2016 系列办公软件中非常重要的一款功能强大的幻灯片制作与播放软件，一般简称为 PPT。它将信息以文字、图形、图像、动画、声音以及视频剪辑等多媒体形式组织在一组画面中，广泛应用于演讲、报告和教学等场合，可通过播放来帮助演示者以极强的表现力和感染力来传达信息和表述观点，可更有效地进行表达和交流。

与 PowerPoint 2013 相比，PowerPoint 2016 的新功能包括语音搜索程序控件、"PowerPoint 设计器"窗格、变形过渡、实时协作和用于实时翻译的"演示翻译"，可以将演示者的口语转换为 60 多种语言中的任何一种的屏幕字幕，系统会将 PowerPoint 演示文稿的文本作为上下文进行分析，以提高翻译的准确性和相关性。

4.1 制作"5.12 护士节"活动宣传演示文稿

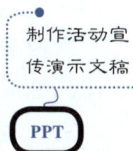

制作活动宣传演示文稿

PPT

4.1.1 案例分析

1. PowerPoint 2016 的基本概念

用户在学习制作 PowerPoint 2016 时，首先要掌握 PowerPoint 的基本概念，下面对这些概念进行介绍。

（1）演示文稿

演示文稿即一个 PowerPoint 文件，文件的扩展名为 pptx，形式上是一组幻灯片的集合，包含演示的幻灯片、备注、录音等信息。

（2）幻灯片

演示文稿中的每一页即是一张幻灯片，包括文本、对象、背景等内容。

（3）占位符

新建一张幻灯片后，多数幻灯片上会有一个虚线框，上面显示"单击此处添加标题"或"单击此处添加文本"等信息，这个虚线框就是占位符。占位符是程序自动添加的，可以在其中添加文本、图片、图表等各种形式的对象。同时，用户可以根据需要对占位符的位置、大小和格式进行修改。

2. 演示文稿的创建

PowerPoint 2016 提供了多种方式创建演示文稿。

（1）创建空白演示文稿

在 PowerPoint 程序启动的情况下，单击左侧栏中的"新建"命令，在打开的视图中选择"空白演示文稿"选项，如图 4-1 所示，可以新建一个空白演示文稿。

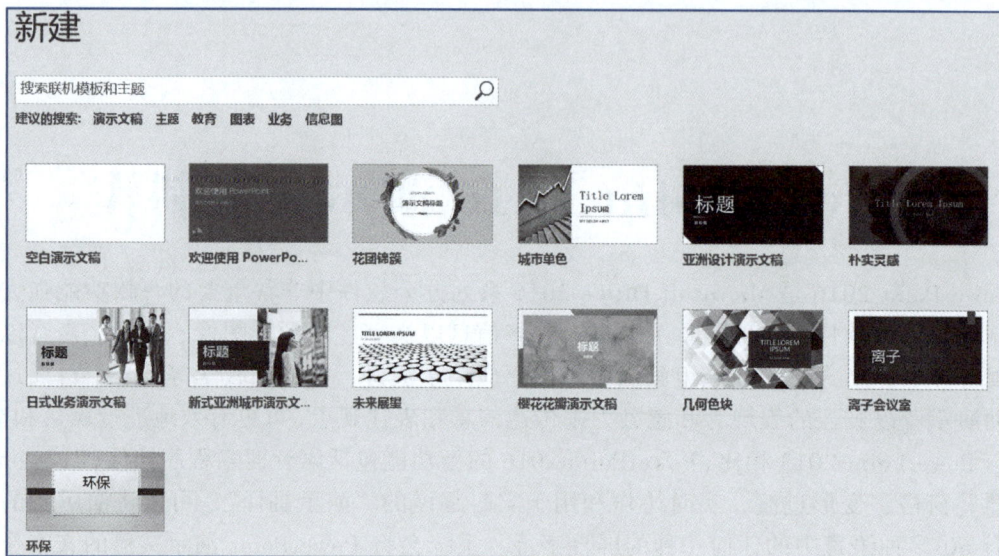

图 4-1 "新建"任务窗口

空白演示文稿具有很大的灵活性，用户可以自由地发挥想象力创建一个内容丰富、形式多样的 PowerPoint 文件。

（2）根据模板创建演示文稿

模板是一个演示文稿整体的外观设计方案，包括版式、背景、主题颜色、主题字体、主题效果等。PowerPoint 模板以文件的形式保存在指定的文件夹中，扩展名为 potx。

PowerPoint 提供了丰富的模板，用户可以使用系统内置的样本模板创建演示文稿，也可以使用网站下载或者自己设计的模板进行演示文稿的创建。

1）使用样本模板

在图 4-1 中，选择合适的模板单击，在弹出的对话框中单击"创建"命令，可创建一个基于该模板的演示文稿。

2）使用联机模板和主题

PowerPoint 提供了丰富多彩的模板和主题样式，使用方法为选择"文件"选项卡中"新建"命令，在打开的视图窗口中的搜索文本框中输入模板和主题的关键字，单击"搜索"按钮，即可找到合适的模板和主题，如图 4-2 所示。

3. PowerPoint 2016 工作窗口

如图 4-3 所示，PowerPoint 2016 工作窗口的界面和 Office 2016 组件的窗口基本相同，

图 4-2   联机模板

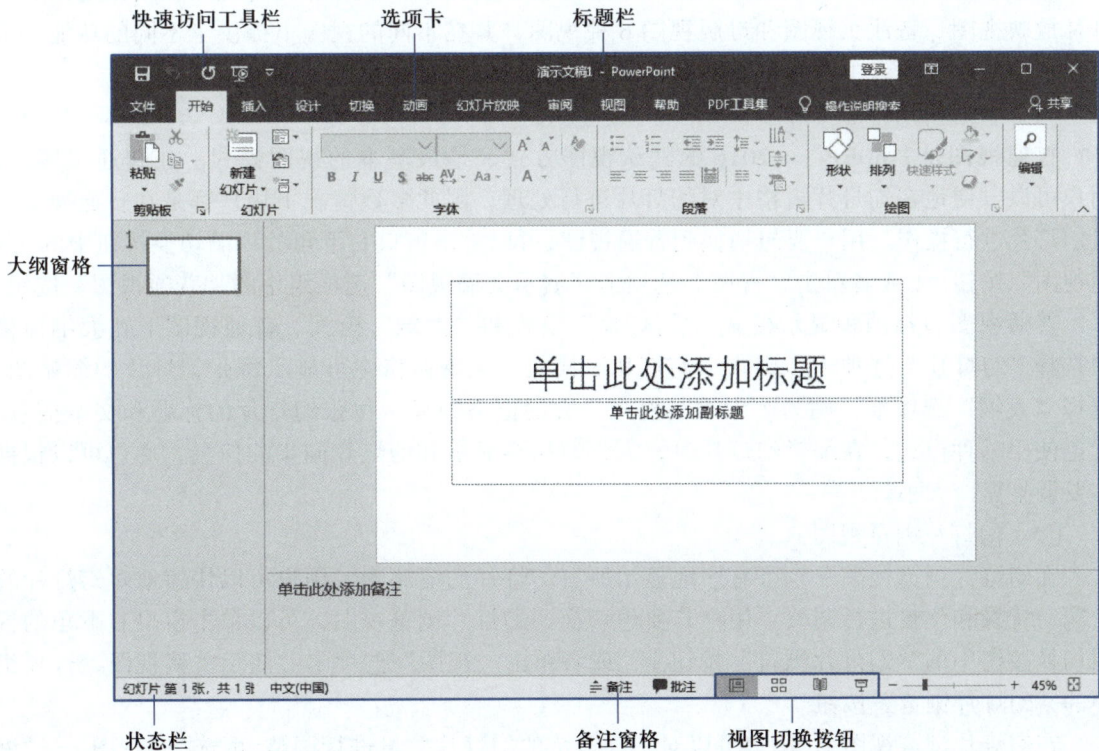

图 4-3   PowerPoint 2016 工作窗口

有标题栏、选项卡、工作组、快速访问工具栏、状态栏等。除此之外，PowerPoint 窗口中还有其特有的组成部分，如幻灯片窗格、备注窗格、大纲窗格等。下面仅对 PowerPoint 特有的部分进行介绍。

（1）大纲窗格

大纲窗格有两种显示模式：幻灯片模式和大纲模式。

在大纲窗格中选择"幻灯片"选项卡即幻灯片模式，此时大纲窗格中显示每张幻灯片的缩图。

选择"大纲"选项卡即大纲模式，则大纲窗格中显示每张幻灯片的标题和文本信息，不显示表格、图片、艺术字等其他对象。在编辑幻灯片时，大纲窗格显示和幻灯片同步的信息。通过鼠标拖曳可改变幻灯片的顺序。

（2）幻灯片窗格

幻灯片窗格中显示幻灯片的内容，包括文本、图片、图表、表格等，主要在该窗格编辑制作幻灯片。

（3）备注窗格

在备注窗格中输入有关幻灯片的解释、说明等文字备注信息。

（4）视图切换按钮

PowerPoint 中提供了 4 个视图切换按钮，分别是"普通视图"按钮、"幻灯片浏览"按钮、"阅读视图"按钮和"幻灯片放映"按钮，单击不同的按钮可以实现不同视图方式间的切换。

4. PowerPoint 2016 的视图方式

视图是演示文稿的显示方式。PowerPoint 有普通视图、幻灯片浏览视图、阅读视图、幻灯片放映视图、备注页视图和母版视图 6 种视图，并在不同的视图下提供了不同的功能。可以在"视图"选项卡中选择不同视图，或者单击"视图切换按钮"选择不同视图。

（1）普通视图

普通视图是 PowerPoint 2016 的默认视图方式，是最基本的视图模式。在普通视图下，用户可以方便地在幻灯片窗格中对幻灯片进行处理，因此多数情况下用户都是在普通视图下对幻灯片进行操作。用户要想切换到普通视图，可以单击窗口右下角的视图切换按钮中的"普通视图"按钮，或者单击"视图"选项卡"演示文稿视图"选项组中的"普通视图"按钮。

普通视图包括两种显示模式："幻灯片"模式和"大纲"模式。普通视图下在大纲窗格中选择"幻灯片"选项卡，则为"幻灯片"模式，大纲窗格中可显示每张幻灯片的缩略图；选择"大纲"选项卡，则为"大纲"模式，大纲窗格中显示每张幻灯片的标题和文本信息。无论使用哪种模式，在编辑幻灯片时，大纲窗格会显示和幻灯片同步的信息，用户可以根据需要调整窗口大小。

（2）幻灯片浏览视图

在幻灯片浏览视图下，可有序地显示所有幻灯片的缩略图。用户可以快速地对幻灯片的主题、背景和位置进行调整。用户若要想切换到幻灯片浏览视图，可以单击窗口右下角的视图切换按钮中的"幻灯片浏览"按钮，或者单击"视图"选项卡"演示文稿视图"选项组中的"幻灯片浏览"按钮。

在幻灯片浏览视图下，用户可以对一屏显示的幻灯片数量进行调整，可选择"视图"→"缩放"→"显示比例"选项，通过显示比例的调整使显示的数量增加或减少。

（3）阅读视图

阅读视图用于在审阅的窗口中查看幻灯片内容、动画和放映效果，在审阅过程中只保留幻灯片窗口、标题栏和状态栏。用户可以单击右下角的切换按钮进行幻灯片浏览或者视图方式的切换。用户若要想切换到阅读视图，可以单击窗口右下角的视图切换按钮中的"阅读视图"按钮 ，或者单击"视图"选项卡"演示文稿视图"选项组中的"阅读视图"按钮。

（4）幻灯片放映视图

幻灯片放映视图用于幻灯片的播放，显示幻灯片的放映效果。只有在"幻灯片放映"视图中，才能看到幻灯片的动画、切换、超链接等效果，这也是制作演示文稿的终极目的。

用户若想切换到幻灯片放映视图，可以单击窗口右下角的视图切换按钮中的"幻灯片放映"按钮 ，或者单击"幻灯片放映"选项卡"开始放映幻灯片"选项组中的"从头开始"或"从当前幻灯片开始"按钮，按快捷键 F5 或者 Shift+F5 组合键也可以实现演示文稿"从头开始"或"当前幻灯片开始"放映。

（5）备注页视图

备注页视图下显示一张幻灯片及其备注页，用户无法对幻灯片内容进行编辑，但可以在备注页方便地输入或编辑备注信息。用户可以通过单击"视图"选项卡"演示文稿视图"选项组中的"备注页"按钮，打开备注页视图。

（6）母版视图

母版视图包括幻灯片母版视图、讲义母版视图和备注母版视图。用于存储幻灯片的主要信息，包括占位符大小和位置、文本的字体、背景、主题等，使用母版视图可以对全局进行修改设置。用户可以在"视图"选项卡中选择不同的母版视图方式。

5. 演示文稿的编辑和格式化

新建演示文稿后，需要插入幻灯片，并对幻灯片内容进行编辑和格式化设置。

（1）编辑幻灯片

常见的幻灯片编辑包括幻灯片的插入、选择、删除、复制和重用等操作。

1）插入新幻灯片

新建一个演示文稿后，需要按照要求依次添加幻灯片。PowerPoint 2016 默认在当前幻灯片后插入新幻灯片，通过光标的定位，用户可以自由地在选定的位置上插入新幻灯片。

单击"开始"选项卡中"幻灯片"选项组中的"新建幻灯片"按钮，在弹出的下拉列表中选择需要的幻灯片版式。

2）选择幻灯片

对幻灯片操作，需要提前选择幻灯片。通过单击幻灯片，选择一张幻灯片；对多个幻灯片操作，在幻灯片浏览视图中比较方便：用户可以按 Shift 键或者 Ctrl 键选择连续或不连续的多张幻灯片。在其他视图中幻灯片选择的方法和在幻灯片浏览视图中的方法相同。

3）删除幻灯片

在大纲窗格或者幻灯片浏览视图下，选择幻灯片后，按 Delete 键可以直接删除该幻灯片；或者选择幻灯片后，右击，在快捷菜单中选择"删除幻灯片"命令，也可以删除该幻灯片。

4）复制幻灯片

复制幻灯片一般指在一个演示文稿内部的幻灯片复制，常见的方法有以下几种。

● 使用"复制"和"粘贴"命令。

- 选择需要复制的幻灯片，单击"开始"选项卡"幻灯片"选项组中的"新建幻灯片"按钮，在弹出的下拉列表中选择"复制所选幻灯片"命令。

5）重用幻灯片

重用幻灯片指将已有演示文稿的幻灯片插入到当前演示文稿中。单击"开始"选项卡"幻灯片"选项组中的"新建幻灯片"按钮，在弹出的下拉列表中选择"重用幻灯片"命令，打开"重用幻灯片"任务窗格，如图 4-4 所示。单击"浏览"按钮后有两个选择："浏览幻灯片库"和"浏览文件"。本任务选择"浏览文件"，则打开"浏览"对话框，选择需要的演示文稿文件，单击"打开"按钮。在"重用幻灯片"任务窗格中列出此文件中的所有幻灯片。用户可以根据需要选择幻灯片并依次插入当前演示文稿中。如用户勾选"保留源格式"复选框，则插入的幻灯片保留原来的格式。

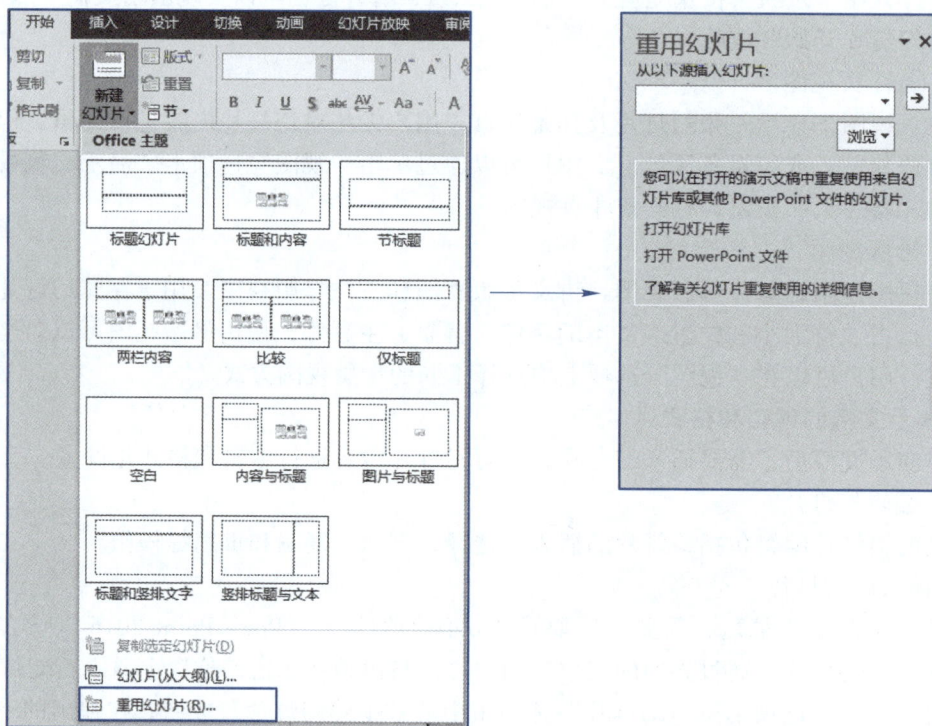

图 4-4　"重用幻灯片"任务窗格

> 提示：在当前演示文稿中插入其他演示文稿的幻灯片，也可以使用"复制""粘贴"的方法：打开既有的演示文稿，选中需要插入的幻灯片进行"复制"，在当前演示文稿合适的位置"粘贴"时，用户可以根据需要，在"粘贴"选项中选择"使用目标主题"或者"保留源格式"。

（2）设置文本格式

文本是幻灯片内容的重要组成部分，文本的添加和编辑方法与 Word 2016 类似。本章仅介绍 PowerPoint 2016 特有的文本编辑内容。

1）输入文本

在普通视图下，如幻灯片中占位符显示"单击此处添加标题"或"单击此处添加文本"等字样，可单击占位符文字，当出现闪动的插入点时，即可输入文本。

在占位符以外的区域输入文本，可以使用文本框或者其他能够添加文本的图形。使用文本框的操作过程：单击"插入"选项卡"文本"选项组中的"文本框"按钮，在下拉列表中选择"绘制横排文本框"或"竖排文本框"命令，或者在"开始"选项卡"绘图"选项组的"形状"列表中选择▦或▦。当鼠标指针呈十字形状后，在幻灯片中按下鼠标左键拖曳到合适的大小，松开鼠标即绘制了一个文本框，可在文本框中输入文本信息。

2）格式化文本

PowerPoint 中文本默认适用模板或主题中的格式，包括字体、字号、颜色、间距等，用户也可根据需要自由设置文本格式。

选中需要格式化的文本，利用"开始"选项卡中"字体"和"段落"组中的各选项进行文本的格式设置。也可以单击"字体"或"段落"组右下角的对话框启动器按钮▣，在弹出的对话框中设置文本格式。

3）设置文本分级

PowerPoint 中有相对严格的文本分级，项目符号和缩进级别设置在文本分级中经常使用。

选择"开始"选项卡中"段落"组中的"项目符号"或"编号"图片按钮，进行项目符号或编号的设置，展开"项目符号和编号"下拉列表，选择"项目符号和编号"选项，在打开的"项目符号和编号"对话框中进行详细设置。

增加和减少列表缩进级别，在编辑文本分级中作用很明显。利用"段落"组中的"提高列表级别"和"降低列表级别"方便地实现文本层次的改变。

（3）常见对象的插入和编辑

除文本外，演示文稿中还可以插入一些常见对象，如图片、图形、文本框、艺术字等。

1）插入图片

单击"插入"选项卡"图像"选项组中的"图片"按钮，打开"插入图片"对话框，如图 4-5 所示。选择相应文件夹中的图片，单击"打开"按钮。

2）插入形状

单击"插入"选项卡"插图"选项组中的"形状"按钮，打开"形状"下拉列表，从中选择需要的形状，当鼠标变成十字型时，按下鼠标左键进行拖曳即可。

3）插入艺术字

单击"插入"选项卡"文本"选项组中的"艺术字"按钮，在"艺术字"下拉列表中，选择需要的样式。在幻灯片中出现的"请在此放置您的文字"形状框中，输入需要添加的文字。

4）编辑对象

常见对象的编辑，如大小、形状、颜色、样式、轮廓、效果、位置、对齐等操作，和前面的 Office 2016 的其他组件没有太大的差异，不做详解，具体操作可见后面任务。

6. 演示文稿的外观设置

PowerPoint 2016 具有强大的演示文稿外观设置功能，常见的外观设置包括幻灯片版式、主题、背景等。

图 4-5 "插入图片"对话框

（1）幻灯片版式

幻灯片版式指幻灯片上各对象（如幻灯片标题、文本、表格、图片等占位符）的布局。PowerPoint 2016 中包含 11 中内置版式：标题幻灯片、标题和内容、节标题、两栏内容、比较、仅标题、空白、内容与标题、图片与标题、标题和竖排文字、竖排标题与文本等。除"空白"版式外，其他版式上都有占位符，可以在占位符中输入文本或者根据提示插入其他对象。

新建一个演示文稿，同时建立第一张幻灯片，默认版式为"标题幻灯片"版式。可以修改插入幻灯片的版式，单击"开始"选项卡"幻灯片"选项组中的"版式"按钮，如图 4-6 所示，在"版式"列表中，选择需要的版式即可。

（2）主题

PowerPoint 2016 提供了多种内置主题供用户制作演示文稿时使用。为了给演示文稿设置统一的风格，用户可以直接使用内置主题，也可以通过自定义的方式修改主题的颜色、字体、背景等，形成自定义主题。

1）使用内置主题

单击"设计"选项卡"主题"选项组中的主题列表右下角的"其他"按钮，打开如图 4-7 所示的"主题"列表。用户根据需要选择一个内置主题，单击"应用"按钮即可。为了达到统一和谐的效果，一般一个演示文稿应用一个主题。

用户也可以在一个演示文稿中应用多个主题：选中幻灯片，在内置主题上右击，在快

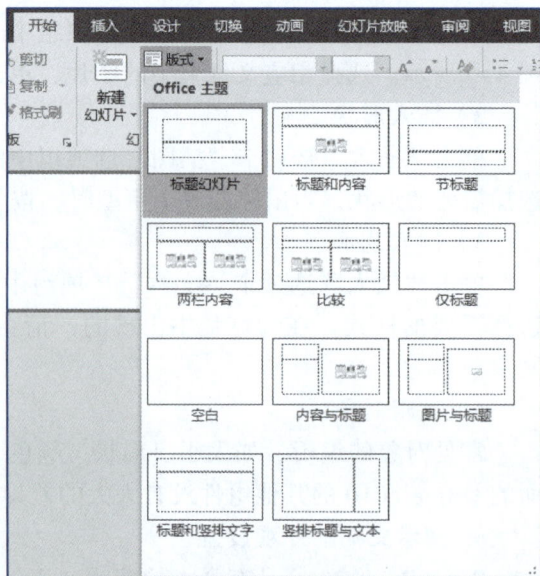

图 4-6 "版式"列表

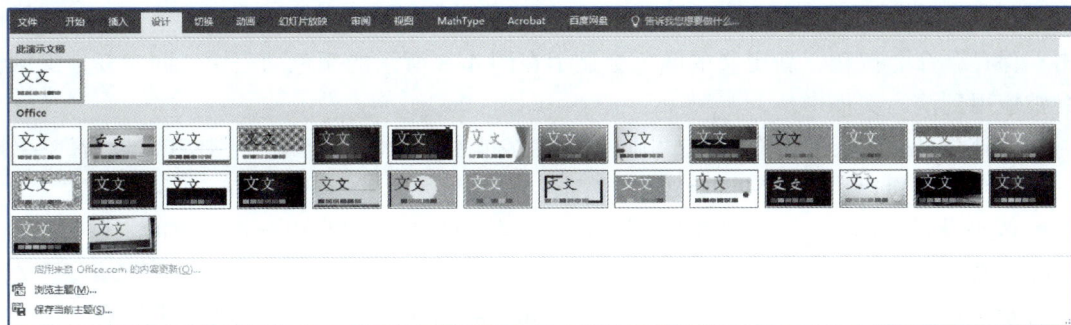

图 4-7 "主题"列表

捷菜单中选择"应用于选定幻灯片"命令，则只在选定幻灯片中应用所选主题。

2）使用外部主题

如果所选内置主题不能满足用户要求，可以选择外部主题：在图 4-7 中选择"浏览主题"命令，打开"选择主题或主题文档"对话框，选择本地主题应用至所选幻灯片。

3）自定义主题

可以对主题的颜色、字体、效果和背景样式进行自定义，设计个性化的主题样式。

● 颜色设置：选择"设计"选项卡"变体"选项组中的"颜色"菜单命令，打开"主题颜色"列表，如图 4-8 所示。颜色列表中有"自定义"和"内置"两种颜色的配色方案和名称，每种配色方案是 8 种颜色的集合，用户可以选择一种颜色设置演示文稿。

如果当前列表中颜色方案不能满足要求，用户可以选择图 4-8 中的"自定义颜色"命令，打开"新建主题颜色"对话框，如图 4-9 所示。在此对话框中，可以定义 12 种颜色，包括

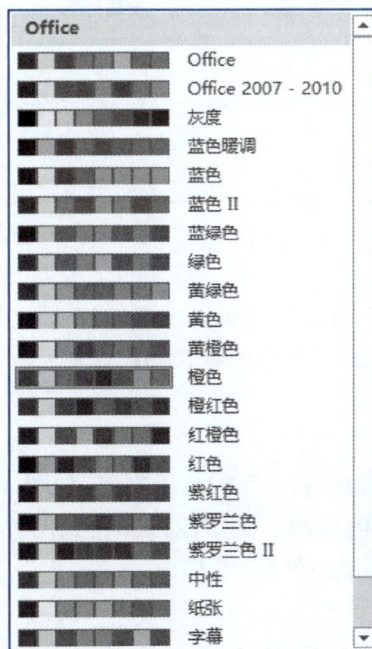

图 4-8 "主题颜色"列表

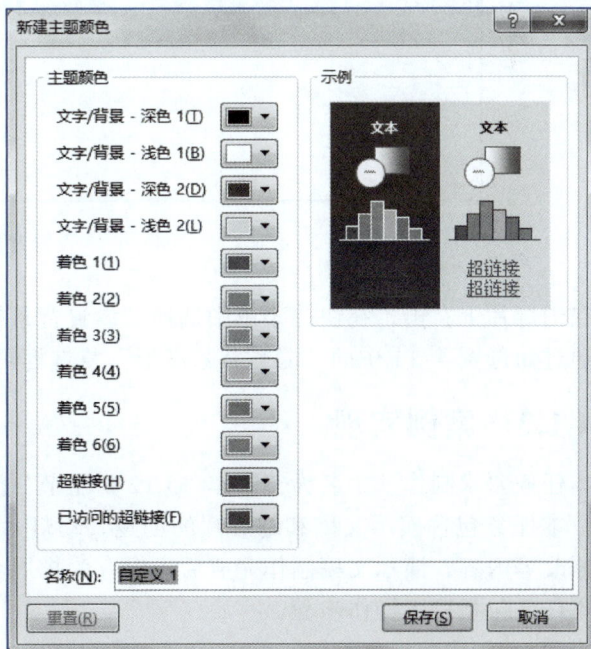

图 4-9 "新建主题颜色"对话框

文本／背景 4 种，强调文字颜色 6 种，超链接 2 种。调整颜色方案后，定义配色方案名称，单击"保存"命令按钮，新定义的颜色会显示在图 4-8 所示的颜色列表中，同时新定义的颜色会被应用到演示文稿中。

- 字体设置：与颜色设置的方法相同，主题字体也分为"自定义"字体和"内置"字体，用户同样可以为演示文稿新建主题字体。
- 效果设置：主题效果分"自定义"和"内置"，用户可以自由选择需要的主题效果。

（3）背景

背景样式设置功能可用于修改主题背景，如果对当前幻灯片中主题背景不满意，用户可自行设置一种幻灯片背景，满足自己演示文稿的个性化需求。选择"设计"选项卡"变体"选项组中的"背景样式"菜单命令，打开背景列表，如图 4-10 所示。选择需要的背景样式，则与当前选定幻灯片同主题的所有幻灯片背景都设置为此背景样式。

用户还可以为当前幻灯片设置背景格式，选择"设置背景格式"命令，或者单击"自定义"选项组中的"设置背景格式"按钮，打开"设置背景格式"任务窗格，如图 4-11 所示。根据需要可选择"纯色填充""渐变填充""图片或纹理填充""图案填充"等填充效果，选择"重置背景"命令，则选择的幻

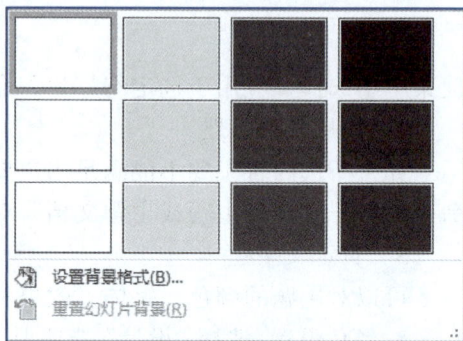

图 4-10　背景列表

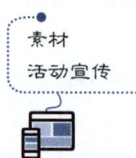

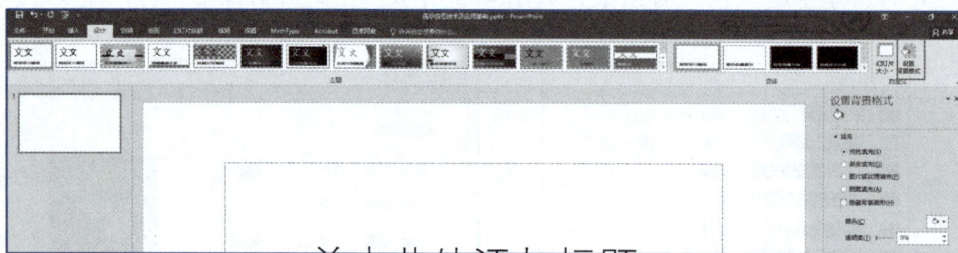

灯片背景改变。如果选择"应用到全部"命令，则演示文稿中的所有幻灯片背景都改变。

图 4-11　"设置背景格式"任务窗格

在幻灯片上右击，在快捷菜单中选择"设置背景格式"命令，也可以设置幻灯片背景。通过勾选图 4-11 中的"隐藏背景图形"复选框可以将幻灯片中的背景图形隐藏。

4.1.2　案例实现

本任务要求制作一个名为"制作'5.12 护士节'活动宣传 .pptx"的演示文稿，如图 4-12 所示。本任务包含演示文稿和幻灯片的创建，幻灯片版式的修改，文本输入和格式的设置、外观修改等内容，演示文稿制作完成后可保存为扩展名为 pptx 的演示文稿。

本任务包括以下操作步骤。

步骤 1：创建演示文稿

（1）新建演示文稿

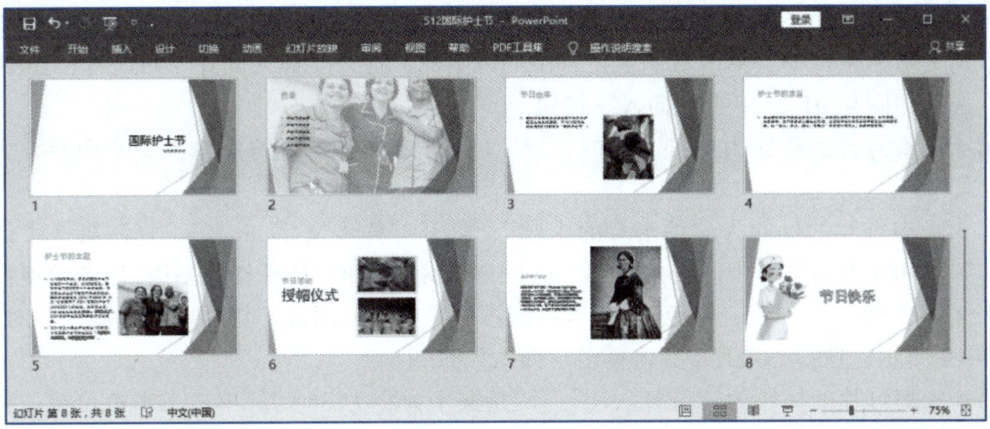

图 4-12　"制作 '5.12 护士节' 活动宣传 .pptx" 演示文稿

选择"开始"→"所有程序"→"PowerPoint 2016",选择左侧栏中的"新建"命令,在打开的视图中选中"空白演示文稿"选项,新建一个名为"演示文稿 1.pptx"的演示文稿。

(2)应用主题

打开"设计"选项卡中"主题"组,在主题效果中选择"平面"主题效果。

(3)新建幻灯片

在第 1 张幻灯片后,依次添加 7 张幻灯片,版式分别为标题与内容、两栏内容、标题与内容、两栏内容、内容与标题、内容与标题、标题幻灯片。

单击"开始"选项卡"幻灯片"选项组中"新建幻灯片"按钮,依次插入各种版式幻灯片。

步骤 2:文本输入和对象编辑

选择第 1 张幻灯片为当前幻灯片,在标题占位符处输入标题文本"国际护士节",在副标题占位符处输入副标题文本"致敬白衣天使"。单击功能区选项,设置标题文字颜色为"黑色,文字 1""右对齐"。

第 2 张幻灯片输入标题文本"目录",再单击左侧占位符,输入文本信息,如图 4-13 所示。

幻灯片 2	护士节的由来、护士节的宗旨、护士节的主题、护士节的活动、关于南丁格尔
幻灯片 3	国际护士理事会为纪念南丁格尔为护理事业做出的贡献,于 1912 年将她的生日 5 月 12 日定为"国际护士节"
幻灯片 4	设立国际护士节的基本宗旨是倡导、继承和弘扬南丁格尔不畏艰险、甘于奉献、救死扶伤、勇于献身的人道主义精神,以激励护士继承和发扬护理事业的光荣传统,以"爱心、耐心、细心、责任心"对待每一位病人,做好护理工作
幻灯片 5	从 1988 年开始,每年的国际护士节都设有一个主题,自 2008 年起,国际护士节每 3 年有一个总的主题,每年在总的主题下面有不同的侧重点。国际护士理事会 (ICN) 于 2020 年 10 月 15 日宣布了 2021 年国际护士节的主题
幻灯片 6	授帽仪式
幻灯片 7	弗洛伦斯·南丁格尔(Florence Nightingale,1820~1910)1820 年 5 月 12 日生于意大利佛罗伦萨一个富裕家庭,后随父母迁居英国。1850 年,她不顾家人反对,前往德国学习护理。在德国学习护理后,前往伦敦的医院工作。1860 年 6 月 15 日,南丁格尔在伦敦成立世界第一所护士学校,并撰写了多部护理学专著

图 4-13　幻灯片文本内容

第 3 张幻灯片的标题为"节日由来"。打开"样本文字 .docx"文件，复制第 3 张幻灯片的文本到文本占位符中。单击右侧占位符中的 图标，打开"插入图片"对话框，如图 4-14 所示，选择"图片 01"，单击"插入"按钮。

第 4 张幻灯片的标题为"护士节的宗旨"，在下方文本占位符中输入文本内容，文本如图 4-13。

第 5 张幻灯片的标题为"护士节的主题"，打开"样本文字 .docx"，复制第 5 张幻灯片的文本到左侧文本占位符中。选中文字"护士：领导之声"和"传承红色基因，创新发展护理"，设置字体为"20 磅、加粗、红色"。单击右侧占位符中的 图标，打开"插入图片"对话框，如图 4-14 所示，选择"图片 02"，单击"插入"按钮。

第 6 张幻灯片的标题为"节日活动"，调整文字大小为 36 磅。单击文本占位符，文本同上复制来自"样本文字 .docx"，调整文字大小为 66 磅。单击右侧占位符中的 图标，打开"插入图片"对话框，如图 4-14 所示，选择"图片 03"和"图片 04"，单击"插入"按钮。

第 7 张幻灯片的标题为"关于南丁格尔"。打开"样本文字 .docx"文件，复制第 7 张幻灯片的文本到文本占位符中。单击右侧占位符中的 图标，打开"插入图片"对话框，如图 4-14 所示，选择"图片 05"，单击"插入"按钮。

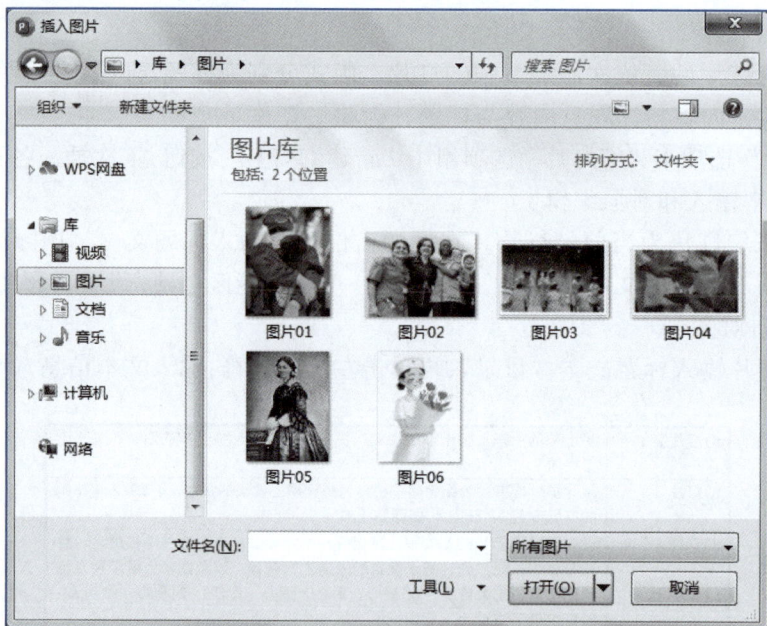

图 4-14　利用占位符插入图片

步骤 3：外观设置

（1）修改主题字体

在"设计"选项卡"变体"选项组中选择"字体"菜单，弹出"字体"列表，选择"黑体"字体格式。

（2）背景修改

选择第 2 张幻灯片，选择"设计"选项卡"变体"选项组中的"背景样式"菜单，在弹出的列表中单击"设置背景格式",打开"设置背景格式"任务窗格,选中"图片或纹理填充"单选按钮,单击"插入……"按钮,打开"插入图片"对话框,在"图片"文件夹中,选择"图片 02",单击"插入"按钮。在对话框中,设置图片透明度为"70%",单击"设置背景格式"任务窗格中的"关闭"按钮,如图 4-15 所示。

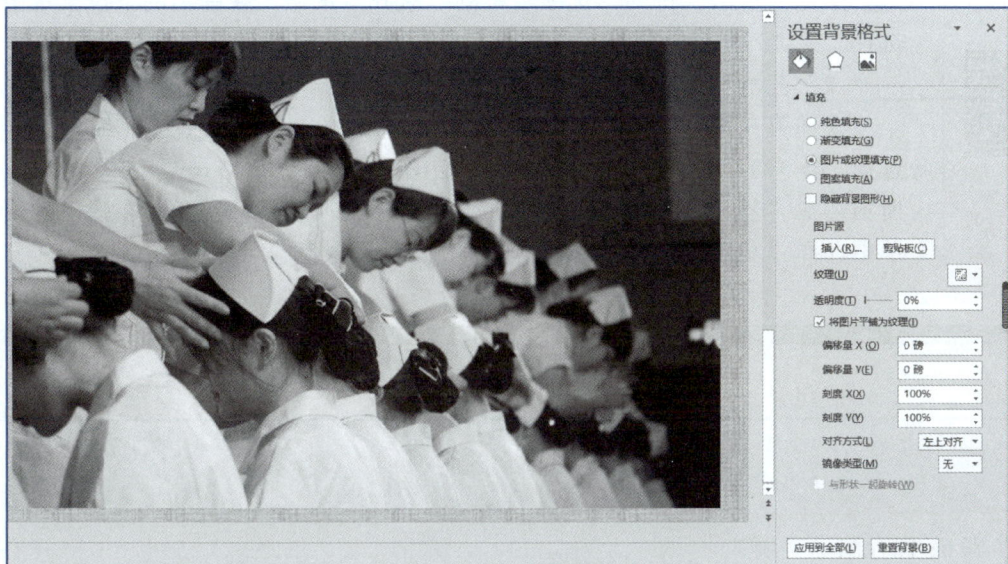

图 4-15　设置背景

步骤 4:项目符号

打开第 2 张幻灯片,选中文本占位符中的文字,打开"段落"组中的 下拉列表,选择"项目符号和编号"命令,打开"项目符号和编号"对话框,选择"箭头项目符号"样式,大小设置为"80% 字高",单击"确定"按钮,如图 4-16 所示。

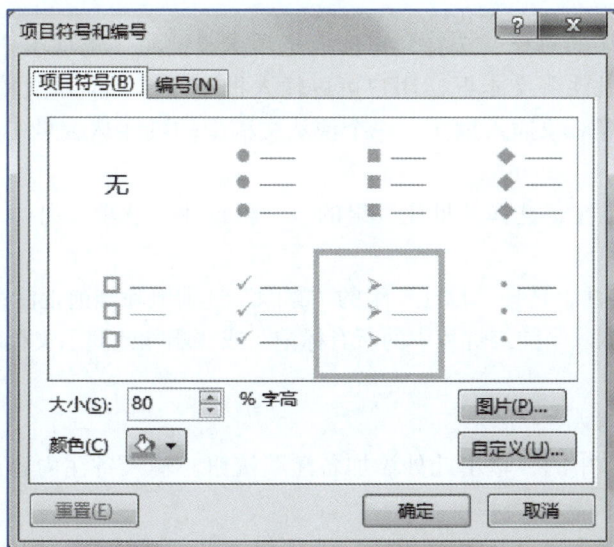

图 4-16　设置"项目符号和编号"

步骤 5：图片和艺术字插入

（1）图片

在第 8 张幻灯片中的合适位置插入图片。打开相应的幻灯片，单击"插入"选项卡"图像"选项组中的"图片"按钮，打开"插入图片"对话框，选择"图片 06"，单击"插入"按钮。图片插入后，选中图片，单击"排列"选项组中的"对齐"按钮，在弹出的下拉菜单中依次选择"左对齐""垂直居中"。在"大小"选项组中，设置图片高度为"15 厘米"。

（2）艺术字

选择第 8 张幻灯片，插入艺术字"节日快乐！"并设置艺术字样式，样式选择"第 3 行第 4 种"，66 磅。选择"绘图工具"中的"格式"选项卡，如图 4-17 所示，在"艺术字样式"选项组中，单击"文本效果"按钮，在弹出的下拉菜单中选择"发光→发光变体"中的"8 磅，深绿色，主题色 2"选项。

微课
答辩幻灯片的制作

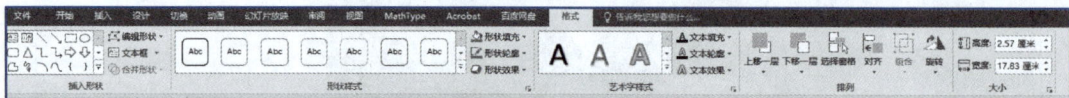

图 4-17 设置"艺术字样式"

步骤 6：保存演示文稿

选择"文件"选项卡，在左侧栏中单击"保存"按钮，或者单击快速访问工具栏中的 🖫 图标按钮，保存演示文稿到桌面上，文件名为"512 国际护士节 .pptx"。

4.1.3 知识拓展

1. 演示文稿插入批注

用户有时对幻灯片内容进行解释说明，需要用到批注的相关操作。

（1）插入批注

选择需要建立批注的对象，选择"审阅"选项卡"批注"选项组中的"新建批注"，在对象右上角会出现"批注"文本框，用户可以输入批注内容。演示文稿中常用于对幻灯片、占位符、文本框、文本等对象插入批注。一个演示文稿中的批注从编号 1 开始，依次顺序排列。

（2）编辑批注

选择需要编辑的批注，选择"批注"组的"编辑批注"选项。

（3）删除批注

选择需要删除的批注，选择"批注"组的"删除"选项删除当前批注；在"删除"命令下拉列表中，还可以选择"删除当前幻灯片中的所有标记"或"删除此演示文稿中的所有标记"命令。

2. 插入备注

（1）普通视图下插入

单击"备注窗格"中的"单击此处添加备注"按钮，输入备注内容。

（2）备注页视图下插入

单击"视图"选项卡"演示文稿视图"选项组中的"备注页"按钮，打开备注页视图。单击下侧的"单击此处添加文本"占位符，输入备注内容。

3. 压缩图片大小

演示文稿中经常会用到图片，图片的大小会直接影响演示文稿文件的大小。通常，演示文稿中不建议使用 BMP 格式的图片，因为同样质量的一幅图片，BMP 格式会比 JPEG 格式大很多倍，不利于演示文稿的播放。

图片插入到演示文稿后，还可以对图片进行压缩。方法是：选中图片，单击图片工具"格式"选项卡"压缩"选项组中的"压缩图片"按钮，打开"压缩图片"对话框，在"压缩选项"中，勾选"仅应用于此图片"和"删除图片的剪裁区域"复选框，在"目标输出"中，选中"使用文档分辨率"单选按钮，单击"确定"按钮。

4.2　制作无菌操作流程

制作无菌操作流程

PPT

4.2.1　案例分析

1. 特殊对象的插入和编辑

演示文稿中的对象，除上节中提到的图片、文本框、艺术字、图形外，还包括 SmartArt 图形、表格、图表、媒体剪辑等。

插入特殊对象常用两种方法：一种是打开"插入"选项卡，在各组中选择相应命令选项；另一种是使用"内容"占位符插入相关对象。

（1）SmartArt 图形

单击"插入"选项卡"插图"选项组中的"SmartArt"按钮，打开"选择 SmartArt 图形"对话框，如图4-18所示。左侧显示各图形分组，中间显示子图形列表，右侧为选择图形的说明。用户选择图形样式后，单击"确定"按钮，即可插入图形。

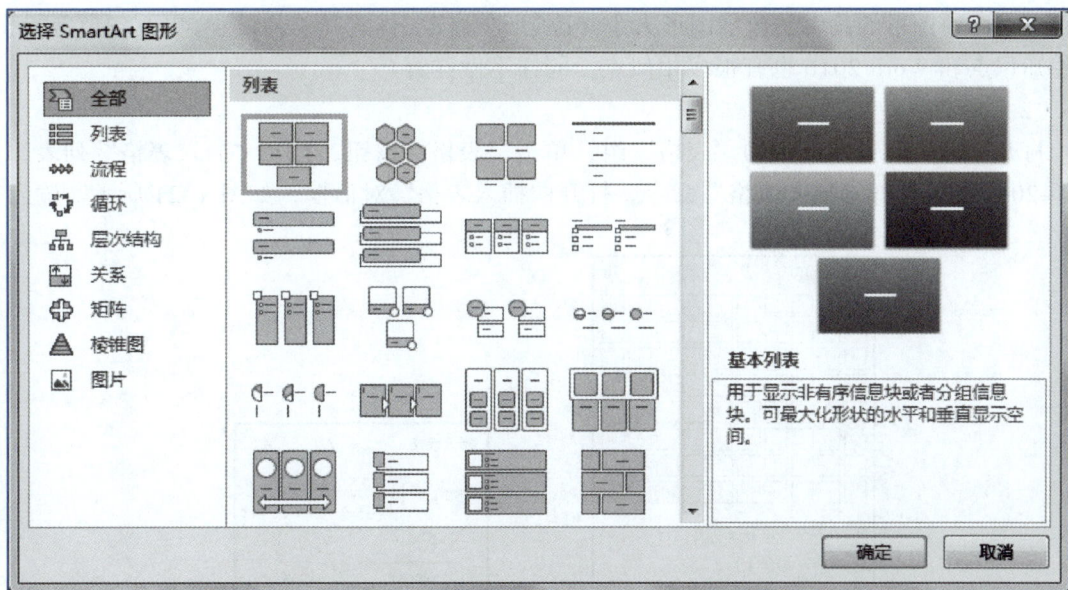

图 4-18　"选择 SmartArt 图形"对话框

SmartArt 图形样式多样，但图形的编辑类似，下面以"列表"中"垂直框列表"为例进行说明。

- 添加图形："垂直框列表"默认有 3 个图形框，用户可以根据需要添加或删除图形框。单击形状，单击 SmartArt 工具"设计"选项卡"创建图形"选项组中的"添加形状"按钮，在当前形状后面插入一个图形框。打开"添加形状"右侧下拉列表，用户可以自由选择"在后面添加形状"或者"在前面添加形状"命令。

- 删除图形：选中需要删除的图形，按 Delete 键。

- 选择形状：单击图形框，选择一个对象；按住 Shift 键，单击图形框，可选择多个对象。

- 添加文本：单击框中"文本处"，添加文本；用户还可以单击 SmartArt 工具"设计"选项卡"创建图形"选项组中的"文本窗格"按钮，打开文本窗格，如图 4-19 所示。在文本窗格中，每个图形框有一个对应文本框，直接在文本窗格中输入文字会反映到图形框中。在原图形中，新插入的图形中没有文本输入点，需要在右键快捷菜单中选择"编辑文本"命令，才能进行文字的输入，而在文本窗格中直接输入即可。

- 修改位置和层次：图形位置的修改包括"上移"或者"下移"。方法是：选择需要移动的图形，单击 SmartArt 工具"设计"选项卡"创建图形"选项组中的"上移"/"下移"按钮。用户还可以改变 SmartArt 图形的层次递进关系，利用单击 SmartArt 工具"设计"选项卡"创建图形"选项组中的"升级"/"降级"按钮可以实现。

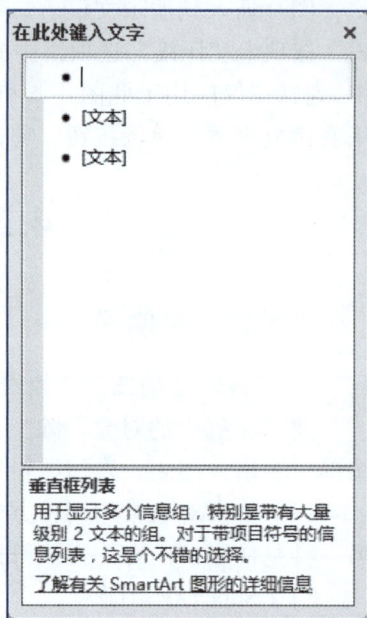

图 4-19   文本输入窗格

SmartArt 图形的编辑还包括图形大小修改，形状修改，样式和排列设置，更改颜色等操作，这些知识点和 Word 2016 也有很多相似点，同样不做详解。

（2）表格

打开"插入"选项卡中的"表格"组，单击"表格"按钮，打开"插入表格"列表，如图 4-20 所示。选择"插入表格"命令，打开"插入表格"对话框，如图 4-21 所示。输入行

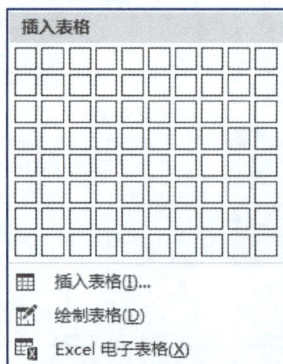

图 4-20   "插入表格"列表   图 4-21   "插入表格"对话框

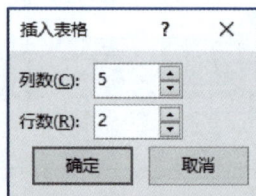

数和列数，单击"确定"命令。也可以在图中拖曳鼠标选择行列创建表格。

插入表格后，可对表格进行编辑，常用的编辑操作有：插入行、列，删除行、列，表格对齐方式、单元格对齐方式设置，行高和列宽调整，行、列的分布，文字方向调整，表格样式设置，边框和底纹等操作。具体编辑方法和 Word 2016 类似，在此不做详解。

（3）图表

单击"插入"选项卡"插图"选项组中的"图表"按钮，打开"插入图表"对话框，如图 4-22 所示。左侧显示内置图表类型，右侧为左侧图表的子图表类型，用户可根据需要选择图表类型，选择完成后单击"确定"按钮。

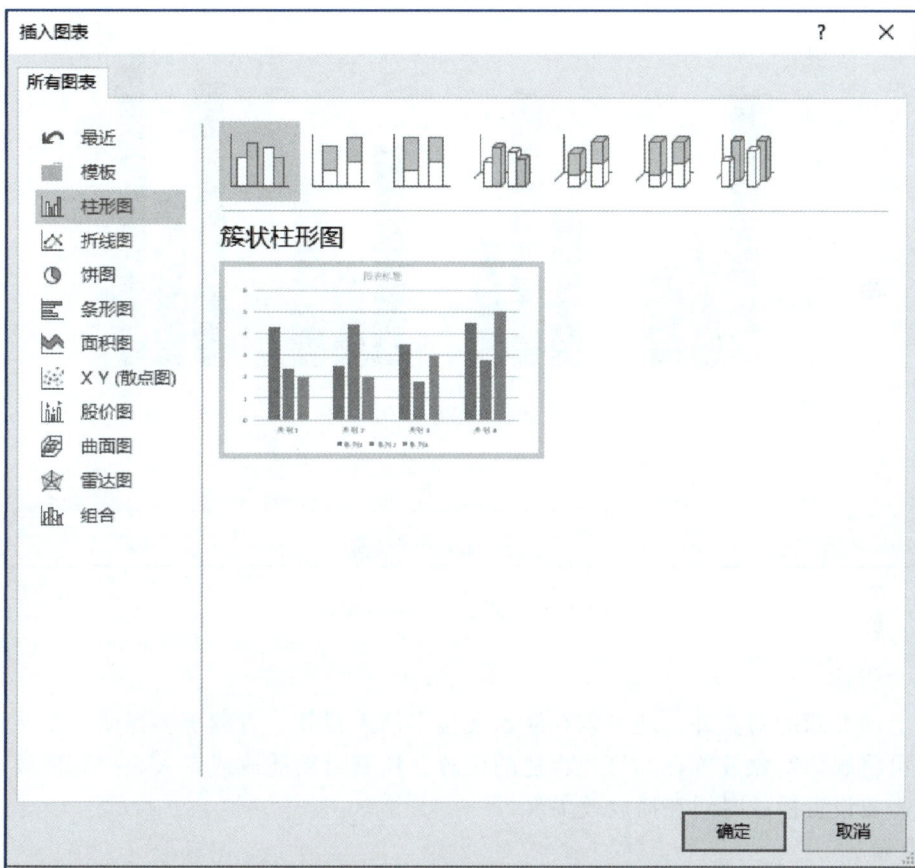

图 4-22　"插入图表"对话框

在插入图表的同时，会弹出一个 Excel 工作表，如图 4-23 所示。以"柱形图"为例，工作表和图表的对应关系为：工作表中第 1 行的"系列 1""系列 2""系列 3"对应图表图例，工作表第 1 列的"类别 1""类别 2""类别 3""类别 4"对应图表分类轴，工作表中的数据大小对应图表中图形的高度。通过拖曳工作表蓝色框线范围，直接修改图表的数据区域。

关闭图表数据表后，单击图表工具"设计"选项卡"数据"选项组中的"编辑数据"按钮，可以重新打开数据表。在图表上右击，在打开的快捷菜单中选择"编辑数据"命令，也可以打开数据表。

演示文稿中图表的其他编辑和 Excel 2016 中图表的编辑类似，在此也不做介绍。

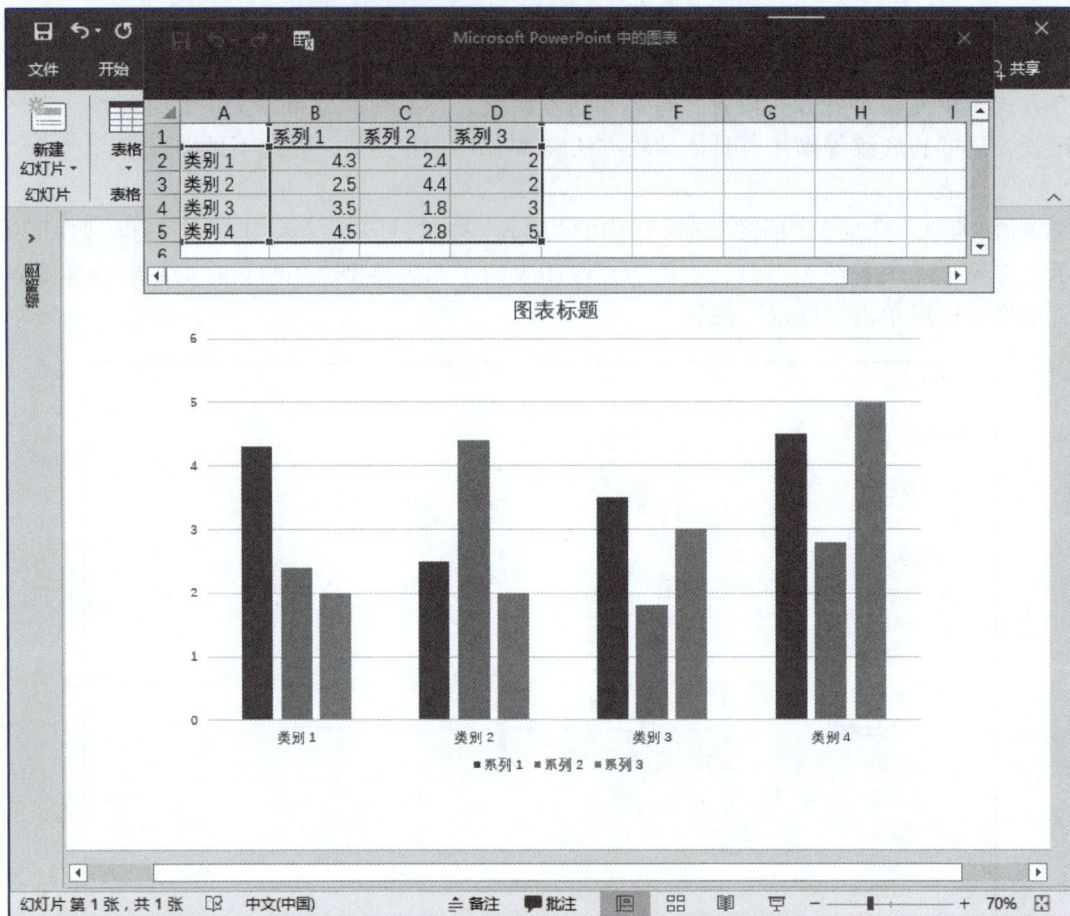

图 4-23　图表和图表数据表

（4）多媒体

除去上面介绍的对象外，还可以在演示文稿中插入视频、音频等多媒体对象。在放映幻灯片时，可将媒体对象放置在幻灯片合适的位置，让其自动播放或者人为控制播放。用户还可以根据需要设置播放时间和播放效果。

1）视频

演示文稿中可以插入来自文件、网络或者剪贴画中的视频文件。

方法：单击"插入"选项卡"媒体"选项组中的"视频"按钮，在下拉列表中选择视频位置。

视频对象插入后，可以设置其播放效果，如视频播放动画启动方式、音量大小、播放时是否全屏、未播放时是否隐藏以及剪辑效果等，如图 4-24 所示。

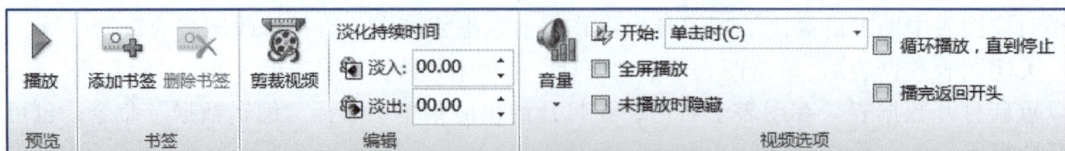

图 4-24　视频播放效果设置

2）音频

演示文稿中也可以插入音频文件，音频可以来自本地文件等。

方法：单击"插入"选项卡"媒体"选项组中的"音频"按钮，在下拉列表中选择"PC上的音频"或者"录制音频"选项。

音频的格式设置与视频类似。在"音频工具"的"播放"选项卡中可以设置音频播放效果，如播放时是否隐藏、是否循环播放等，如图4-25所示。

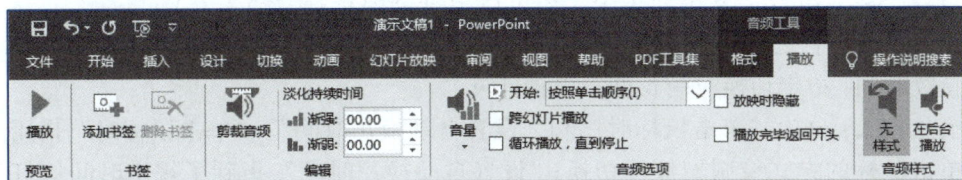

图4-25 音频播放效果设置

2. 幻灯片动画效果设置

幻灯片动画效果是演示文稿设置的重要内容，在幻灯片放映时加入动画既增加了演示文稿的可观赏性，又使得演示文稿引人入胜、吸引观众的注意力，同时可突出重点，达到制作演示文稿的目的。

（1）幻灯片切换

幻灯片的切换效果是指演示文稿放映时，幻灯片进入和离开放映画面时的整体视觉效果，使幻灯片在放映过程中衔接更加自然、生动。方法如下：

① 选择幻灯片。

② 选择"切换"选项卡，单击切换效果右下角的"其他"命令按钮，展开"切换效果"列表，如图4-26所示。幻灯片切换效果分为细微、华丽、动态内容。

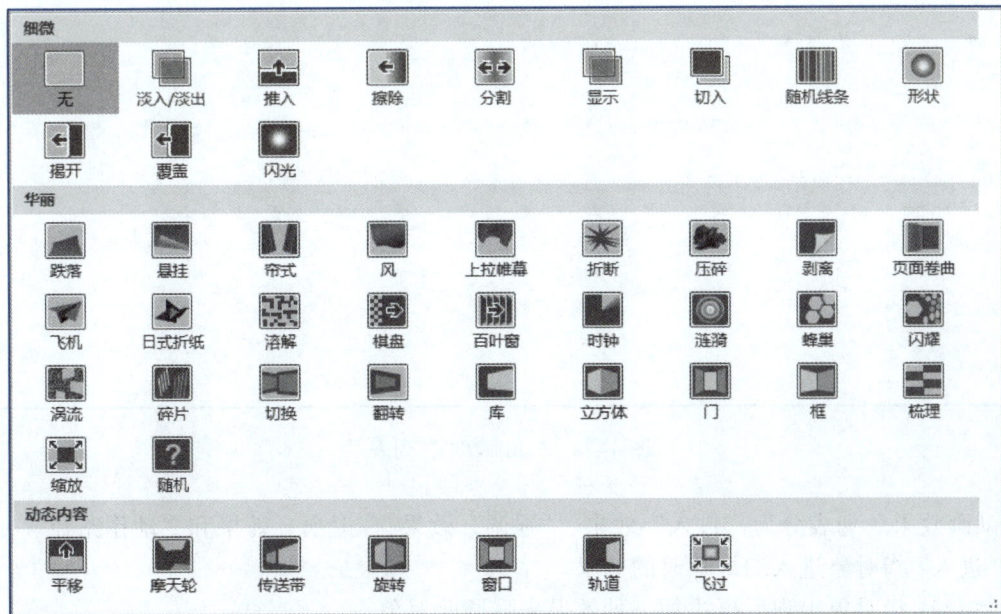

图4-26 "切换效果"列表

每种切换效果对应一组效果选项，单击"效果选项"命令按钮可进行设置。如"显示"对应的"效果选项"如图 4-27 所示。

③ 计时设置。

- 声音：在"计时"组中，单击"声音"右侧的下拉按钮，用户可以在"声音"下拉列表中选择一种声音，也可以选择"其他声音"命令，在本地选择一个声音文件作为切换声音。在"声音"下拉列表中，还可以根据需要选择"播放下一段声音之前一直循环"复选框。

- 持续时间：指定切换时间长度，以秒计算。

- 换片方式：分为"单击鼠标时"和"设置自动换片时间"。"单击鼠标时"指用户通过单击鼠标的方式控制幻灯片切换；"设置自动换片时间"指到了规定时间幻灯片自动切换。如果两个复选框都选中，则以较短时间为先。

- 应用到全部：将演示文稿中所有幻灯片的切换，设置为与当前幻灯片相同的效果。

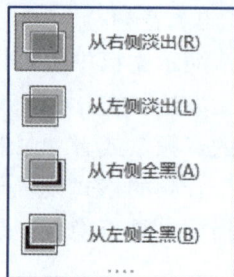

图 4-27　"显示"效果选项

（2）自定义动画

自定义动画可以使幻灯片中的对象按一定的规则和顺序运动起来，赋予它们进入、退出、大小或颜色的改变、移动等视觉效果，突出重点、吸引观众注意力，使放映过程生动有趣。方法如下：

① 选择幻灯片中某对象。

② 选择"动画"选项卡，单击"动画"组中动画效果右下角的"其他"命令按钮，打开"动画效果"列表，如图 4-28 所示。

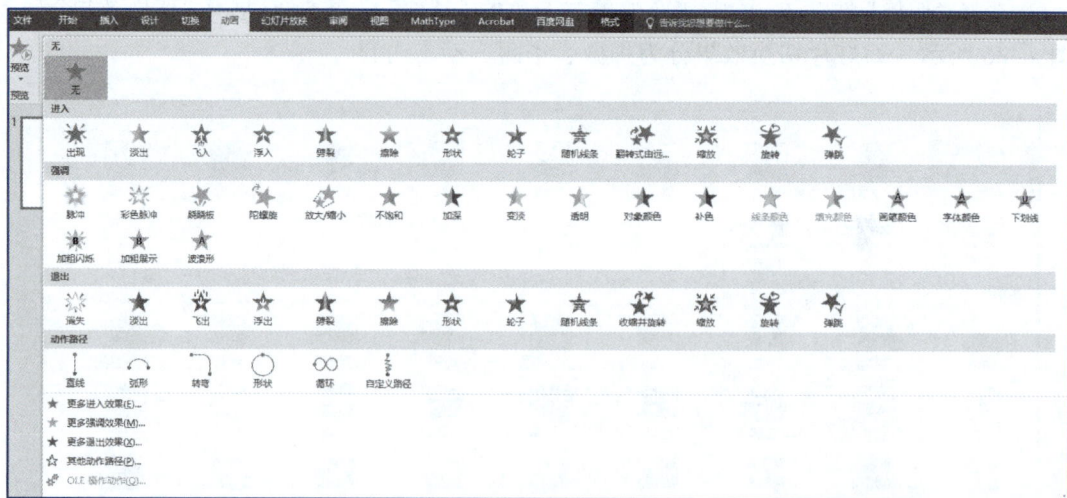

图 4-28　"动画效果"列表

"动画效果"列表分为"进入"效果、"强调"效果、"退出"效果和"动作路径"。

- 进入：指对象进入幻灯片时的效果。

- 强调：指对象出现后再添加一种效果来强调此对象。

- 退出：指对象离开幻灯片时的效果。

- 动作路径：指对象按照某种路径移动。

用户可以单击"更多进入效果"命令按钮，在"更改进入效果"对话框中，展开更多效果以备选择应用，如图 4-29 所示。同幻灯片切换效果设置相同，每种动画效果也对应一种效果选项，单击"效果选项"命令按钮，打开"效果选项"列表框，如"百叶窗"对应的"效果选项"如图 4-30 所示。

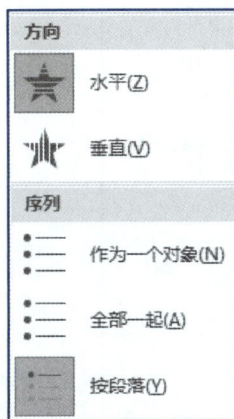

图 4-29　"更改进入效果"对话框　　　图 4-30　"百叶窗"效果选项

③ 计时。

- 开始：动画的触发方式，分为"单击时""与上一动画同时""上一动画之后"3 种触发方式。

  "单击时"：单击鼠标播放对象的动画效果。

  "与上一动画同时"：和上一动画同时播放动画效果。

  "上一动画之后"：上一动画播放之后即开始播放该动画效果。

- 持续时间：动画的播放时长，以秒计时，可单击上、下箭头按钮或输入数字调整时长。

- 延迟：经过几秒后播放动画。

④ 高级动画。

- 添加动画：每个对象可以有多个效果设置。单击"高级动画"组中的"添加动画"命令按钮，打开如图 4-28 所示的"动画效果"列表，再为当前对象添加其他的动画效果。

- 动画刷：如果想将某对象设置成与已有对象相同的动画效果，可以使用"动画刷"来实现。"动画刷"可以复制已有的动画效果，选中幻灯片已有对象，选择"动画刷"命令，再单击另外的对象，则此动画应用到另外对象上。如果需要复制到多个对象上，则可以双击"动画刷"按钮完成多次复制。

● 动画窗格：通过动画窗格可以观察当前对象的动画设置情况，可以方便地调整动画效果选项和动画顺序。单击"动画窗格"命令按钮，打开"动画窗格"任务窗格，如图 4-31 所示。单击"动画"组右下角的"显示其他效果选项"按钮，打开"劈裂"效果选项对话框，如图 4-32 所示。"劈裂"对话框中包括"效果""计时""正文文本动画"3 个选项卡，可以对效果进行详细的设置。所选动画效果不同，"效果选项"对话框中的选项也不尽相同。

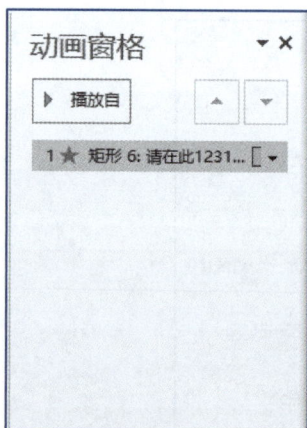

图 4-31　"动画窗格"任务窗格

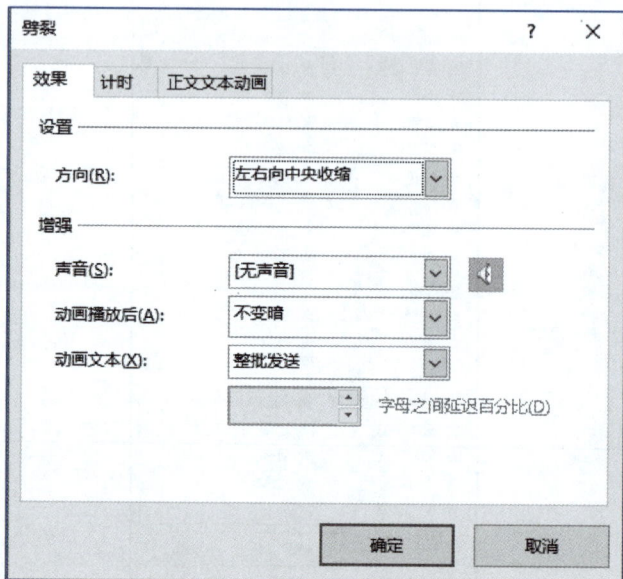

图 4-32　"劈裂"效果选项对话框

● 动画顺序调整：如果一张幻灯片中有多个动画效果，有时需要调整动画顺序。在"动画窗格"中选中需要调整顺序的动画，单击窗格下方的 ⬆ 或者 ⬇ 按钮，可向上或向下调整动画顺序。单击"计时"组中的"向前移动"或"向后移动"命令按钮也可以实现动画顺序的调整。

⑤ 动画播放。

单击"动画"选项卡"预览"选项组中的"预览"按钮，或者选择"动画窗格"中的"播放"命令，可以观察动画设置的效果。

4.2.2　案例实现

本任务编辑"无菌技术操作流程 .pptx"演示文稿，包括插入特殊对象并设置格式，设置对象的动画效果等知识点，最终效果如图 4-33 所示。

本任务包括以下操作步骤。

步骤 1：特殊对象的插入

（1）形状

打开第 2 张幻灯片，单击"插入"选项卡"插图"选项组中的"形状"按钮，在下拉列表中选择"标注"中的"对话气泡：矩形"，绘制一个矩形。选择"格式"选项卡"形状

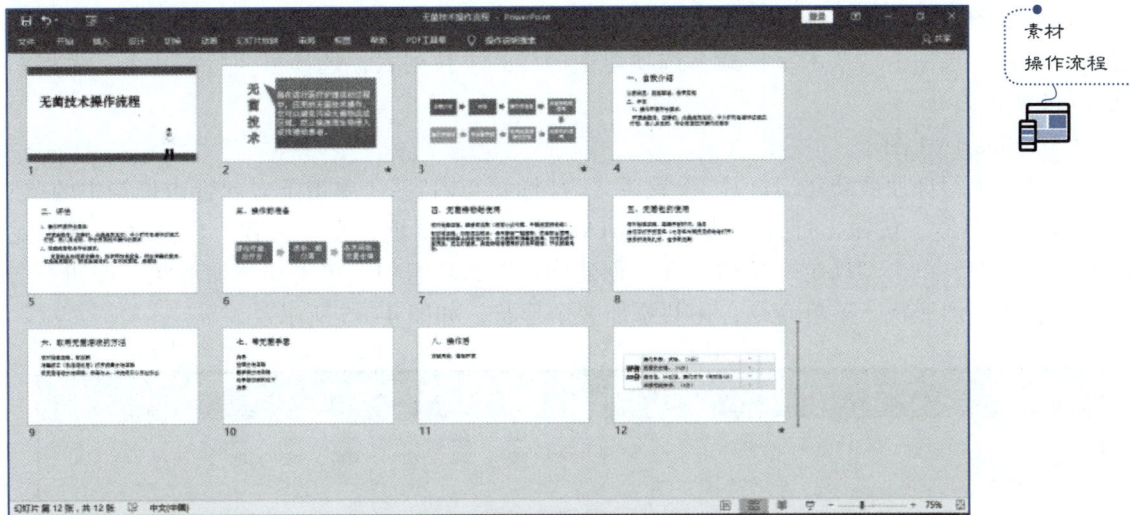

图 4-33 任务最后效果

样式"选项组中的"主题样式"下拉列表,选择"强烈效果-蓝色,强调颜色 1"。选择"格式"选项卡,在"大小"选项组中设置形状高 14 厘米和宽 20 厘米,如图 4-34 所示。右击形状,在弹出的菜单中选择"编辑文字"命令,输入相关文字,如图 4-34 所示,设置文本为黑体,44 磅。

（2）文本框

在第 2 张幻灯片左侧插入一个竖排文本框。

在文本框中输入文字"无菌技术",设置文本为华文中宋,72 磅。

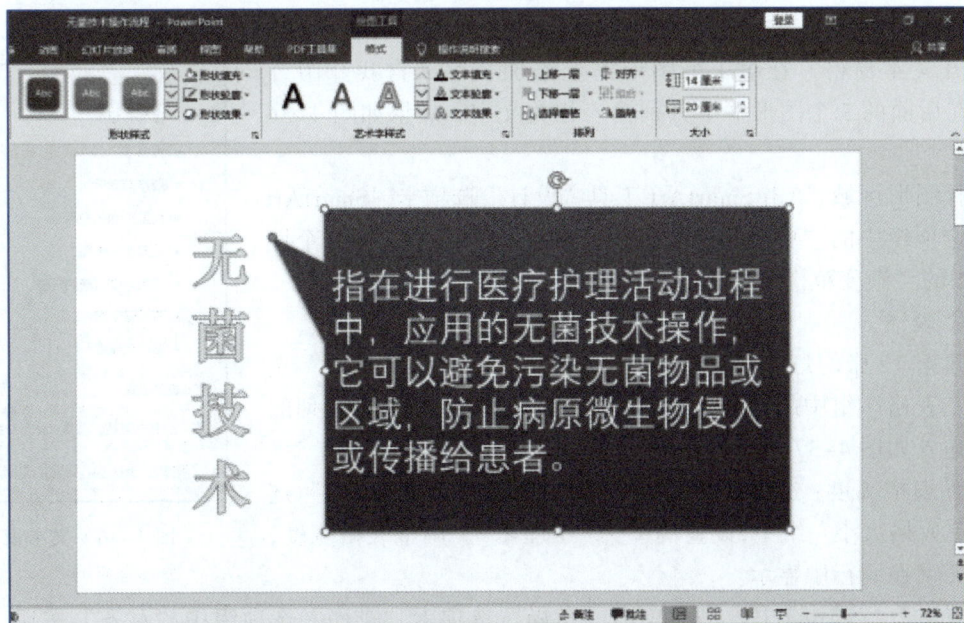

图 4-34 形状编辑

选择绘图工具"格式"选项卡，在"大小"选项组中设置文本框高 14 厘米和宽 5 厘米。打开"格式"选项卡"艺术字样式"选项组中的样式下拉列表，选择第 4 行第 4 个，效果如图 4-34 所示。

（3）SmartArt 图形

在第 2 张幻灯片后新建幻灯片，设置版式为"标题与内容"。单击下方内容占位符中的"插入 SmartArt 图形"按钮，打开"选择 SmartArt 图形"对话框，在"流程"中选择"基本蛇形流程"类型，单击"确定"按钮。在"创建图形"选项组中，单击"添加形状"按钮，选择"在后面添加形状"菜单命令，一共添加 8 个形状，如图 4-35 所示。

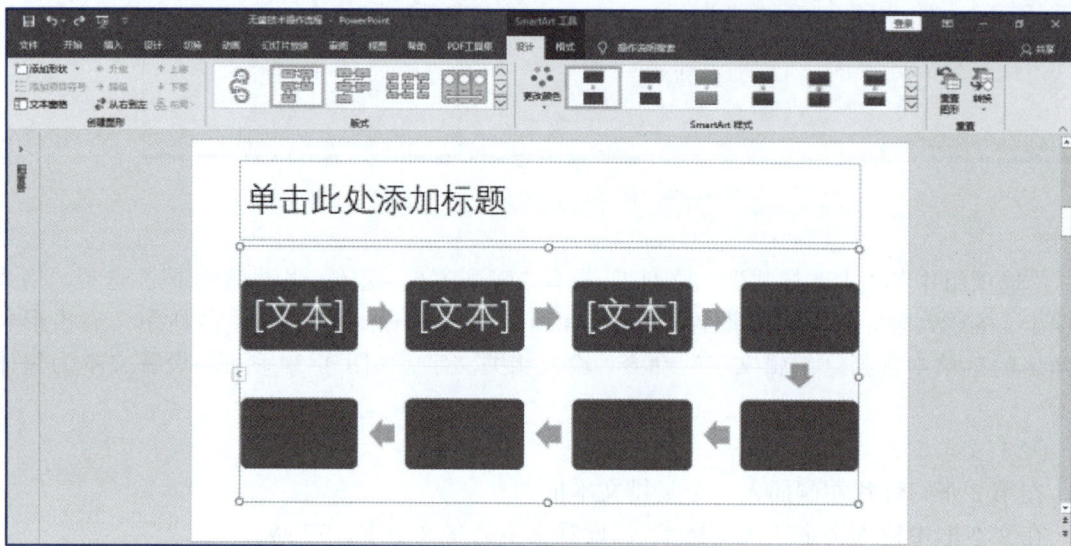

图 4-35　插入 SmartArt 图形

打开文本窗格，在第 1 个图形框处添加文字"自我介绍"。同理，在后面的 7 个图形框中分别输入相关文字，效果如图 4-36 所示。

选择图形区域，单击 SmartArt 工具"设计"选项卡"SmartArt 样式"选项组中的"更改颜色"按钮，在下拉列表中选择"个性色 1"中的"渐变范围 – 个性色 1"选项。

（4）表格

新建第 12 张幻灯片，设置版式为"空白"。单击"插入"选项卡中"表格"组中的"插入表格"按钮，插入一个 4 行 4 列的表格。输入如图 4-37 所示的内容。

设置表格高度：选中表格各行，在"表格工具""布局"选项卡"单元格大小"组中，设置高度为"7 厘米"。调整表格宽度，使所有文字在一行中显示。

设置对齐方式：选中表格，单击"布局"选项卡"排序"选项组中"对齐"按钮，在弹出的下拉列表中选择"上下居中"命令，设置表格"相对于幻灯片""上下居中"；单击"对

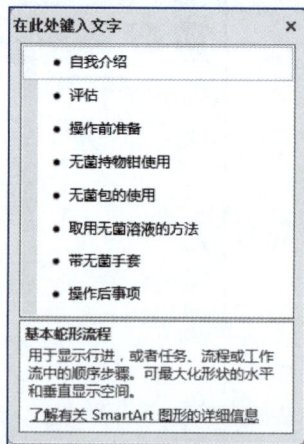

图 4-36　文本窗格

齐方式"选项组中的"垂直居中"▤按钮，设置文字垂直居中对齐。

步骤2：幻灯片动画设置（自定义动画）

选择第2张幻灯片，单击左侧文本占位符，选择"形状"效果，在"效果选项"中选择方向中的"放大"、形状中的"方框"和序列中的"作为一个对象"。

评价 20分	操作熟练，流畅。（5分）	5
	无菌观念强。（5分）	5
	整体性、计划性、操作时间（每项各2分）	6
	掌握相关知识。（4分）	4

图4-37 输入表格内容

单击右侧的形状，打开"动画"选项卡，在"动画"组中选择"进入"选项组中的"飞入"效果，单击"效果选项"按钮，打开下拉列表，如图4-38所示，选择方向中的"放大"，其他效果采用默认设置。在"计时"选项组中，选择"上一动画之后"开始，持续时间为"01.00"，延时"00.25"。

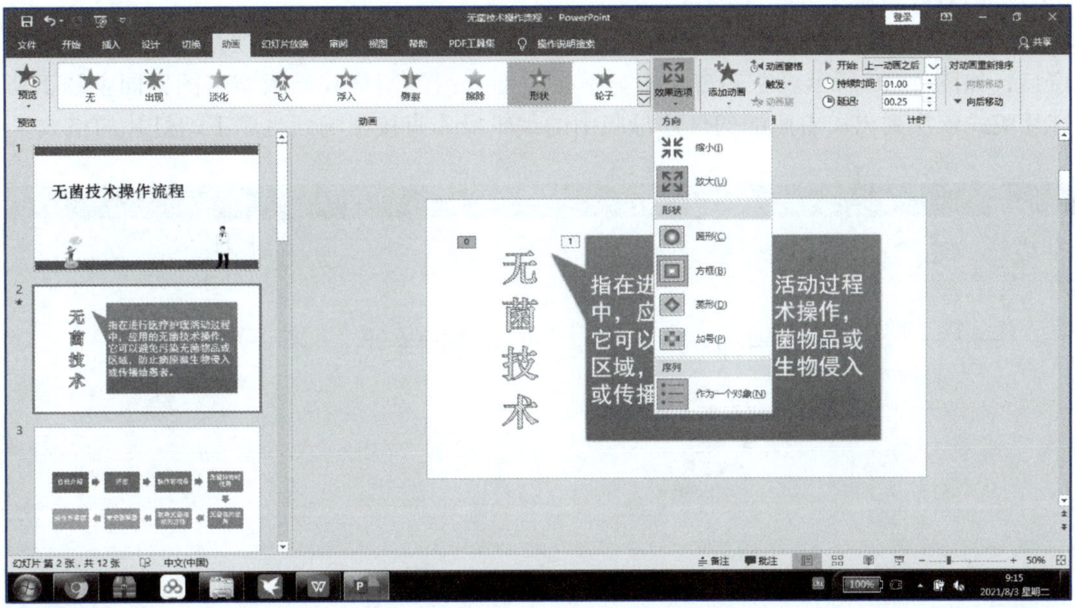

图4-38 第2张幻灯片动画效果设置

第3张幻灯片：单击SmartArt图形，在"动画"下拉列表中选择"进入"选项组中的"出现"效果，单击"效果选项"按钮，打开下拉列表，选择序列中的"逐个"选项。

第12张幻灯片：设置表格为"进入"效果中的"浮入"选项，方向为"上浮"，持续时间为"01.00"，其他效果采用默认设置，如图4-39所示。

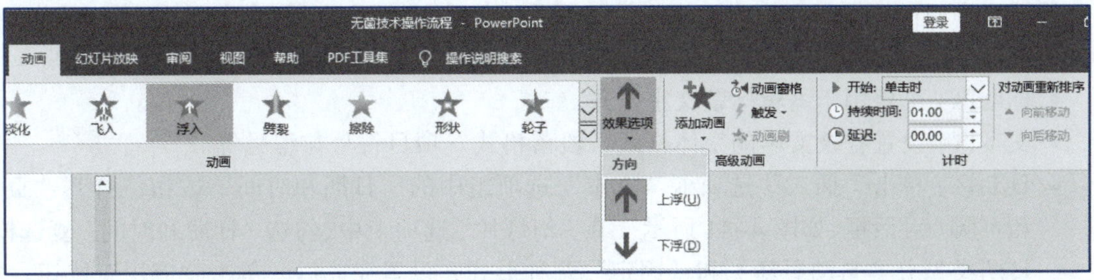

图4-39 动画效果

4.3　制作感冒药品展示

4.3.1　案例分析

1. 幻灯片母版

演示文稿通常具有统一的外观和风格，以体现用户的信息等，通过设计、制作和应用幻灯片母版可以快速实现这一要求。母版控制了文本的字体格式、项目符号、幻灯片背景、占位符格式和页脚等。通过母版设置，可以更改所有幻灯片的格式。

PowerPoint 2016 中，母版分为幻灯片母版、讲义母版和备注母版。

（1）幻灯片母版

单击"视图"选项卡"母版视图"选项组中的"幻灯片母版"按钮，打开幻灯片母版编辑窗口，如图 4-40 所示。左侧窗格中显示按主题分组的幻灯片母版缩略图，同主题下所有幻灯片版式依次列出。右侧的幻灯片母版中的编辑操作直接影响同主题下幻灯片的格式。

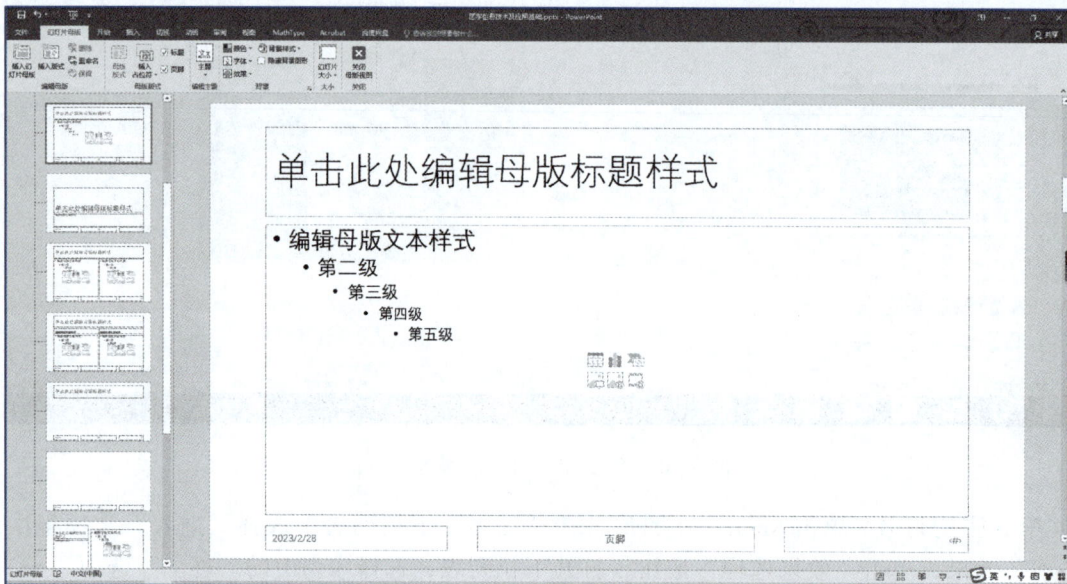

图 4-40　"幻灯片母版"视图

幻灯片母版由标题区、文本区、日期区、页脚区和编号区组成。幻灯片母版主要对这些占位符进行编辑。

- 标题区：主要用于编辑标题文字格式。
- 文本区：设置各级文本的字体格式、段落格式、项目符号与编号等。
- 日期区：单击"插入"选项卡"文本"选项组中的"日期和时间"按钮，打开"页眉和页脚"对话框，如图 4-41 所示。在"幻灯片"选项卡中，勾选"日期和时间"复选框，日期类型分"自动更新"和"固定"两种形式，设置完成后，单击"应用"按钮。
- 页脚区：单击"插入"选项卡"文本"选项组中的"页眉和页脚"按钮，同样打开如图 4-41

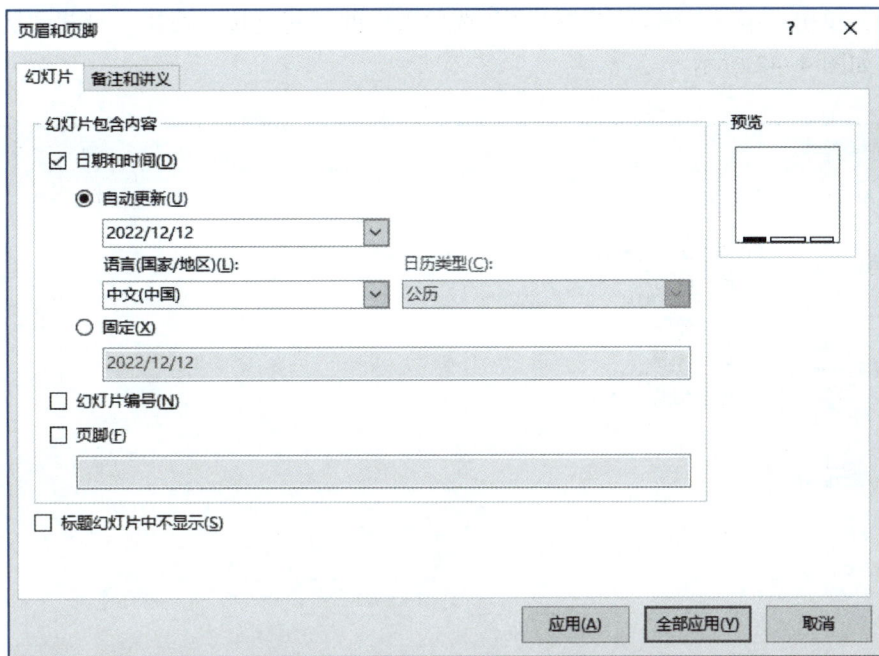

图 4-41 "页眉和页脚"对话框

所示的对话框。勾选"页脚"复选框,在下面的文本框中输入页脚内容,单击"应用"按钮。

- 编号区:同理,单击"插入"选项卡"文本"选项组中的"编号"按钮,打开如图 4-41所示的对话框。勾选"幻灯片编号"复选框,单击"应用"按钮,为幻灯片添加编号。

日期和时间、页脚和编号的插入,不仅可以在母版中设置,同样在普通视图下的"插入"选项卡中单击相应的按钮,也可以打开如图 4-41 所示的对话框。

除对幻灯片母版中已有占位符编辑外,在母版中还可以插入其他对象,如文本框、图片等。

幻灯片母版编辑完成后,单击图 4-40 中的"关闭母版视图"按钮或者选择右下角视图切换按钮,退出幻灯片母版的编辑。

(2)讲义母版

讲义母版用来控制幻灯片以讲义形式打印的格式,如页面设置、讲义方向、幻灯片方向、每页幻灯片数量,是否添加页眉、页脚、页码和日期等。

(3)备注母版

备注母版设置备注页的格式,如页面设置、备注页方向、幻灯片方向等,是否在备注页中添加页眉、页脚、页码、日期、幻灯片图像和正文等。

2. 超链接的设置

演示文稿在播放时,默认效果是按照幻灯片的先后顺序进行播放。如果想更改幻灯片的放映顺序,可采用创建超链接的方法。超链接功能可以实现幻灯片、Office 文件、网页之间的跳转。超链接功能可增强演示文稿的人机交互性,使幻灯片的放映更加灵活。

(1)为对象设置超链接

对幻灯片中的图片、文本、形状等对象可以设置超链接,方法如下:

选择对象后，单击"插入"选项卡"链接"选项组中的"超链接"按钮，打开"插入超链接"对话框，如图 4-42 所示。

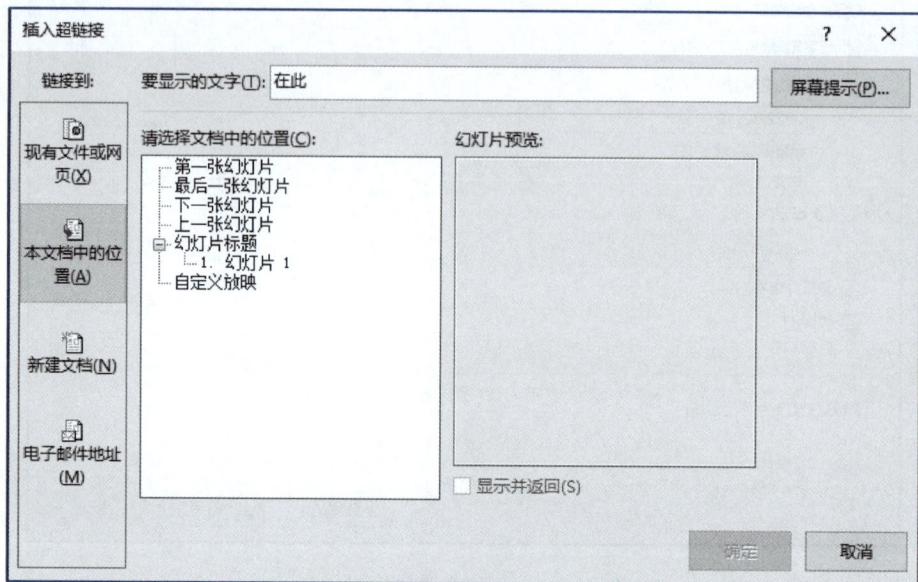

图 4-42 "插入超链接"对话框

左侧的"链接到"选项区域说明如下。

● 现有文件或网页：可以链接到某个文件或者网页。

● 本文档中的位置：链接到演示文稿中的某张幻灯片。

● 新建文档：链接到新建的 Office 文件。

● 电子邮件地址：链接到某一电子邮件地址。

单击"确定"按钮，完成超链接的插入。幻灯片放映时，会看到对象上有手型标志提示超链接位置。

对文本等对象设置超链接后，一般情况下会发生颜色变化并且添加下画线，该特性是在主题颜色中定义的。

超链接也可以在右键菜单中进行设置。在插入超链接后，如果用户想重新编辑链接属性，可直接在对象上右击，在弹出的快捷菜单中选择"超链接……"命令，重新进行设置即可。同样，用户可以根据需要删除超链接。

（2）设置动作按钮

PowerPoint 提供了一组具有超链接性能的形状图形，称为动作按钮。在幻灯片放映时，通过这些按钮在不同幻灯片之间进行跳转，利用单击或移动鼠标操作实现对象超链接，具体设置方法如下：

① 选择需要设置超链接的幻灯片。

② 单击"插入"选项卡"插图"选项组中的"形状"按钮，打开"形状"下拉列表，如图 4-43 所示。在最下方的"动作按钮"区中选择需要的动作按钮，在幻灯片中的合适位置，按下鼠标左键拖曳画出图形。

③ 在画完图形的同时，打开"操作设置"对话框，如图 4-44 所示。

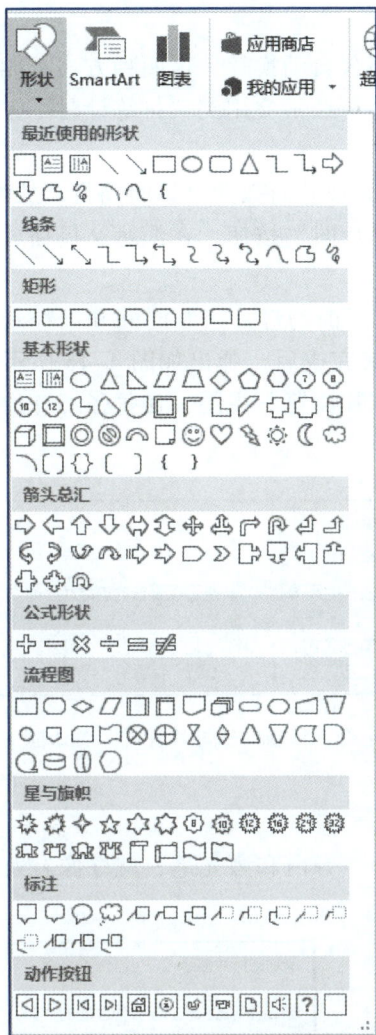

图 4-43 "形状"下拉列表　　　　图 4-44 "操作设置"对话框

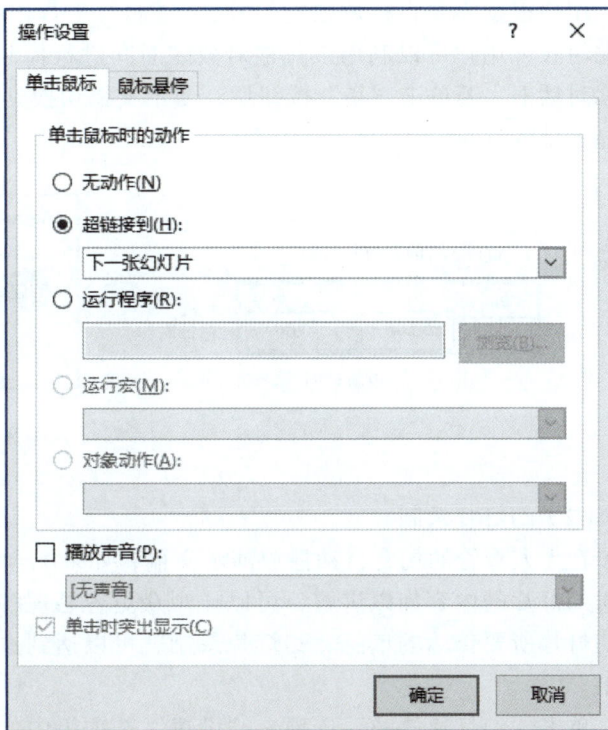

"操作设置"对话框中包含"单击鼠标"和"鼠标悬停"两个选项卡。"单击鼠标"是指鼠标单击动作按钮时实现超链接的跳转；"鼠标悬停"是指鼠标在动作按钮处移过时的动作。

"操作设置"对话框中可以设置的内容主要有"超链接到""运行程序""播放声音"等选项。用户可以在"超链接到"下方的下拉列表中选择跳转目的地，包括演示文稿中的幻灯片、文件或者 URL 地址。

④ 单击"确定"按钮，为动作按钮设置超链接。

动作按钮的其他属性同形状，如大小、颜色、样式等，可以在"绘图工具"的"格式"选项卡中进行设置。

（3）为对象设置动作

除有特定的动作按钮外，用户还可以为幻灯片上的其他对象设置动作。设置动作后，对象会像动作按钮一样实现超链接的跳转，此处不再详解。

3. 幻灯片放映方式的设置

（1）排练计时

在幻灯片切换时可以设置手动换片，也可以设置每隔多久自动换片。这两种方式不能细化到幻灯片中的每个对象，应用效果不强。在幻灯片放映时，经常会用到"排练计时"方式设置幻灯片的自动放映。

排练计时是提前排练记录每张幻灯片的显示时间，在正式放映时按照排练时间自动放映。

单击"幻灯片放映"选项卡"设置"选项组中的"排练计时"按钮，在演示文稿播放的同时显示"录制"工具栏，如图 4-45 所示。

用户根据需要自行放映幻灯片，"录制"工具栏中显示当前幻灯片录制时间和已经录制的总时长，用户可以利用工具栏对放映时间进行控制。放映完成后，弹出如图 4-46 所示的提示对话框，若单击"是"按钮后，演示文稿切换到"幻灯片浏览"视图，在每张幻灯片下方显示排练时间。

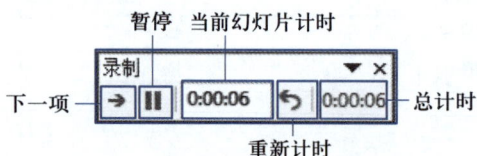

图 4-45　"录制"工具栏

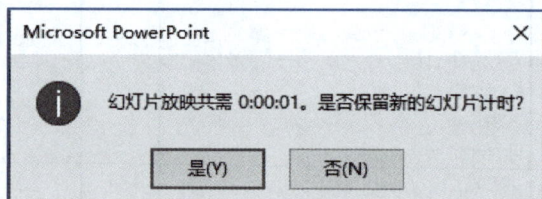

图 4-46　"是否保留新的幻灯片计时"对话框

（2）幻灯片录制

在无人看管的场合自动播放演示文稿，如果配合上动画、旁白和激光笔，就好像有人当面对幻灯片的内容加以讲解，可以让观众更容易理解和接受幻灯片所要传达的信息。幻灯片录制就可以达到这样的效果。

单击"幻灯片放映"选项卡"设置"选项组中的"录制幻灯片演示"按钮，打开下拉列表，有"从当前幻灯片开始录制"和"从头开始录制"两个选项。单击任意选项，弹出"录制幻灯片演示"对话框，如图 4-47 所示。录制幻灯片时，可以勾选"幻灯片和动画计时"和"旁白和激光笔"两个复选框，单击"开始录制"按钮，进入录制。

图 4-47　"录制幻灯片演示"对话框

用户在录制时，可以像正式演讲一样，播放幻灯片、录制旁白，以及在必要处使用激光笔。这些操作都会被记录下来，以备幻灯片自动播放时使用。

录制过程和排练计时相似，录制完成后，演示文稿会自动切换到幻灯片浏览视图下，每张幻灯片下方显示录制时间。

（3）自定义放映

用户可以根据需要在当前演示文稿中选择部分幻灯片或者重新设置幻灯片顺序自定义放映。

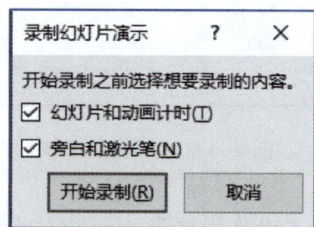

单击"幻灯片放映"选项卡"开始放映幻灯片"选项组中的"自定义幻灯片放映"按钮,在下拉列表中选择"自定义放映"选项,打开"自定义放映"对话框,如图4-48所示。单击"新建"按钮,打开"定义自定义放映"对话框,如图4-49所示。

在左侧窗口中选择所需幻灯片,单击"添加"按钮,将其添加到右侧的"在自定义放映中的幻灯片"窗口中。通过对话框右侧的上下箭头,可以调整自定义幻灯片顺序,为自定义放映命名后,单击"确定"按钮。

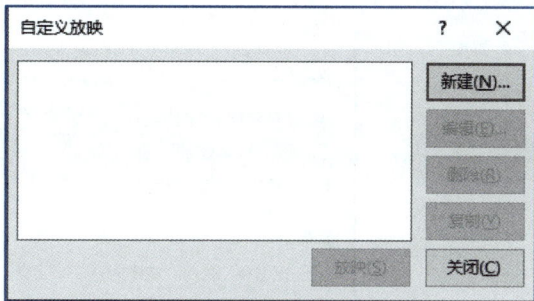

图 4-48 "自定义放映"对话框

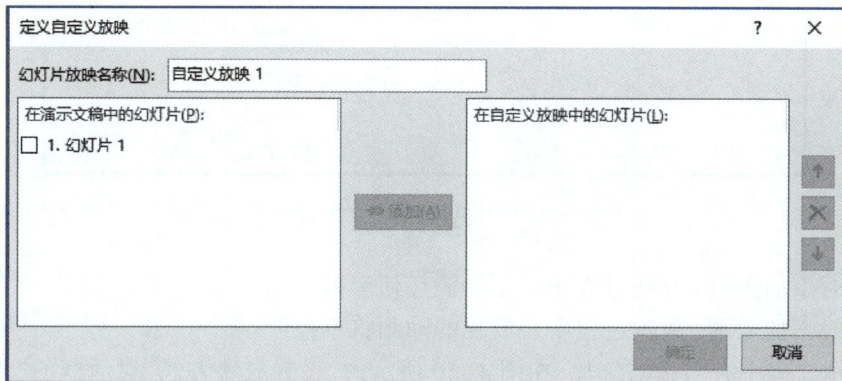

图 4-49 "定义自定义放映"对话框

在"自定义放映"对话框中,可对已有的自定义放映进行编辑、删除或复制,单击右下角的"放映"按钮,可观看"自定义放映"的效果。

(4)放映方式

幻灯片放映时,根据使用者的不同,可设置不同的放映方式以满足不同的需求。单击"幻灯片放映"选项卡"设置"选项组中的"设置幻灯片放映"按钮,打开"设置放映方式"对话框,如图4-50所示。

① 演示文稿的"放映类型"有3种:

- 演讲者放映(全屏幕):全屏形式显示。由播放者控制幻灯片放映的进度、速度和动画出现的效果,可以实现手动或者自动换片。
- 观众自行浏览(窗口):演示文稿在小窗口播放。观众可以利用状态栏中的"上一张""下一张"或者"菜单"按钮浏览幻灯片播放效果,还可以对幻灯片进行复制和编辑操作。
- 在展台浏览(全屏幕):采用全屏形式展台播放。自动循环放映,按Esc键退出放映。只保留鼠标指针,适合无人看管的场合。

② "放映选项"也有3种情况:

- 循环放映,按Esc键终止:放映演示文稿时,最后一张幻灯片放映完毕,自动回到第一张幻灯片重新放映,直到按Esc键终止放映。

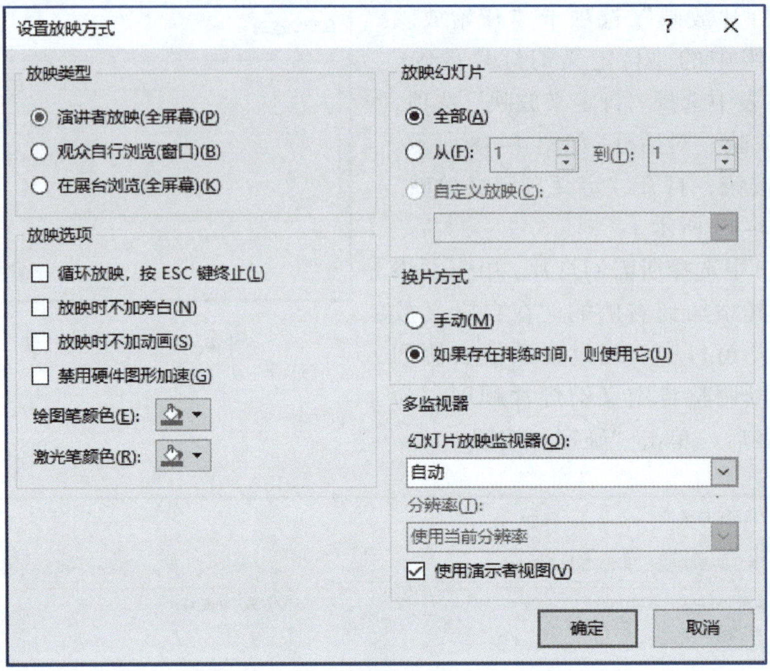

图 4-50　"设置放映方式"对话框

- 放映时不加旁白：放映过程中，不播放任何旁白。
- 放映时不加动画：放映过程中，设置的动画将不播放。

一个演示文稿中有多张幻灯片，在图 4-50 所示的"设置放映方式"对话框的"放映幻灯片"选项组中可以设置哪些幻灯片需要进行播放，用户可以选择全部幻灯片、从第几张开始到第几张结束或者选择自定义放映。

演示文稿放映的换片方式可以选择"手动"或者"如果存在排练时间，则使用它"中的一种形式。

（5）幻灯片放映

演示文稿创建完成后，或者在创建过程中为了查看整体效果，用户需要放映演示文稿。

① 常见的幻灯片放映有以下几种方法：

- 单击"幻灯片放映"选项卡"开始放映幻灯片"选项组中的"从头开始"/"从当前幻灯片开始"按钮。
- 单击视图切换按钮中的"幻灯片放映"🖵按钮，从当前幻灯片开始放映。
- 按 F5 键从头开始放映，按 Shift+F5 组合键从当前幻灯片开始放映。

② 在幻灯片放映过程中，对于一些重点内容，演讲者可以在幻灯片上做勾画以引起观看者的注意。PowerPoint 提供了"画笔"的功能。

在放映时，单击屏幕右下角的 ✐ 按钮，或者在幻灯片上右击，在弹出的快捷菜单中选择"指针选项"命令，弹出级联菜单，如图 4-51 所示。

关于"画笔"的主要命令介绍如下：

- "激光笔"：红色圆圈突出显示鼠标指针。
- "笔"：细线。

- "荧光笔"：为文字涂上荧光，突出显示。
- "墨迹颜色"：修改画笔颜色。
- "橡皮擦"：清除画笔颜色线。
- "擦除幻灯片上的所有墨迹"：清除当前幻灯片上所有画笔颜色线，恢复幻灯片原样。

幻灯片放映时，在如图 4-51 所示的快捷菜单中，用户可通过选择"上一张"/"下一张"选项浏览幻灯片，也可以快速定位到其他幻灯片。

4. 演示文稿的打印和打包

演示文稿制作完成后，用户可以根据需要打印和打包。

（1）演示文稿的打印

选择"文件"选项卡中的"打印"命令，进行打印设置。用户可以选择打印份数、打印范围。在如图 4-52 所示的窗口中，可以选择不同幻灯片内容，讲义以何种形式打印等。

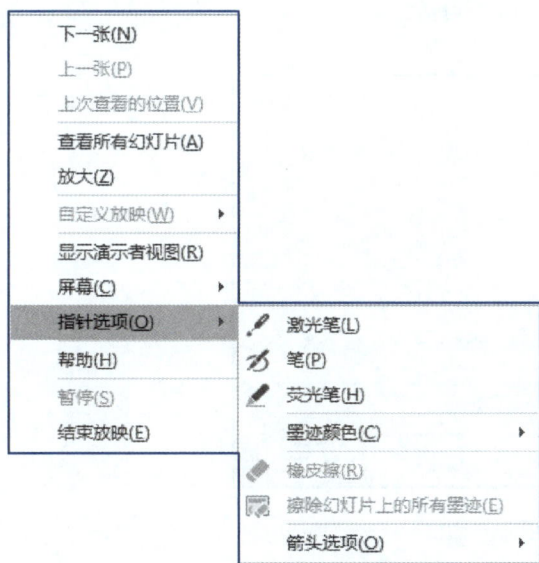

图 4-51　"指针选项"级联菜单　　　　　　图 4-52　"打印选项"窗口

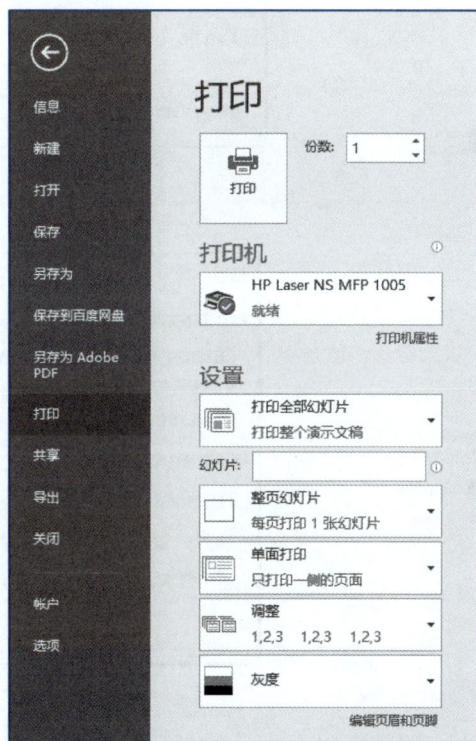

（2）演示文稿的打包

制作完成的演示文稿可以在其他计算机上放映，为保证演示文稿的放映效果，必须将其涉及的超链接文件或者插入音频、视频文件同时放置在演示计算机上。另外，保证演示文稿能够播放，一般需要演示计算机上安装 PowerPoint 2016 软件，这就为演示文稿的传播设置了障碍，而通过演示文稿的打包可以解决以上问题。

1）打包演示文稿的具体步骤如下。

① 选择"文件"选项卡中的"导出"命令，在打开的视图中依次单击"将演示文稿

打包成 CD"→"打包成 CD"按钮，打开"打包成 CD"对话框，如图 4-53 所示。

② 单击"选项"按钮，打开"选项"对话框，如图 4-54 所示。在"选项"对话框中，通过勾选复选框，可以将演示文稿涉及的"链接的文件"和"嵌入的 TrueType 字体"同时打包，以保证演示时超链接和字体正常显示。

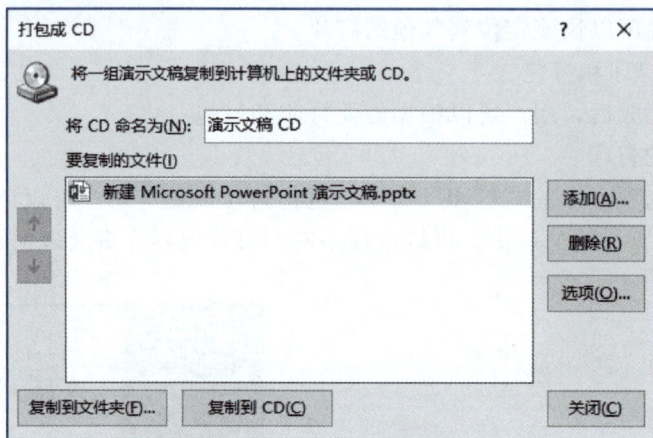

图 4-53 "打包成 CD"对话框

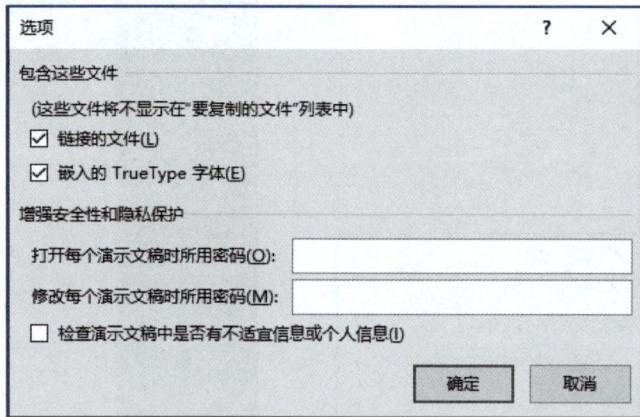

图 4-54 "选项"对话框

为了增强演示文稿的安全性，可以设置打开和修改演示文稿的密码，以保护隐私，还可以检查是否含有不适宜的信息或者个人信息。

③ 单击"确定"按钮，返回图 4-53 所示的对话框。用户可以添加多个文件并改变幻灯片的顺序。

④ 单击"复制到文件夹"按钮，可将演示文稿及其他关联内容打包到指定文件夹中；单击"复制到 CD"按钮，则打包到光盘中。

2）运行打包文件。

打包完成的 CD 具有自动播放功能，打包完成的文件夹需要用户手动选择文件打开播放。

4.3.2 案例实现

本任务编辑"感冒药品展示.pptx"演示文稿，包括编辑幻灯片母版，设置超链接，设置幻灯片放映等知识点，最终效果如图 4-55 所示。

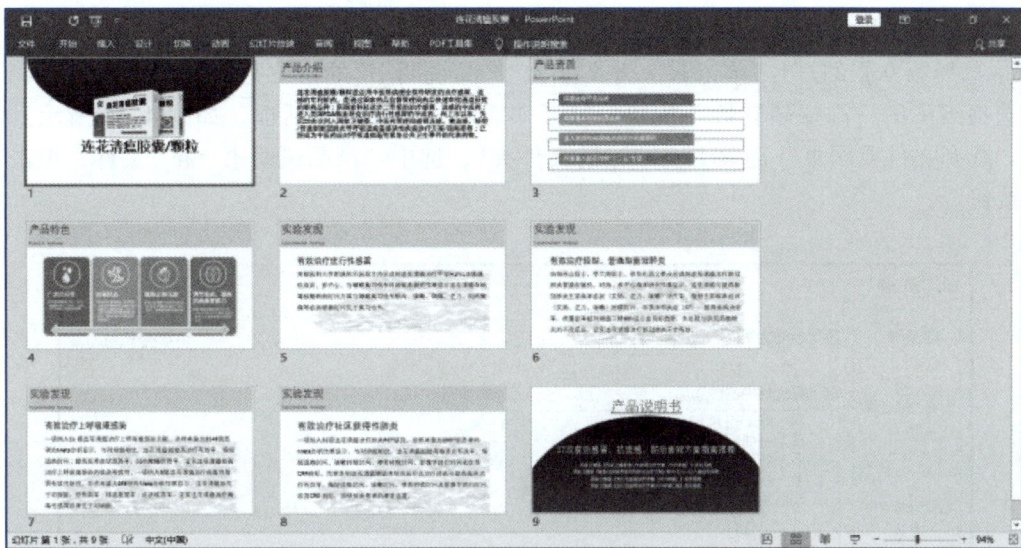

图 4-55 任务最后效果

本任务包括以下操作步骤。

步骤 1：设置幻灯片母版

单击"视图"选项卡"母版视图"选项组中的"幻灯片母版"按钮，打开幻灯片母版视图。

（1）插入日期和时间、编号

选择左边窗格编号为"1"的"幻灯片母版"，单击"插入"选项卡"文本"选项组中的"日期和时间"按钮，打开"页眉和页脚"对话框，在"幻灯片"选项卡中，勾选"日期和时间"复选框，选中"自动更新"单选按钮，打开下拉文本框，选择"×年×月×日星期×"形式；再勾选"幻灯片编号"和"标题幻灯片中不显示"复选框，单击"全部应用"按钮。

（2）幻灯片编号起始值

单击"幻灯片母版"选项卡"大小"选项组中的"幻灯片大小"按钮，选择菜单中的"自定义幻灯片大小……"选项，打开"幻灯片大小"对话框，设置"幻灯片编号起始值"从"1"开始，如图 4-56 所示，单击"确定"按钮。

（3）占位符格式

选择版式为"标题与内容"的母版，选中标题占位符，选择"格式"选项卡"形状样式"选项组

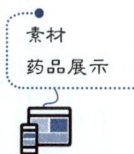

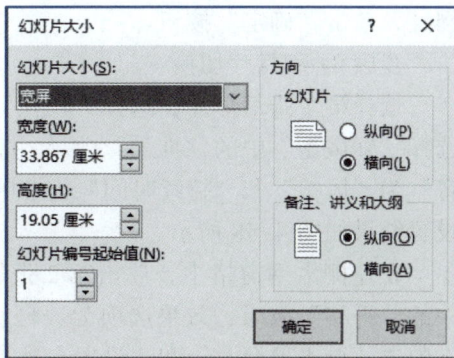

素材
药品展示

图 4-56 "幻灯片大小"对话框

中的"主题样式"列表中的"中等效果 – 蓝色，强调颜色 5"。在"大小"选项组中设置形状高度为 4 厘米和宽度为 34 厘米。单击"排列"选项组中的"对齐"按钮，在其下拉菜单中依次选择"顶端对齐"和"左对齐"选项。

单击"关闭母版视图"按钮，退出幻灯片母版编辑。观看母版设置效果。

步骤 2：设置超链接

设置超链接的具体步骤如下。

① 选择第 9 张幻灯片，单击最上方文字为"产品说明书"的占位符，单击"插入"选项卡"链接"选项组中的"添加超链接"按钮，打开"插入超链接"对话框，如图 4–57 所示。依次选择"现有文件或网页"选项卡→"当前文件夹"，选中"产品说明书 .txt"文件，单击"确定"按钮。

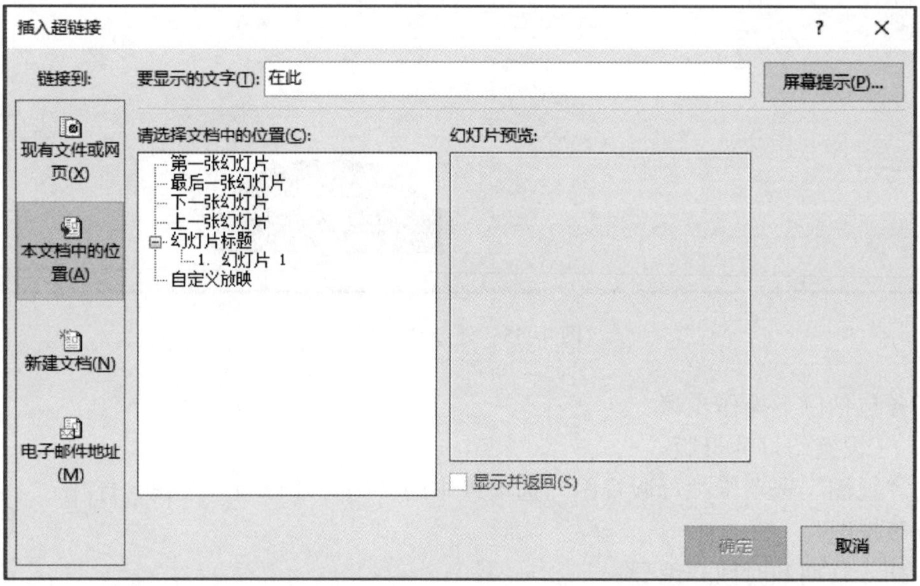

图 4–57　"插入超链接"对话框

② 选中第一张幻灯片的图片，选择"插入"选项卡"链接"选项组中的"链接"按钮，打开"插入超链接"对话框，在"现有文件或网页"选项卡中的"地址"文本框中输入相应网址，单击"确定"按钮。

步骤 3：幻灯片切换

选择第 1 张幻灯片，选择"切换"选项卡，在"切换到此幻灯片"组的"切换效果"中选择"细微型"中的"推入"效果；打开"效果选项"下拉列表，单击"自顶部"；设置"声音"为"风铃"和"持续时间"为"00:75"，在"换片方式"下勾选"单击鼠标时"复选框。设置结果如图 4–58 所示。

在左侧大纲窗格中，单击第 2 张幻灯片，选择"切换"选项卡中切换效果"动态内容"中的"平移"效果，效果选项为"自底部"，设置"持续时间"为"01.00"，在"换片方式"下勾选"单击鼠标时"和"设置自动换片时间"两个复选框，"设置自动换片时间"为"02:30.00"。

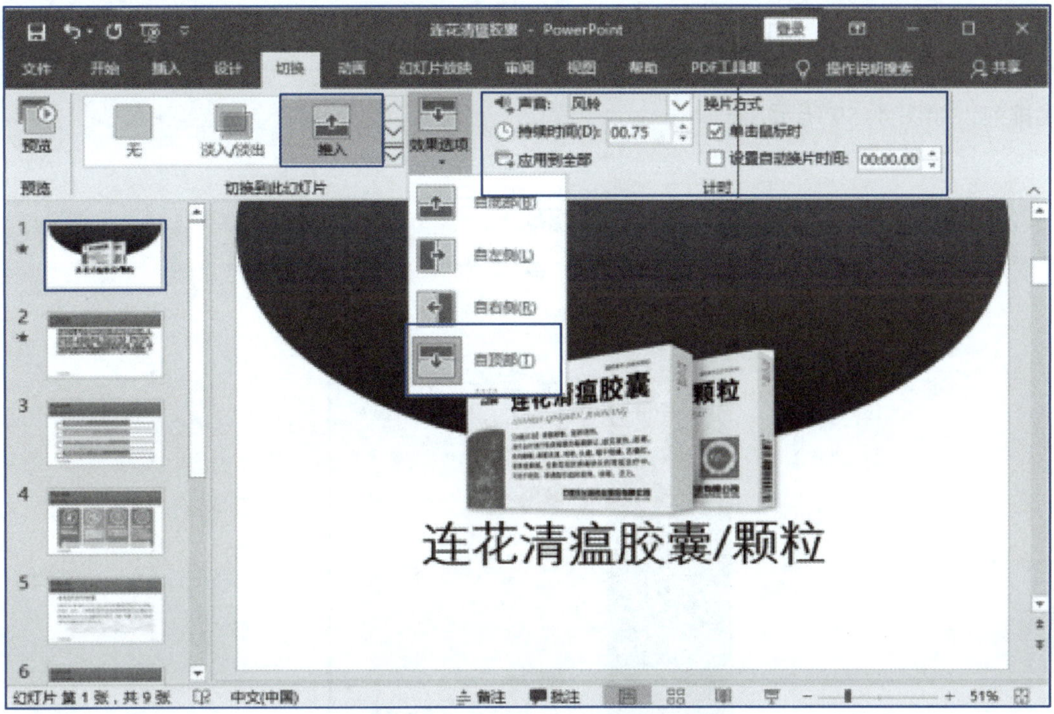

图 4-58　第 1 张幻灯片切换效果设置

　　单击第 3 张幻灯片，按住 Shift 键，再单击第 8 张幻灯片，依次选择第 3~8 张幻灯片。选择"切换"选项卡中切换效果"动态内容"中的"平移"效果，效果选项为"自右侧"，设置"持续时间"为"01.00"，在"换片方式"下勾选"单击鼠标时"复选框。

　　单击最后一张幻灯片，选择"切换"选项卡中切换效果"动态内容"中的"平移"效果，效果选项为"自底部"，设置"声音"为"鼓掌"和"持续时间"为"02.00"，在"换片方式"下勾选"单击鼠标时"复选框。

　　步骤 4：设置演示文稿放映方式

　　（1）自定义放映

　　单击"幻灯片放映"选项卡"开始放映幻灯片"选项组中的"自定义幻灯片放映"按钮，在弹出的下拉菜单中选择"自定义放映"选项，打开"自定义放映"对话框，单击"新建"按钮，打开"定义自定义放映"对话框，将左侧编号为 5、6、7、8 的幻灯片依次添加到右侧窗格中，幻灯片放映名称为"实验发现"，单击"确定"按钮。返回到上一对话框中，单击右下角的"放映"按钮，观看效果。

　　（2）放映方式

　　在"设置"选项组中单击"设置幻灯片放映"按钮，打开"设置放映方式"对话框。在"放映类型"选项区中选择"观众自行浏览（窗口）"选项；在"放映选项"选项区中选择"循环放映，按 Esc 键终止"选项；在"放映幻灯片"选项区中选择"自定义放映""仪态体态"，其他为默认设置。

步骤 5：演示文稿的打印

单击"文件"选项卡中的"打印"命令，展开打印设置。在"设置"选项区中打开第 1 个按钮的下拉列表，选择"自定义放映""实验发现"；打印内容为"讲义"并以"2 张幻灯片"形式排列，如图 4-59 所示。

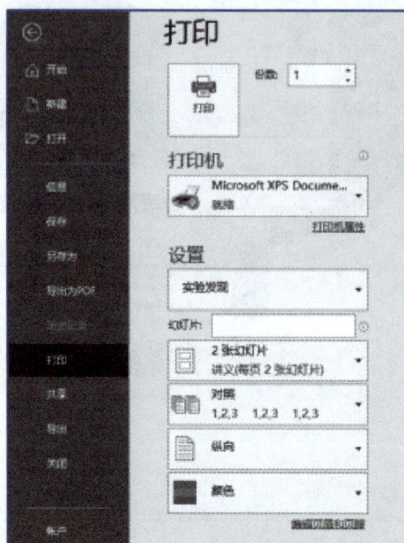

图 4-59　打印设置

本 章 小 结

PowerPoint 2016 是目前演示文稿的最常用的软件之一，具有非常友好的演示、说明等功能，操作简便。本章通过医药领域的具体案例，循序渐进地详细介绍 PowerPoint 2016 的使用方法，重点介绍了 PPT 基础与文字、模板的设计、图像和图表的应用、动画的设计、PPT 的演示等。通过本章的学习，能够熟练掌握 PowerPoint 的一些基本操作技能，提升了综合应用的能力。

课 后 习 题

一、选择题

1. 下列关于 PowerPoint 的特点，说法正确的是（　　　）。
   A. 其制作的幻灯片不包含声音和视频
   B. PowerPoint 不可以将演示文稿保存为 html 格式
   C. PowerPoint 不支持 OLE 对象
   D. 幻灯片上的对象、文本、形状、声音、图像均可以设置

2. 要对演示文稿中所有幻灯片做同样的操作（如改变所有标题的颜色与字体），以下选项正确的是（　　　）。

    A. 使用制作副本　　　　　　　　　　　B. 使用母版

    C. 使用幻灯片放映　　　　　　　　　　D. 使用超链接

3. 如果要求幻灯片能在无人操作的条件下自动播放，应该事先对 PowerPoint 演示文稿进行（　　）操作。

    A. 保存　　　　　　B. 打包　　　　　　C. 排练计时　　　D. 播放

4. 在 PowerPoint 中，（　　）选项卡中可实现"幻灯片切换"方式的设置。

    A. 视图　　　　　　B. 切换　　　　　　C. 设计　　　　　　D. 幻灯片放映

5. 在 PowerPoint 中，关于"链接"，下列说法中正确的是（　　）。

    A. 链接指将约定的设备用线路连通

    B. 链接为发送电子邮件做好准备

    C. 链接将指定的文件与当前文件合并

    D. 点击链接就会转向链接指向的地方

二、简答题

1. 什么是幻灯片版式？

2. 如何为幻灯片中的对象添加超链接？

3. 如何设置幻灯片切换的计时和速度？

第 *5* 章

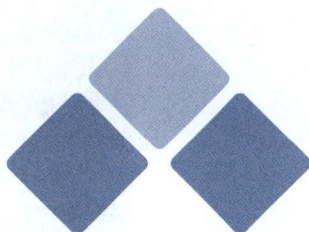

新兴医学信息技术

5.1　健康医疗大数据

健康医疗
大数据

PPT

5.1.1　健康医疗大数据概述

1. 大数据与健康医疗大数据的概念

数据（Data）是事实或观察的结果，是对客观事物的逻辑归纳，是用于表示客观事物未经加工的原始素材。数据可以是连续的，如声音、图像，称为模拟数据；也可以是离散的，如符号、文字，称为数字数据。大数据（Big Data，BD）是指利用常用软件工具捕获、管理和处理数据所耗时间超过可容忍时间限制的数据集。

健康医疗大数据是指与健康医疗相关，满足大数据基本特征的数据集合，是国家重要的基础性战略资源，正快速发展为新一代信息技术和新型健康医疗服务业态。健康医疗大数据通常包含医院医疗大数据、区域卫生服务平台数据、自我量化大数据、网络大数据和生物大数据等。健康医疗大数据的应用发展，将推动健康医疗模式的革命性变化，有利于扩大医疗资源供给，管控医疗成本，提升医疗服务运行效率和质量，从而满足多样化、多层次的健康需求；有利于培育新的业态和经济增长点，带来巨大的商业机会和创业空间。健康医疗大数据的发展应用蓬勃兴起，为解决人民群众对健康日益增长的多样化需求和为医疗卫生优质资源供给不足提供了新的解决方案。

2. 健康医疗大数据的特征

目前业界广泛认可的大数据的 5V 特征：数量（Volume）；多样性（Variety）；速度（Velocity），即处理速度快；准确性（Veracity），即追求高质量的数据；价值（Value）。健康医疗大数据是大数据的子集，也符合大数据的 5V 特征，如图 5-1 所示。

健康医疗大数据除具有大数据的 5V 特征之外，还具有健康医疗大数据的独有特征：微观性、隐私性、追踪性、全面性、冗余性。健康医疗大数据是每个个体健康医疗大数据的集合，包括个体的人口特征、行为特征、诊疗经历、体检数据、饮食数据、运动和睡眠数据等

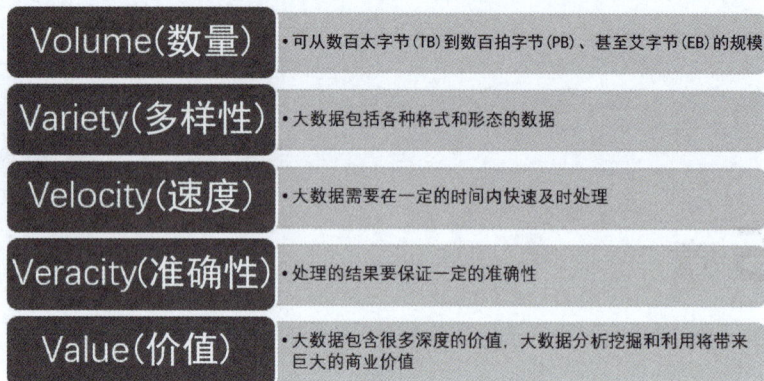

图 5-1　大数据 5V 特征

微观数据和一系列从出生到死亡整个生命过程所产生的连续时序数据，包括心理、社会适应、道德品质等，包含了大量相同或相似的被重复记录的数据，这些特有的健康数据汇聚构成了健康医疗大数据，数据之间相互依存、相互促进、有机结合。健康医疗大数据分析中需要保护用户身份、姓名、地址和疾病等敏感信息，还需要保护经分析后所得的私人隐私信息。

5.1.2　健康医疗大数据关键技术

数据经过清洗、整理和汇聚，形成大数据集后，数据挖掘和知识发现、回归分析、分类算法和聚类等技术从健康大数据提取有用的知识，应用到临床实验、药物分析、医疗保险、医疗绩效、风险预测等各个领域。

1. 数据挖掘与知识发现

数据挖掘（Data Mining，DM），即从采集到的数据集中挖掘知识，又被称为数据挖矿。知识发现（Knowledge Discovery，KD）是指从基础数据的获取开始，直到模式发现和知识可视化表达为止的全过程。也有学者把数据挖掘作为知识发现的一个环节。知识发现的过程如图 5-2 所示。

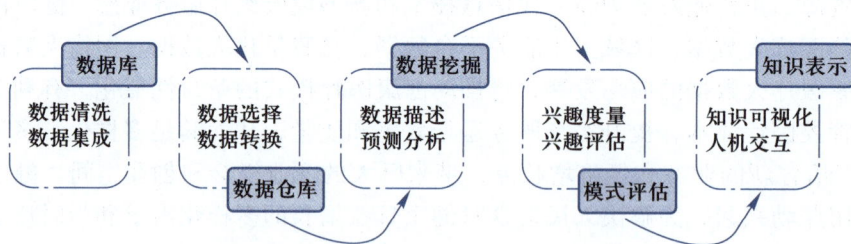

图 5-2　知识发现的过程

- 数据库：包含数据清洗和数据集成。数据清洗（Data Cleaning）：对数据进行重新审查和校验的过程，目的在于删除重复信息、纠正存在的错误，并提供数据一致性验证。数据集成（Data Integration）：将多个数据源合成一个数据存储的过程。
- 数据仓库：包含数据选择和数据转换。数据选择（Data Selected）：从海量的数据存储中选择挖掘任务所需要的数据集。数据转换（Data Transformation）：把选择出来的数据集进行格式转换，使其成为适合数据挖掘任务的数据格式。

- 数据挖掘（Data Mining）：采用数据挖掘算法模型，从预处理后的数据集中发现数据模式的过程。
- 模式评估（Pattern Evaluation）：根据用户预设的兴趣度的度量，评估代表知识的真正有趣模式的过程。
- 知识表示（Knowledge Representation）：使用可视化方法将知识进行描述展示和交互的过程。

2. 回归分析

回归分析（Regression Analysis）是确定两种或两种以上变量间相互依赖关系的一种定量分析方法，它试图解析一组或者多组变量对另外一组变量的影响。通常情况下，结果变量称为因变量（Dependent Variable），因为它的结果依赖于其他变量，这些其他变量称为自变量（Independent Variable）或者输入变量（Input Variable）。

回归分析按照涉及的变量的多少，分为一元回归和多元回归分析；按照因变量的多少，可分为简单回归分析和多重回归分析；按照自变量和因变量之间的关系类型，可分为线性回归分析和非线性回归分析。如果在回归分析中只包括一个自变量和一个因变量，且二者的关系可用一条直线近似表示，这种回归分析称为一元线性回归分析；如果回归分析中包括两个或两个以上的自变量，且自变量之间存在线性相关，则称为多重线性回归分析。通常，回归分析过程包括问题描述、变量选择、收集数据、回归建模、参数估计和模型评价等步骤，回归分析的目标是准确地确定回归方程，其描述了因变量 $y=\{y_1, y_2, \ldots, y_n\}$ 和自变量 $x=\{x_1, x_2, \ldots, x_n\}$ 向量之间的关系。

- 问题描述：遵循清晰、完整、简洁、准确的原则，问题描述不能模糊不清，更不能有任何二义性。
- 变量选择：依靠专业知识选择变量的集合，用来解析或者预测因变量。
- 收集数据：根据需要收集分析问题必须用到的各类数据。
- 回归建模：由该研究领域的专家根据他们的知识或主客观判断给出模型的形式，该假设的模型会被收集的数据证实或证伪。
- 参数估计：利用数据估计模型参数，也称为参数估计或者模型拟合。
- 模型评价：基于某些假设通常是指对数据和模型的假设，选择和评价回归模型的有效性、准确性，关键是假设条件是否满足。

3. 分类算法

分类（Classification）用于识别数据类别或概念的模型。分类算法是从海量大数据中选出已经分好类的训练集，在该训练集上运用分类的技术，建立分类模型，为新的观测数据分配类别标签。分类算法属于有监督学习（Supervised Learning），常见的模型有决策树分类、贝叶斯分类及人工神经网络分类等。

（1）决策树（Decision Tree）分类

决策树也被称为预测树，决策树算法使用树结构来指定决策与结果的序列。对于给定的输入变量 $X=\{X_1, X_2, \ldots, X_n\}$，目的是预测一个输出变量 Y。决策树是一个树结构，其非叶节点表示一个特征属性上的测试，每个分支代表这个特征属性在某个值域上的输出，而每个叶节点存放一个类别。使用决策树进行决策的过程就是从根节点开始，测试待分类项中相应的特征属性，并按照其值选择输出分支，直到到达叶节点，将叶节点存放的类别作为决策结果。

- 根节点：决策树顶端的节点，是一棵决策树的顶点，也称为决策树的父节点。
- 内部节点：决策或测试点，对应一个输入变量或属性。根节点是第一个内部节点。
- 叶节点：决策树的末端节点，是一棵决策树的最后分支的末端，表示类别标签（所有先前决策的最终结果）。

- 决策树分支：决策树上连接两个节点的线条（路径），用于指按照规则的测试结果。
- 节点深度：从根节点到该节点所需的最少步数。
- 节点路径：从根节点到该节点所经过的路线。

举一个使用决策树来预测受试者是否患有某种疾病的例子。在图 5-3 中，根（父）节点通过年龄（Age）变量分裂为两个分支，右侧为包含了年龄变量≥50 岁的所有记录，左侧为年龄变量 <50 岁的所有记录。这时候生成树的深度为 1。右边的节点基于收入

图 5-3   一棵深度为 2 的决策树

变量问题进行分裂，创建深度为 2 的叶节点，而左边节点基于性别进行分裂。这棵树里面的每个节点分裂都是独立于其他内部节点的。如图 5-3 显示年龄大于 50 岁的女性或年龄小于 50 岁但收入大于或等于 20 的受试者会患有疾病。

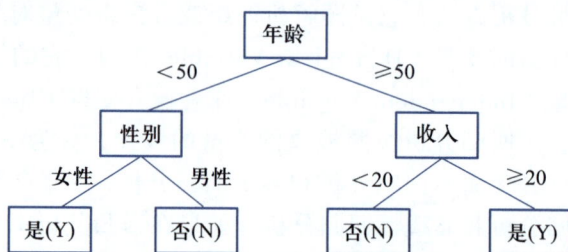

决策树从根节点开始，所有内部节点都不会出现两条以上的分支，这棵决策树就称为二叉树。然而，二叉树不是唯一的决策树，例如，在天气判别分类的决策树上，可以有晴、多云、雨、雪、冰雹、飓风等多种选择，因此决策树对应的节点上可能有 4 个或者更多的分支。决策树已经被成功应用在医疗、健康等诸多领域，例如，医生在评估患者过程中使用的症状检查列表、医疗影像辅助、医疗保险分析等。

（2）贝叶斯（Bayes）分类

贝叶斯分类是各种分类中分类错误概率最小或者在预先给定代价的情况下平均风险最小的分类方法。贝叶斯分类的原理是通过某对象的先验概率，利用贝叶斯公式计算出其后验概率，即该对象属于某一类的概率，选择具有最大后验概率的类作为该对象所属的类。

贝叶斯定理：假设 $H[1]$，$H[2]$，…，$H[n]$ 互斥且构成一个完全事件，已知它们的概率 $P(H[i])$，$i=1$，2，…，n，可观察到某事件 A 与 $H[1]$，$H[2]$，…，$H[n]$ 相伴随机出现，且已知条件概率 $P(A|H[i])$，则

$$P(A|H[i]) = \frac{P(H[j])P(H[j]|A)}{\sum_{j=1}^{n} P(H[j])P(H[j]|A)} \qquad (5-1)$$

在分类预测中，假设 X 是未标类别的数据样本，H 为某种假定。$P(H|X)$ 指定是给定观测样本 X，假定 H 成立的概率。

$$P(H|X) = \frac{P(X|H)P(H)}{P(X)} \qquad (5-2)$$

（3）人工神经网络（Artificial Neural Network，ANN）分类

人工神经网络是从信息处理的角度对人脑神经元网络进行抽象建立模型，按不同的连接方式组成不同的网络，在工程与学术界常称为神经网络或类神经网络。神经网络是一种运算模型，由大量的节点（或称神经元）之间相互连接构成。每个节点代表一种特定的输出函数，称为激励函数（Activation Function）。每两个节点间的连接都代表一个对于通过该连接信号的加权值，称为权重，相当于人工神经网络的记忆。网络的输出值与网络的连接方式、权重值和激励函数相关。

4. 聚类算法

聚类（Clustering）是将数据类别集合划分为若干簇（类别），使得同一个簇的数据样本之间有最高的相似度量，而不同簇的数据样本之间的相似度尽可能的低，或称相异度尽量的大，是一种无监督学习（Unsupervised Learning）算法。

K-means 聚类算法的核心思想：首先进行初始化划分，然后通过迭代来优化划分，使得对象归属于更合适的划分，直到停止条件出现。类别划分优化的判断条件是：同一个划分的数据样本之间的相似度量尽可能的高，而不同划分的数据样本之间的相异度尽量的高。假设一个数据样本集合包含 n 个样本，将数据样本集合构建 K 个划分，每个划分就是一个聚类的簇，$k \leq n$。这样就满足每个簇中至少包含 1 个数据样本，而且每个数据样本只能属于某一个簇（除了一些模糊聚类算法允许一个数据样本同时属于两个以上的簇）。

K-means 聚类广泛应用于商业分析、医疗健康、媒体处理、网络社交、电子商务等多个领域，例如，在医疗健康领域，患者的各项身体监测指标，如年龄、体重、血压、血脂、糖化血红蛋白、尿酸、类固醇水平，可以采用聚类算法分析、定位需要特定预防措施或参与临床试验的个体；又如，在遗传病分析领域，采用聚类算法定位遗传病的高危险人群，从而实现介入预防与监测。

5.1.3　健康医疗大数据应用

1. 临床大数据

临床大数据的内容涵盖了医疗过程中所涉及的全部信息，其产生的数据是医疗健康体系中数据量最大、数据集中度最高、类型最丰富的。数据应用支撑着临床的运行，临床产生巨量的数据，为临床管理与研究等提供数据基础。临床医学是所有医学的基础，用以研究疾病的起因、诊断、治疗和预防。医院则是临床医学的主要应用主体，临床科室作为医院的主体科室，则负担着临床科学的绝大部分应用。因此，临床大数据的定义应是临床科室人员在诊断和治疗患者过程中获得、产生的所有数据集合。临床大数据的范围不单单包含临床人员在临床活动过程中需要获取的数据，也包含了临床人员在临床活动过程中所产生记录的数据。

目前绝大部分医院都已经推广使用结构化电子病历系统，使得临床医疗活动中产生的病历资料电子化、结构化，从而变得更加易于分析统计。同时，医院信息平台的建立更是把院内各个子系统的数据整合起来，为全院大数据分析提供数据基础平台，以实现"从临床中来，到临床中去"，临床大数据主要有如下两个来源：

（1）医院内部临床应用系统

医院内部临床应用系统包括医院信息系统（HIS）、电子病历系统（EMR）、护理管理系统（NIS）、实验室管理系统（LIS）、医学影像传输与存储系统（PACS）、病理管理系统、手术麻醉管理系统、重症监护系统、医院内部其他临床应用系统。

（2）区域医疗健康卫生系统

区域医疗健康卫生系统包括区域居民健康档案、区域患者医保信息、区域电子病历数据、区域其他共享数据。

总而言之，大数据技术可实现精确医疗、个性化诊疗、疾病预警等，大大提高了某些疾病的治愈率，有望降低医疗成本和医疗费用、减少社会支出，并间接促使医院提高医疗水平，可带来精细化管理、医院运营辅助决策支持，有望发现新的诊疗方法或者改善现有的治疗方案，将会带来不可估量的社会效益。

2. 药学大数据

药物开发一直以来都是一个漫长、昂贵、步骤烦琐的过程，大数据时代的到来改变了人们研究分子生物学和药物开发的方式。在分子生物学中，大规模的公共数据库中收集的核酸和蛋白质序列以及基于 DNA 微阵列的全基因组转录组和 DNA 结构变异数据是药物研究的主要数据来源。随着基因组分析技术水平的不断发展，全球信息存储和共享技术的大规模增长，大数据方法已进一步扩展并与多种数据类型（如表观基因组特征、生物本体、化学结构、蛋白质结构等）、电子病历、临床试验注册和临床毒性数据库等相融合。数据分析算法和适用于分析此类数据的基础设施已被大规模研究。大数据在药物研究中的应用，包括新药开发、药物安全性、老药新用以及药物基因组研究等内容。

（1）新药开发的大数据应用

在大数据时代，新药研发需要完成从数据到信息，然后从信息到知识的有效转化。新药研发需要综合考虑生物体对化学物质的生物反应，包括从最初的化学与生物的相互作用到生物反应的最终产生等一系列事件。此外，药物的吸收、分布、代谢、排泄、毒性以及基于生理学的药代动力学也是新药研发中的重要研究内容。

1）治疗靶点发现

通过蛋白质编码区域内部或附近的基因组 DNA 结构改变以及转录组谱的分析，通过测量和分析全基因组 DNA 甲基化、组蛋白修饰、剪接变体、转录因子结合位点、蛋白质丰度和修饰（如磷酸化）、非编码 RNA 表达和基因组 DNA 非编码区域的结构改变等，进行基于大数据的无假设、无偏靶点探索。通过电子医疗记录（EMR）进行无偏临床表型信息挖掘，促进新型疾病亚型和潜在治疗靶点的识别。

2）药物发现

将目标蛋白质的结构与每个氨基酸残基的生化特性结合，对它们与小分子的物理相互作用进行计算建模，这类方法已经被广泛用于药物发现，并成为一种流行的策略。例如，对蛋白质结构预测的临界评估（CASP）、基于低温电子显微镜（cryo-EM）的成像重建等药物发现的应用。

3）药物毒性研究

开发用于检测药物毒性的新型早期检测系统，以及模拟毒性的计算方法，这些方法旨在补充体外和体内的毒性测试，以降低毒性测试的成本和时间，将对动物测试的要求降至最低，并改进了总体安全评估。例如，定量结构—活性关系（QSAR）是在假定符合相同 QSAR 模型的化学品可能通过相同机制工作的假设下，寻找给定分子的分子特征与其毒性之间关系的模型家族；计算机模拟评估药物代谢是药物积累和代谢有关的毒性的关键部分。

在药物发现的工作中，研究人员面临的主要挑战之一是需要将多层数据妥善地整合到方便管理的系统中，以更好地为药物开发和患者护理提供信息。将电子医疗系统中记录的不同"组学"数据（如基因组学、表观基因组学、转录组学和蛋白质组学）与临床表现信息整合，对于描述作为药物靶点的临床相关病原性分子改变至关重要。例如，使用来自 11 000 名患者的临床和基因组综合数据构建基于拓扑的患者—患者网络，可以识别 3 个 2 型糖尿病的新亚组。合理利用动态基因组和表型信息、医学数据，以及社会经济和环境变量的整合会在不久的将来引发临床医学的革新。

（2）药物安全性

药物在治疗和预防各类疾病的同时，也会带来各种危害，其中主要包括用药错误和正常用药带来的不良反应（Adverse Drug Reaction，ADR）。药物安全性是一个全球关注的重要公共卫生问题。药物警戒（Pharmacovigilance）/不良反应监测是确保药物安全和保障公众健康的主要手段之一。随着医疗记录电子化的不断推进和大型医疗相关数据库系统的完善，在大规模电子健康记录（Electronic Health Record，EHR）和医疗保险等真实数据上开展药品不良反应主动监测成为可能。EHR 和保险等相关医疗数据真实记录了患者的症状、体征、检查结果、诊断和处方、费用等信息，真实反映临床处置过程。其他非结构化的文本数据，如社交媒体数据也包含了大量不良的反应事例。这些大数据为开展及时、高效的药品安全主动监测提供了新的思路。一方面，借助统计、机器学习和自然语言处理等挖掘手段可以充分发挥大数据信号发现（Signal Detection）的优势，这为获取各种未知和罕见信号提供可能；另一方面，通过快速识别某一药品的大批服用患者及未服药的对照患者，可以确认药品与不良事件之间的关联，即强化和确认信号（Signal Refinement）。

1）监测

在药物警戒研究中，对自发报告不良反应事件数据库，典型信号发现方法是基于统计比例失衡（Disproportionality）和多元方差建模分析。对于非结构化的文本数据，一般都需要通过自然语言处理将其转换成结构化数据，从而进行下一步的信号发现工作。通过关联更多的数据库，有助于开展罕见药物副作用和特殊人群（如儿童）用药安全性的研究，而这些通常在随机临床试验中无法得到充分的研究。相关研究也表明，跨数据库的药物安全性研究可以比在单一数据库检测到更多的药物与不良事件的关联。因此，如何分析大量来自不同机构的医疗数据也成为了研究的热点。

2）预测

预测主要研究如何通过使用大量现有的公共药物数据来预测药物不良反应，大多使用药物的化学结构和蛋白质目标信息来建立预测模型。根据抽取特征的不同，现有的预测模型可分为基于蛋白质靶标（Protein-Target-Based）、基于化学结构（Chemical-Structure-Based）和基于药物的表型信息（Phenotypic-Information-Based）。

医学大数据和大数据分析技术有助于在更大规模人群中开展更为全面的药物安全性研究。但是研究者需要对数据质量进行全面评估，评估其对研究结果的影响，避免分析方法设计中的缺陷。只有充分利用大数据的潜力，合理使用多个数据来源，发挥各自的优势，才能挖掘出大数据在药物利用和安全性研究中的作用和潜力。

（3）老药新用

"老药新用"（Drug Repurposing）作为一种探索已知药物的新适应症的研究方法，能有效降低新药开发的货币—时间成本，平均可以缩短 5~7 年的新药开发时间。在大数据时代，"老药新用"的潜力进一步提升，进而有可能成为现有药物开发方式的有力补充。

实验性筛查是一种依托于高通盘筛查（High Throughput Screening，HTS）的药物研发手段，被广泛应用于新药开发和老药新用的研究中。HTS 往往需要一定规模的化合物数据库（Compound Library）和特定的基础设施来对候选信号进行初筛。相对于新药开发，老药新用对于 HTS 的应用所需求的化合物数据库（Compound Library）规模更小，但是已知信息量需求更多，如化合物的作用机制、相关的安全性和毒性信息，甚至相关临床试验的信息等。

基于计算机模拟的老药新用可将复杂的分析方法应用于已知数据，以确定药物与情况疾病之间新的潜在联系。该方法大致可分为两类：基于对药物活性和疾病病理生理学的理解的分子学方法和基于真实世界数据（Real World Data，RWD）方法。

大数据支持的老药新用研究是一个发展迅速的领域。它由最开始的验证性研究，通过新技术的引入多学科专家的加盟，快速发展成为一个覆盖多种医学信息资源的药物研发解决方案。老药新用的研究领域亦可进一步扩展至新药靶点开发、药物毒性预测，以及新的联合用药思路扩展等多个领域。通过大数据的支持，老药新用研究给既往由于缺少病例而举步维艰的罕见病药物研发提供了新的可能。老药新用信号的临床验证也是亟待解决的主要问题，潜在的知识产权问题也是影响最终药品上市进程的风险之一。

（4）药物基因组研究

医学信息技术和基因分型技术的快速发展和融合促进了临床医学领域遗传相关性研究的空前发展。将医疗大数据（EMR 数据）与患者生物标本库（Biobank）相结合，可以回顾评估临床实践已知的发现，发现新的关联，提供实时临床决策支持。

1）药物不良反应

从常规医疗实践中获得的数据特别适合于调查潜在药物不良反应（ADRs）的遗传决定因素，而相比之下，从临床试验获得的数据可能不太适合完成这项任务。

2）治疗效果

应用 EMR 数据进行药物治疗效果个体差异的研究也是 EMR 数据在药物基因组学中的一个重要应用。

一方面，医疗大数据（EMR 数据）与生物标本库的结合将迅速加深和扩大对遗传变异、个体药物反应的理解和知识库，未来的医生可以根据患者的整体信息作出最适合每个个体的医疗方案，包括依据基因型选择用药、决定药物剂量、药物不良反应预测等。另一方面，应用患者的医疗信息将面临一些安全、隐私、伦理学的风险。因此，患者知情同意、伦理委员会通过并监督均是必要的。

3. 中医药大数据

当前，中医药发展站在更高的历史平台上，迎来天时、地利、人和的大好时机。中医药信息化既要解决所面临的突出问题，又要积极应对信息化发展的新情况、新技术、新要求。随着云计算、大数据、物联网、移动互联网、社交网络等新技术的广泛应用，信息技术对推动中医药传承及创新和服务惠民的革命性影响日趋明显。随着我国实施国家信息化发展战略，坚持走中国特色信息化发展道路，以信息化驱动现代化，建设网络强国，为中医药信息化全面发展指明了方向并提供了广阔的发展空间。

（1）中医馆健康信息平台建设

中医馆健康信息平台在全民健康保障信息化工程大背景下建设，以提升中医医疗服务水平和能力为目的，以中医药信息化为基础，以国家中医药数据中心、国家临床研究基地及各级中医医院为资源，利用现代信息与网络技术，整合各级中医药医疗机构的临床资源，构建中医药临床数据支撑平台与管理服务共享体系，实现大数据级别的中医药临床数据资源的集成、存储、转换、利用与共享，为相关大数据样本分析提供基础。

（2）中医药知识发现

知识发现是指运用数据库、机器学习、统计学等，从数据中获取有效、新颖、有潜在应用价值和最终可理解的模式的过程。通过算法获得临床表现、药物的权重，以权重的大小来归纳提炼证候、处方等知识。

（3）中医智能辅助诊断

中医临床诊疗要素决定了中医临床研究的"病—症—证—治—效"框架，该框架构成了中医临床研究数据的主要模型。例如，在"效"的前提下，"症—证""证—方"和"证—症—药"等复杂的动态关系研究，分别对应中医临床诊疗的主要过程的3个步骤，即辩证、选方和药物加减。目前，中医智能辅助诊断的研究模式主要是通过将中医临床实践数据化、规范化、数字化，海量临床数据经过整理、清理、装载、转换等过程，部署在"证—治—效"相关模型为主题的数据仓库中，在医者"思维"的组织下，通过查询检索、统计分析以及数据挖掘等，从中发现中医临床的经验、揭示诊疗规律、评价临床疗效等，从而产生新的知识，再去更加有效地指导临床实践，使中医临床诊疗把握度不断提高。

（4）中医药居家健康信息服务

中医养生保健、健康养老、健康管理、健康咨询、健康文化、健康旅游等提供大数据支持的信息服务。

（5）中医慢性病管理

中医慢性病管理逐渐与信息技术相结合，产生了现代慢性病管理系统，将传统的中医防控手段和大数据等信息技术相结合。例如，已开发出的一种面向中医慢性病管理系统（图5-4），同时具有一定通用性的临床科研管理系统。

在新形势下，人们可以在切实了解云计算的先进技术与理念的基础上，大胆引进云计算来加快中医药信息化的步伐。在根据自身发展的实际选择合适的云计算方案与模式的同时，也要特别注意云计算的安全、技术等问题。大数据为中医药现代化带来机遇，中医药现代化的大数据技术已在中医药研究的多个分支领域获得初步应用，包括中医古籍研究、针灸疾病谱研究、临床病种常见证候研究、临床慢性病常用中药研究。当前中医药信息化还面临很多困难和问题。全行业以信息化驱动中医药现代化意识有待增强，中医药信息化统筹推进、建设和管理的力度不足；中医药信息共享和互联互通水平有待提升；中医药网络和信息安全亟待加强；中医药信息化专业人才匮乏，支撑中医药信息化发展的政策机制需要加快完善。

4. 医学影像大数据

医疗影像大数据有望缓解医学影像数据不断增长的问题，可通过图像识别技术对医学影像进行分析，获取有效信息，提高放射科医生的诊断效率，也可通过深度学习海量的影像数据和临床诊断数据，不断训练并促使影像大数据具备诊断能力。影像组学（Radiomics）是一个新兴的概念，借助计算机软件和多层（解剖、功能和分子影像学）成像技术，从医学影像图像中挖掘海量的定量影像特征，使用统计学和（或）机器学习的方法，筛选最有价值的影像组学特征，以解析影像与基因和临床信息（分型、疗效和预后等）的关联，用于疾病的

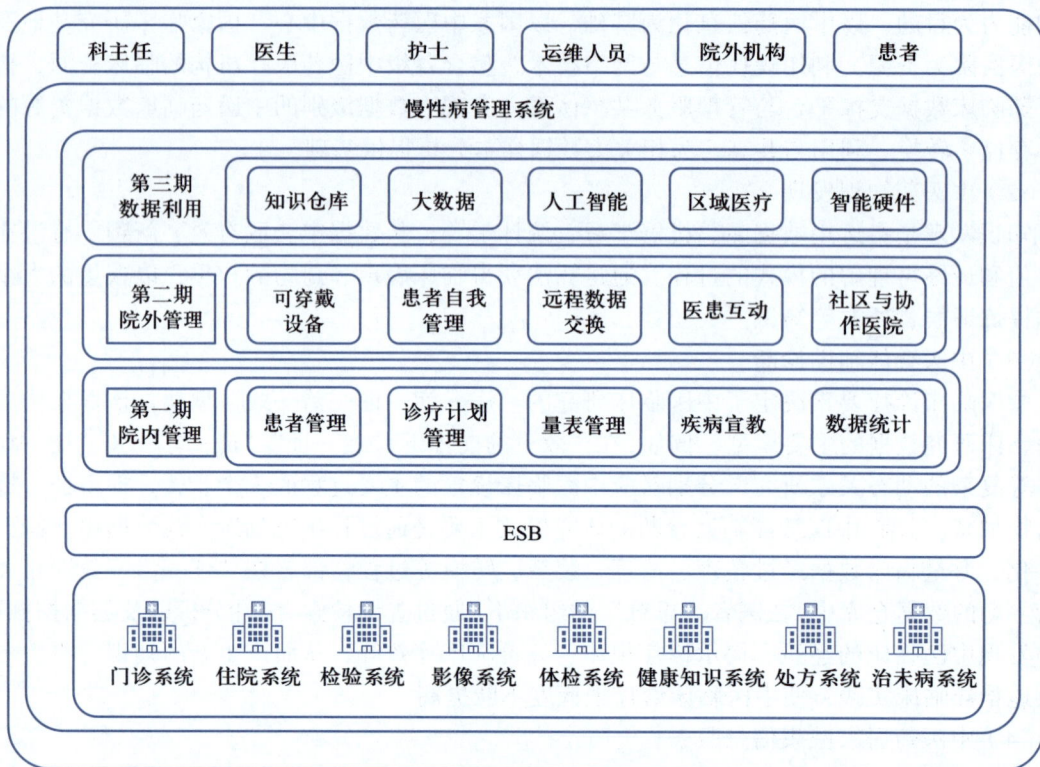

图 5-4   慢性病管理系统概览

定性、肿瘤分级分期、疗效评估和预后预测等。影像组学分析流程（图 5-5）主要包括医学图像、图像分割、特征提取和图像分析等。

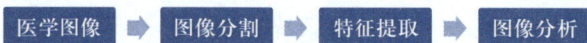

医学图像 ➡ 图像分割 ➡ 特征提取 ➡ 图像分析

图 5-5   影像组学分析流程

在医学领域，要有效应用数字化图像处理技术，完善技术分析模块和操作流程，保证医学图像处理以及应用效果的最优化，为提升临床诊断效果和综合水平提供保障，可有效实现电子化处理目标。该技术主要涉及图像压缩和编码技术、图像增强和复原技术、医学影像分割技术、图像识别技术。医学影像是图像配准和融合技术。

（1）肺结节识别

肺癌是世界范围内主要致死性癌症种类之一，如若能早期发现并进行手术，可提高其存活率。在各种肺癌筛查手段中，CT 检查是目前最有效的方法之一，但是放射科医师受限于判断标准的主观性差异和结节特征的非线性特点，仅凭肉眼很难利用这些结节特征或其组合提高 CT 肺结节影像诊断的特异性。随着深度学习技术的兴起，肺结节的智能辅助诊断取得了惊人的进步，大量的研究和应用利用深度学习技术对肺癌病理图像、肺结节的形态特征、肺结节良恶性进行预测，其效果可以达到中等年资放射科医师的水平。

（2）阿尔茨海默病病情程度预测

阿尔茨海默病（Alzheimer' Disease，AD）是一种进行性发展的致死性神经退行性疾病，传统的诊断方式主要是依靠心理测验和量表检查来实现，但是这种方式会受到诸多其他因素（经验、环境及配合程度等）的影响。阿尔茨海默病辅助诊断的影像技术主要包括结构影像和功能影像两类，分别从结构和功能提供神经病理信息，越来越多的研究将结合多模态成像，为疾病诊断提供更多的数据依据。同时在分析处理方面，多采用图像特征提取和统计分析方法，有相关的研究者完全使用卷积神经网络对磁共振图像进行自动特征学习和预测。

（3）肿瘤的临床分级分期以及预后预测

医学影像提取（CT、MRI）多种影像组学特征，可反映肿瘤潜在的生物学特性及异质性，用于全身多个系统疾病的筛查、诊断、治疗疗效评价及预测。

医学影像 AI 的应用主要以影像诊断为主，具体实现思路是：收集一定数量的图像，经过标注后（少量研究中不标注），使用机器学习训练得到优化的算法模型参数（多为卷积神经网络），经过验证和测试，最终以较高的预测效能识别某种疾病，得到影像诊断。除影像诊断外，也有少数 AI 研究涉及影像技术、结构式报告自动生成等方面。

医学影像大数据面临着隐私保护与安全问题，还面临着实用性问题，因为实际临床应用的场景是非常复杂的。数据标准、数据标本、数据质量、数据标识是否按照临床要求、符合临床实际，这是医疗影像大数据企业必须面临的一个问题。影像大数据是新一代信息技术的反映，是具有无限潜力的新兴服务领域，需要科学规划影像大数据标准和产业格局，应当既鼓励面向群体、服务社会的影像大数据挖掘，又要防止侵犯个体隐私；既提倡数据共享，又要防止数据被滥用，最终实现医学影像技术的跨越式发展。

5. 公共卫生与健康大数据

随着信息化在公共卫生领域的迅速推广和普及，全国各地逐渐建立了区域卫生信息平台和各种专业性的信息系统，储备了大量的如传染病、慢性病以及健康危害因素等方面的公共卫生数据。公共卫生与健康大数据是健康医疗大数据的一个专业分支，特指与维持人的生命健康或引起身体发生疾病亚健康状态相关的生活行为方式、遗传因素、社会环境因素及治疗过程中可以测量记录等一切与人类健康相关的数据信息的集合。基于公共卫生大数据的分析，可实现对全人群进行健康测量与评估，从而实施行之有效的干预措施，提高人群健康水平，其主要数据来源包含医疗数据（指个人从出生到死亡的居民健康档案，包括居民电子病历）、健康相关危险因素数据（包括自然环境危险因素、社会环境危险因素、行为生活方式因素、生物遗传因素、医疗卫生服务因素）、地理信息数据（结合地理位置、行政区域、气象条件等数据来分析疾病的发病和传播规律）、生物医学数据库（包含生物医学、基础医学、临床、公共卫生、中医药学、药学、人口与生殖健康等各类公共卫生数据库）、其他部门数据（如气象、水利、公安、出入境、农作物和食药安全等相关数据）。

（1）症状监测

症状监测是指系统、持续地收集临床明确诊断前能够指示疾病发生（或流行/暴发）的各种信息，通过综合分析来监测突发公共卫生事件发生初期的异常现象，可以监测到公共卫生事件的萌芽状态，为传染病的防治策略提供依据。

（2）发病热点的探测研究

在疾病研究中，核密度估计是度量地方疾病强度的重要方法之一，共有6种核密度估计方法，分别为：围绕地点的固定带宽估算法，围绕事件点的固定带宽估算法，围绕地点的基于背景的适应性带宽估算法，围绕事件点的基于背景的适应性带宽估算法，围绕地点的基于事件点的适应性带宽估算法，围绕事件点的基于事件点的适应性带宽估算法。

公共卫生与健康大数据的建设需要更为详实、精准的数据，数据的数量和质量都有待进一步提升。未来区域医疗健康大数据平台的建设应以健康档案、电子病历、全员人口三大数据库为基础，通过汇集多方数据，如基因组数据、居民健康行为数据、可穿戴设备数据、环境健康数据等，同时加强数据标准化建设，提升数据质量，从而构建真正的区域健康大数据中心。区域医疗健康大数据的发展需要卫生信息化水平的进一步提高，保证原始数据的准确性，完善区域大数据技术平台，支撑大数据的区域应用发展。

通过医疗健康大数据应用的多样化发展，从而促进医疗健康大数据与实体经济的深度融合，利用大数据技术平台和框架提升数据分析处理能力，提升医疗价值，形成个性化医疗，同时通过对居民健康影响因素进行分析，对患者健康信息进行整合，为疾病的诊断和治疗提供更好的数据依据，进行居民健康知识库的积累，从而提升居民健康水平。

5.2   医学人工智能

医学人工智能

PPT

5.2.1   人工智能与医学人工智能

1. 人工智能

人工智能是研究使用计算机来模拟人类的某些思维过程和智能行为（如学习、推理、思考、规划等），是关于知识的科学。人工智能涉及计算机科学、神经科学、心理学、哲学和语言学等学科，主要包括计算机实现智能的原理、制造类似于人脑智能的计算机，使计算机能实现更高层次的应用。目前业内较为认可的定义是：人工智能是关于知识的科学，研究知识表示、知识发现和知识应用的科学。人工智能的发展已走过了近半个世纪的历程，虽然学术界对人工智能有各种各样的说法和定义，但就其本质而言，人工智能是研究如何制造出人造的智能机器或智能系统，来模拟人类智能活动的能力，以延伸人类智能的科学，如图 5-6 所示。

人工智能研究内容涉及的学科众多，包括神经科学和仿生学等；模拟方法则包括数学、统计学、数理逻辑学、心理学、控制论等；计算机相关的内容包括

图 5-6   人工智能概念示意图

网络互联技术、软件工程、数据科学、云计算技术、算法理论等。人工智能研究模拟人类智能的理论、方法及结构体系，建立智能模型用以模拟人类智能的各种功能。智能模型是一套理论框架，具体实现需要借助计算机这个载体，用计算机中的数据结构、算法所编写的程序在计算机平台上运行，从而实现模型的功能。

2. 医学人工智能

医学是通过科学或技术的手段处理生命的各种疾病或病变的，促进病患恢复健康的科学。医学是一个从预防到治疗疾病的系统学科，是以治疗预防生理疾病和提高人体生理机体健康

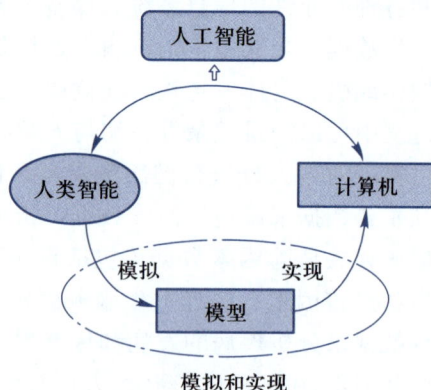

为目的，从生理解剖、分子遗传、生化物理等层面来处理人体疾病的高级科学。医学的研究内容包括基础医学、临床医学、检验医学、预防医学、康复医学、药学等。医学和人工智能关联密切。首先，医学是人工智能的重要基础。由人工智能的定义可知，人工智能是研究使用计算机来模拟人类的某些思维过程和智能行为（如学习、记忆、推理、思考、规划等），而这些人类智能行为是以人类的神经系统为基础。神经系统的解剖结构和生理功能都是基础医学的研究范围。许多人工智能的方法都是从医学研究中得到启发，例如，人工神经网络是受人类神经系统的神经元及其连接的启发；基于视觉机理的理解，卷积神经网络才能得以发展；基于人类大脑高级认知功能：注意力机制的理解，人工智能领域的自然语言处理和图像处理的性能得到显著提高；智能优化方法的遗传算法和免疫算法是基于医学遗传原理和免疫学原理。因此，对脑科学和神经系统等基础医学的研究和发展是人工智能发展的重要基础和保障。其次，人工智能促进医学发展。人工智能广泛应用于医学的各个分支，包括基础医学、临床医学、预防医学等。以临床医学为例，临床决策支持系统极大地辅助临床医师进行诊疗活动，提高诊断的准确率，减轻临床医师的劳动负担。医学和人工智能相辅相成，相互促进。

　　医学人工智能（Medical Artificial Intelligence）是医学和人工智能的交叉领域，通常认为医学人工智能是人工智能在医学的应用。由上述医学和人工智能的关系可知，医学本身就是人工智能的重要基础，医学、人工智能和医学人工智能的关系如图 5-7 所示。

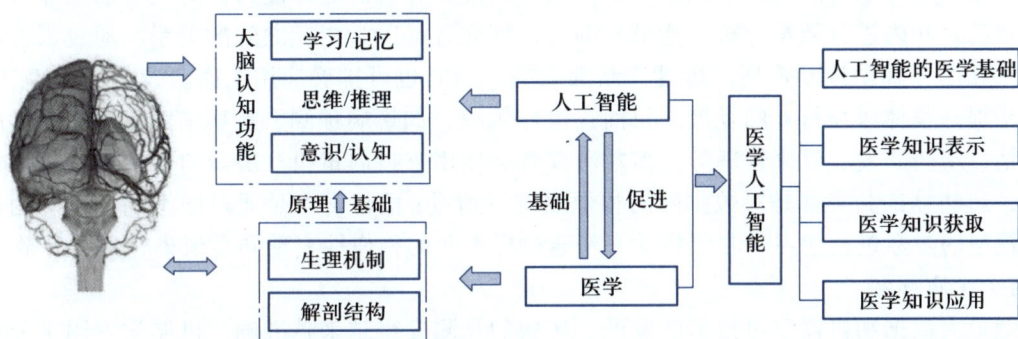

图 5-7　医学、人工智能和医学人工智能的关系

　　根据知识工程的内容，医学人工智能可以认为是研究人工智能相关的医学基础，是医学知识表示、医学知识获取和医学知识应用的科学。医学人工智能是基于医学领域知识以及相关知识，模拟医务人员思维能力，以及研究医学促进人工智能发展的科学。医学人工智能扩展了医疗卫生领域专业人员的专业技能和脑力劳动，提高了医疗活动的效率，保障了医疗活动的安全性和可靠性，同时医学促进了人工智能发展。

5.2.2　人工智能关键技术

1. 机器学习

（1）机器学习概念

　　目前机器学习发展相当迅速，机器学习就是要解决知识自动获取问题。尤其是在AlphaGo 以绝对优势战胜过去 10 年最强的人类世界围棋冠军，让人们领略到人工智能的巨大潜力。人工智能所取得的成就很大程度上得益于目前机器学习理论和技术的进步。未来以机器学习为代表的人工智能技术将给人类社会带来深刻的变革。

机器学习（Machine Learning，ML）是一门多领域交叉学科，涉及概率论、统计学、逼近论、凸分析、算法复杂度理论等多门学科。机器学习是使用计算机来分析数据背后的真实含义，把无序的数据转换成有用的信息，研究计算机如何模拟或实现人类的学习行为，以获取新的知识或技能，重新组织已有的知识结构使之不断改善自身的性能。机器学习是人工智能的核心，是使计算机具有智能的根本途径，其应用遍及人工智能的各个领域，主要使用归纳和综合方法。

机器学习在人工智能的研究中具有十分重要的地位，因为不具有学习能力的智能系统难以称得上真正的智能系统，但是以往的智能系统都普遍缺少学习的能力。例如，以往的智能系统在遇到错误时不能自我校正；不会通过经验改善自身的性能；不会自动获取和发现所需要的知识。以往的智能系统的推理仅限于演绎而缺少归纳，因此至多只能够证明已存在事实、定理，而不能发现新的定理、定律和规则等。随着人工智能的深入发展，这些局限性表现得愈加突出。正是在这种情形下，机器学习逐渐成为人工智能研究的核心之一。机器学习的应用已遍及人工智能的各个分支，如专家系统、自动推理、自然语言理解、模式识别、计算机视觉、智能机器人等领域。其中尤其是在专家系统中的知识获取存在瓶颈问题，机器学习是克服这个问题的一种重要方法。

（2）机器学习的医学应用

机器学习技术为医疗领域提供了新方法，通过计算机的运算能力，对大量的医疗数据在相对短的时间内进行数据分析、建模和训练，探究各种医学指标之间的关系，通过训练后的模型来预测并辅助诊断疾病，提升诊断准确率，同时也可扩展应用于医药及健康管理领域，进一步提升整体医疗行业的发展。目前在医疗领域，如疾病预测、疾病辅助诊断、疾病的预后评估、新药研发、健康管理等大多数研究者会使用支持向量机、决策树等传统的机器学习算法，这些算法其实都是对数据间的相似度进行衡量；监督学习是通过同类别样本间的相似性对模型的参数进行学习，非监督学习是通过样本间的相似性实现同类聚集、异类分散。

1）疾病预测

随着大数据和机器学习技术的发展，疾病的预测变得越来越准确。机器学习用于分类的方法有很多，包含支持向量机、决策树算法、逻辑回归、集成方法等。其中主要使用支持向量机，它具有极强的稳健性且能对非线性决策边界建模，又有许多可选的核函数，同时还可以有效学习高维数据，其他算法很难做到这一点，因此在疾病的预测方面有着广泛的应用。

2）疾病辅助诊断

对患者疾病诊断的过程会产生大量的数据，从医学图像到基因序列，从检验数据到病理数据，这些大量数据如果单靠人力采用常规方法诊断既费时又费人力，同时缺乏质量保证。因此，可以结合机器学习技术提供相应的辅助诊断。

3）医学图像识别

医学图像识别指利用数学方法和计算机对医学图像进行处理、分析的技术，一般分为输入待识别图像、输入图像预处理、图像特征提取、辨别分类、输出分类结果 5 个步骤。医学图像识别可以在减轻医师工作量的基础上，提高识别的准确率，降低医疗成本，节约医疗资源，目前在肺结节、脑部、心脏、眼部视网膜等领域有良好的发展前景。

4）疾病预后评估

疾病的预后评估是对疾病发病后发展为各种不同结局的预测，在临床很有必要。例如，可通过高斯过程回归模型研究 MRI 图像中的病灶与治疗结果之间的关系，并用该模型预测脑卒中后认知功能障碍的严重程度和随时间的恢复过程。

5）健康管理

目前，在各个医院里都有可穿戴设备和移动医疗设备，这些设备大多只能监测血压和脉搏等简单的生命指标，被动地提醒患者何时吃药，但无法主动监测和记录患者行为、环境因素并给出预防措施和建议。将这些设备采集的数据与机器学习技术相结合，能够提供个性化的健康预警与建议，监控个体行为，实现健康管理的目标。

6）新药研发

新药研发是一个极其复杂的过程，包括目标识别、设计和制造以及新药物的治疗、药物剂量选择、药物疗效评价和药物不良反应控制，机器学习技术为药物开发提供了新的思路，并逐渐受到研究者的关注。目前的机器学习技术被广泛应用于新药的发现和新的药物靶点的确定、适当治疗和药物剂量的决定、药物疗效、药物之间相互作用的预测。

2. 知识图谱

（1）知识图谱与医学知识图谱

知识图谱是以结构化的方式描述客观世界中的概念、实体及其实体之间的复杂关系。知识图谱技术提供了一种更好的组织、管理和理解互联网海量信息的能力，将互联网的信息表达成更接近于人类认知世界的形式。本质上，知识图谱是一种揭示实体之间关系的语义网络，可以对现实世界的事物及其相互关系进行形式化的描述。知识图谱采用本体知识表示，是语义网技术在互联网上的成功应用。知识图谱是结构化的语义知识库，用于以符号形式描述物理世界中的概念及其相互关系。其基本组成单位是"实体—关系—实体"三元组，以及实体及其相关属性值对，实体间通过关系相互联结，构成网状的知识结构。图 5-8 所示为"慢病"知识图谱示例。

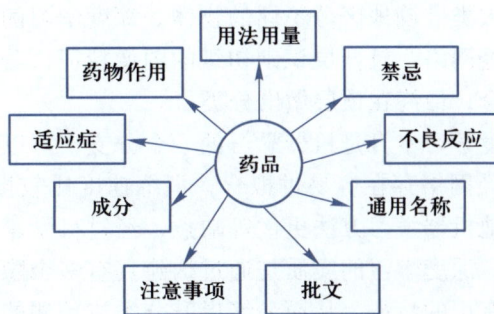

医学知识图谱是实现智慧医疗的基石，将会带来更高效精准的医疗服务。在医学领域，随着区域卫生信息化及医疗信息系统的发展，积累了海量的医学数据。基于这些数据构建医学知识图谱，可以推进医学智能化，是医学知识检索、临床诊断、医疗质量管理、电子病历及健康档案智能化处理的基础。

医学知识图谱构建技术分为医学知识表示、知识建模、抽取、融合、推理以及质量评估，即通过从大量的医学数据中提取出实体、关系、属性等知识图谱的组成元素，选择合理高效的方式存入知识库。例如，药品实体类信息的知识图谱如图 5-9 所示。医学知识融合是对医

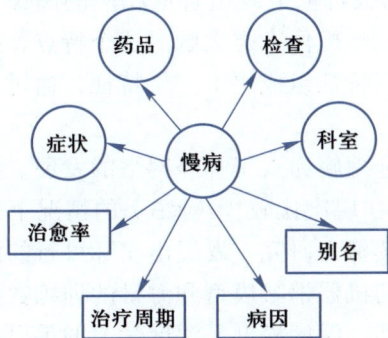

图 5-8　"慢病"知识图谱示例

图 5-9　药品实体类信息的知识图谱

学知识库内容进行消歧和链接，增强知识库内部的逻辑性和表达能力，并通过人工或自动的方式为医学知识图谱更新旧知识或补充新知识。借助知识推理，推出缺失事实，自动完成疾病诊断与治疗。质量评估则是保障数据的重要手段，提高医学知识图谱的可信度和准确度。

（2）医学知识图谱的应用

随着近几年人工智能的飞速发展以及精准医疗、智慧医疗的提出，医学知识图谱应用正受到国内外企业、学界的广泛关注，有望带来更廉价、高效、精准的医疗建议和诊断。

1）医疗信息搜索引擎

基于医学知识图谱的搜索，不仅提供用户网页间超链接的文档关系，还包括不同类型实体间丰富的语义关系。知识图谱对于传统信息搜索的优化主要体现在查询扩展，从知识图谱中抽取与查询相关的若干实体及实体关系和属性进行扩展查询，以更好地理解用户的查询需求。

2）医疗问答系统

医疗问答系统的研究主要集中在信息检索、提取和摘要技术。在中医领域，已经构建了包括疾病库、证库、症状库、中草药库和方剂库的中医药知识图谱，并基于该知识图谱进行中医药问答和辅助开药。

3）医疗决策支持系统

医疗决策支持系统借助医疗知识图谱，可以根据患者症状描述及化验数据，给出智能诊断、治疗方案推荐及转诊指南，还可以针对医师的诊疗方案进行分析、查漏补缺，减少甚至避免误诊。

3. 深度学习

深度学习（Deep Learning）是指在多层神经网络上运用各种机器学习算法解决图像、文本等各种问题的算法集合。深度学习是机器学习领域的一个新的研究方向，其动机在于建立模拟人脑进行分析学习的神经网络，模仿人脑的机制来解释数据，如图像、声音和文本。

（1）深度学习的基本原理

对大脑认知原理的研究，尤其是对视觉原理的研究是深度学习原理的基础。人类视觉的原理为：从原始信号摄入开始（瞳孔摄入像素），接着做初步处理（大脑皮层某些细胞发现边缘和方向），然后抽象（大脑判定，如眼前物体的形状是否为圆形），然后进一步抽象（大脑进一步判定该物体的属性）。以人脑进行人脸识别为例，人类视觉也是通过这样逐层分级来进行认知的，最底层的特征基本上是类似的，即各种边缘；越往上越能提取出此类物体的一些特征（鼻子、眼睛、躯干等）；最上层为不同的高级特征最终组合成相应的图像，从而能够让人类准确地区分不同的物体。深度学习的思想就是模仿人类大脑的这个特点，构造多层的神经网络，较低层识别初级的图像特征，若干底层特征组成更上一层特征，通过多个层级的组合，最终在顶层做出分类。

深度学习本身是机器学习的一个分支，可以简单地理解为人工神经网络的发展。由于传统的神经网络存在容易过拟合，训练速度比较慢，且在层次比较少（≤3）的情况下效果并不比其他机器学习方法更优等缺点，经过科学家的持续努力研究，发展出实际可行的深度学习框架。深度学习的实质是通过构建具有多个隐含层的机器学习模型和海量的训练数据，来学习更有用的特征，从而最终提升分类或预测的准确性。深度模型是深度学习的手段，特征学习则是深度学习的目的。

（2）深度学习的医学应用

深度学习方法将在医学研究领域得到越来越广泛的应用。近年来已有许多研究团队尝试将深度学习方法应用在医学数据分析处理中，为进一步的研究工作提供了重要的指引。深度学习的医学应用主要包括医学数据建模、医学图像处理、疾病诊断及中医体质等方面。

1）医学数据建模

深度学习也被应用于医学数据建模，相比疾病诊断，建立模型的问题更加困难但更有意义，其处理对象多为复杂结构或复杂过程，好的模型会有更加广泛的应用。例如，疾病发生发展过程模型对相关疾病的分析、监测及预防等都有帮助。

2）医学图像处理

医疗机构的医学图像产出量巨大，图像数据往往包含大量的潜在信息，深度学习在图像处理领域的优异表现为医学图像的自动化处理提供了新方法。目前深度学习在医学图像中主要应用于临床图像分类、关键目标发现和图片自动分割等方面。

3）疾病诊断

基于患者的疾病相关数据，通过深度学习模型预测异常病变或发病风险，进行疾病的辅助诊断。自动化的疾病辅助诊断能更快地处理数据，并为医师提供参考，且其判断不易受到主观因素的干扰，在减轻医师工作负担的同时提升效率和诊断准确率，自动疾病诊断包括疾病诊断、疾病分类和疾病分级等方面。

4）中医体质

中医体质是指人体生命过程中，在先天禀赋和后天获得的基础上所形成的形态结构、生理功能和心理状态方面综合的、相对稳定的固有特质，是人类在生长、发育过程中所形成的与自然、社会环境相适应的人体个性特征。表现为结构、功能、代谢以及对外界刺激反应等方面的个体差异性，对某些病因和疾病的易感性，以及疾病转变与转归中的某种倾向性。它具有个体差异性、群类趋同性、相对稳定性和动态可变性等特点，其与健康和疾病发展密切相关；通过体质辨识可以对相关疾病进行预测，并可通过对偏颇体质的干预调整，实现未病先防。

4. 自然语言处理

（1）医学自然语言处理

自然语言处理（Natural Language Processing，NLP）是指通过计算机软件对人类的自然语言（如语音和文本）的自动化操作，是计算机以一种智能的方式分析、理解并从人类语言中获得真实意义的一种方法，主要关注人类语言和计算机之间交互作用的研究。自然语言处理的研究逐渐从语言学领域发展成为一门新兴的、涉及计算机科学、人工智能和计算语言学的交叉学科。语义是指单词之间的关系和意义，自然语言处理的重点是让计算机利用信息的语义结构（数据的上下文）来理解语言的真实含义。通过使用自然语言处理，人类可以使机器能够理解人类的说话方式，并帮助计算机理解、解释和操纵人类语言。

医学自然语言处理是自然语言处理与医学的交叉专业，其目的在于使计算机能够提取医师对患者的健康及治疗过程中的书面描述中所具有的丰富含义，并从专业的角度识别和理解信息。例如，电子健康记录文本中包含大量信息，如果经过处理，可用于一系列医疗目的，包括临床决策支持、机构审计和计费、临床质量改进和研究。

（2）医学自然语言处理应用

通过多年信息化的进展，使得医疗信息化存储了大量的数据，医疗领域的数据呈爆炸式增长，医疗行业需要找到提取相关数据的最佳方法，并将其整合在一起，帮助临床医师为患者做出最佳决策。

1）医学文本挖掘

医学文本挖掘可以从爆炸式增长的生物医学自然语言文本数据中抽取出特定的事实信息，主要包括生物医学实体，如基因、蛋白质、药物、疾病之间的关系，对整个生物医学知识网络的建立、生物医学实体关系的预测、新药的研制等均具有重要的意义。

2）医学决策支持系统

为了降低出错的概率以及提高工作效率，临床决策支持系统对医务人员进行诊疗方面的指导，包括知识库的建立、医学语言处理、临床决策支持系统三大部分。

3）医学信息提取

医学信息提取是指从文本中抽取指定的一类事实信息，形成结构化的数据储存在数据库中，以供用户对信息的查询或进一步分析利用的过程。典型应用及应用方法包括信息抽取技术在电子病历中的应用，信息抽取技术在医学文献中的应用，信息抽取技术在生物医学网络资源中的应用。

4）医学自动问答系统

基于自动问答的医学信息搜寻模式作为智能的医学信息资源获取工具，不仅对海量数据资源的有效利用具有重大意义，而且在一定程度上可缓解医患之间信息不对称，提高医疗资源利用效率，同时能更好地体现"以患者为中心"服务理念的转变。

5）医学影像的信息提取和分析

医学影像报告是电子健康病历中包含大量数字信息的重要组成部分。医学影像中使用自然语言处理的总体目标是挖掘诊断报告中结构化信息，并将其应用于临床诊治过程。根据信息提取的对象和目的不同，自然语言处理可用于患者个体信息分析、患者群体信息分析和医学影像流程信息分析等。

6）医学临床工作应用

在医学临床工作中，医学自然语言处理会被用于规范化数据录入、临床检查报告处理、智能问答、医疗编码、临床诊断辅助、患者识别、患者整体健康数据识别等。

5.2.3　医学人工智能应用

1. 医学决策支持系统

医学决策支持系统是医学人工智能研究的重要分支，是运用专家系统的设计原理与方法，模拟医学专家诊断、治疗疾病的思维过程编制的计算机程序，可以帮助医师解决复杂的医学问题，作为医师诊断、治疗以及预防的辅助工具；同时也有助于对医学专家宝贵理论和丰富临床经验的保存、整理和传播。医学专家系统中应用最广、研究最多的是用于帮助医师做诊断和治疗决策的决策支持系统。通常，医学决策支持系统在多数时候也被称为临床决策支持系统（Clinic Decision Support System，COSS）。

临床决策支持系统是一种充分运用可利用的、合适的计算机技术，针对半结构化或非结构化医学问题，通过人机交互方式改善和提高临床决策效率的系统。将医学知识应用到某一患者的特定问题，提出具有最佳费用或效果比的解决方案的计算机系统。

（1）临床决策支持系统的构架

临床决策支持系统的一般架构，类似于专家系统架构，如图 5-10 所示。

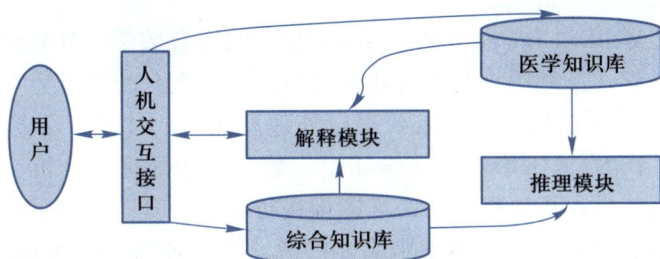

图 5-10 临床决策支持系统的架构

临床决策支待系统一般包括综合知识库、推理模块和人机交互接口等。综合知识库存储着大量的编译信息；推理模块根据知识库中的规则对资料进行自动整合和分析；人机交互接口则是将分析结果反馈给使用者，同时也可以作为系统输入，主要作用是满足用户的查询需求。传统的临床决策支持系统的知识库较封闭且缺乏机器深度学习功能，所有信息的采集、编译、整理及规则均需人工完成，维护成本较高，且存在信息更新时效性不强的问题。新型的临床决策支持系统，能够基于人工神经网络具有机器学习能力，可以在人机交互、不断训练的过程中总结和明确知识，并利用知识为用户提供建议。随着医疗行业科技化、信息化程度的逐步提高，利用电子病历系统、临床决策支持系统和互联网数据库的对接，可实时查阅大量文献资料。通过高效的学习能力提供精准的决策建议，可帮助临床医师紧跟医学进展，掌握循证医学证据，更加充分自如地应对临床问题。

（2）医学决策支持系统的机遇与挑战

临床决策支持系统无论从其架构或构建方法上，都发生了巨大的变化。在该领域里的研究者和临床医师否定了原先构建专家系统的交互模式，仅仅基于专家经验的决策支持系统是不可能实现的，主要存在以下两方面的原因：

① 专家经验并不是临床决策支持系统知识唯一的来源，对于不同的专家在同一问题上的表述存在差异，一个专家在不同时间对同一问题同样也存在不同看法；同时，个人的医学经验也在不断变化之中，这使得临床决策支持系统利用生产式规则表示专家经验，为非专家用户提供决策建议时，组合相关规则易出现冲突。

② 在基于规则的专家系统中，以产生式规则作为知识块来表示医学知识和人类的经验，无论就系统的复杂性和人类认知来说，都是过于简单的模型，是致使专家系统低智能化的直接原因。目前人工神经网络、遗传算法、模糊聚类等模式识别技术和基于数据仓库的数据挖掘技术在知识发现中的应用，不断提高了临床决策支持系统的决策能力与决策范围。临床决策支持系统的发展趋势受决策环境驱动，未来临床决策支持系统发展会呈现多样性和丰富性。

医院信息系统发展到一定阶段，完成相关的业务功能上的应用后，临床决策支持系统是医院智能化建设的目标。这对提高医疗水平、促进医学科学的发展、充分发挥数字化医院的效能具有重要的作用，体现人工智能技术和现代医疗的深度结合，虽然逻辑推理算法很多，但是由于医学的复杂性和个体性因素较多，高智能、高集成的临床决策支持系统尚未实现，特别是医学知识库的建立是一项复杂的系统工程，需要广大医学科研工作者继续共同奋斗实现。

2. 医学图像处理和分析

（1）医学图像处理和分析概念

医学图像处理（Medical Image Processing）是一门综合数学、计算机科学、医学影像学等多个学科的交叉科学，是利用数学的方法和计算机这一现代化的信息处理工具，对由不同的医学影像设备产生的图像按照实际需要进行处理和加工的技术。医学图像分析（Medical Image Analysis）是指综合医学影像、数学建模、数字图像处理与分析、人工智能和数值算法等学科的交叉领域，是利用计算机对医学图像进行自动处理、特征抽取和分类的技术。医学图像处理和分析的主要对象是人体细胞涂片图像、人体各部位的 X 射线照片和超声图像。医学图像处理和分析已广泛应用于肿瘤、脑功能与精神障碍、心脑血管疾病等重大疾病的临床辅助筛查、诊断、分级、治疗决策与引导、疗效评估等方面。

医学图像处理和分析是对数字医学图像施加一系列操作以达到预期结果的过程，如图 5-11 所示，这些操作包括所有与图像有关的技术，如图像的识别、提取、分割、测量、去噪、增强、复原、检测、存储等。按照处理对象和目的的不同可以将这些技术分为 3 个层次，即医学图像处理、医学图像分析、医学图像理解。

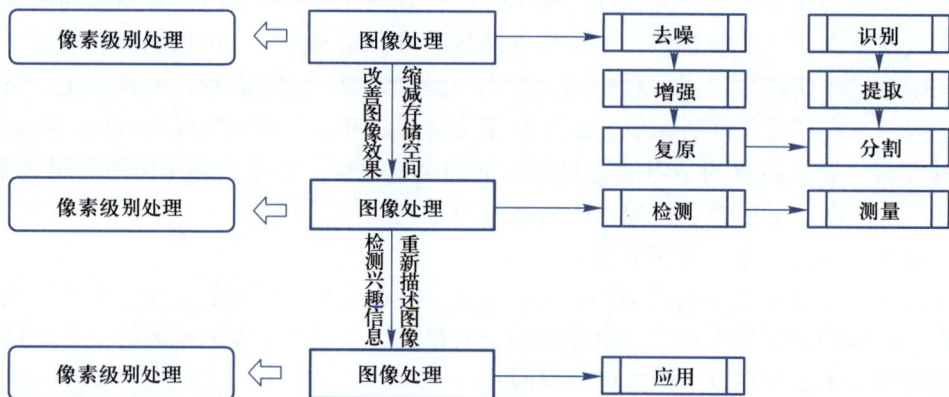

图 5-11　医学图像处理和分析

医学图像分析和医学图像处理关系密切，两者有一定程度的交叉。医学图像处理侧重于信号处理方面的研究，如图像对比度的调节、图像编码、去噪以及各种滤波的研究。医学图像分析更侧重于研究图像的内容，包括但不局限于使用图像处理的各种技术，更倾向于对图像内容的分析、解释和识别。因此，医学图像分析与计算机科学领域的模式识别、计算机视觉关系更密切。医学图像分析通常利用数学模型并结合图像处理的技术来分析底层特征和上层结构，从而提取具有一定智能性的信息。在医学图像处理和图像分析两个环节之间，一般要进行图像分割，将感兴趣的目标从原图像中提取出来。医学图像预处理、医学图像分析和医学图像理解虽然处在 3 个抽象程度和数据量各有特点的不同层次上，但它们是互相关联的，有时甚至互相渗透，不能截然分割。

目前，临床医学图像分析的图像类型主要可分为 MRI 图像、CT 图像、X 射线图像、超声成像、PET 图像、病理图像。医学影像学图像主要的格式分别为 DICOM（医学数字成像和通信）、NIFTI（神经影像信息技术）、NRRD（近原始栅格数据）等。

（2）医学图像处理与分析的应用

医学图像处理与分析借助计算机图形、图像技术，使医学图像的质量和显示方法得到了极大的改善，不仅可以基于现有的医学影像设备来极大地提高医学临床诊断水平，而且能为医学培训、医学研究与教学、计算机辅助临床外科手术等提供数字实现手段，为医学研究与发展提供扎实的基础，具有不可估量的价值。

1）辅助医师诊断

通过图形图像技术，可以对医学图像进行缩放、旋转、对比度调节、三维重建等处理，便于医师从多角度、多层次进行观察和分析，对病变区进行定性与定量分析，从而提高医疗诊断的准确性和正确性。

2）仿真多角度扫描

该应用在 CT 扫描中具有重要意义，由于 X 射线对人体的损害较大，因此不可能对患者进行多角度的全面扫描，通过三维图形图像技术，可以对原始数据进行多角度重组，仿真多角度扫描。该技术也被称为虚拟切割。

3）放射治疗

在该领域的计算机技术主要用来进行精确定位，根据影像数据得到的图像，确定进行放射性治疗的特定部位，从而引导仪器进行精确定位，避免正常组织受到不必要的放射性照射。

4）手术教学训练

通过断层扫描技术可以获得一系列人体某个部分的二维切片图像。对这些切片数据进行计算机三维重建，能够获得人体部位的三维模型，医师可以对三维模型进行手术仿真。在虚拟环境中进行手术，不会发生严重的意外，并能够提高医师的协作能力，尤其在修补术方面有着重要的应用前景。

5）辅助手术计划和手术导航

计算机辅助手术计划系统根据患者影像数据在术前规划手术方案，甚至可进行手术模拟，以提高手术成功的概率。计算机辅助手术导航系统根据患者在术前的影像数据构建手术部位的解剖空间，并将其和由定位技术控制的实时手术空间相重叠，由此引导手术按预定的正确进程进行。该系统常和计算机辅助手术计划系统结合在一起使用。由于计算机的介入，传统的外科手术可以更加精确，对患者的损伤更加微小。

6）虚拟内镜

现有的内镜技术存在一个共同的缺陷，就是必须往患者体内插入内窥探头。普通探头都是机械装置，因而会给患者带来很大的痛苦。计算机虚拟现实技术的出现为减轻这一痛苦带来了可能，这就是虚拟内镜技术。虚拟内镜技术可以检查传统方法无法到达的区域，甚至可深入实体内部进行观察，还具有交互性、局部细节放大、可重复观察等优势。

7）治疗规划

在该领域的计算机技术主要用于在患者治疗期间观察药物、放射或其他治疗所引起的身体病变部位的局部变化，对疗效进行评估，并根据评估结果有效调整治疗方案。

8）远程医疗

实现在 Internet 上发布 PACS 产生的基于 IDICOM 标准的医学图像，使用浏览器显示、处理医学图像，有利于远程医疗系统、区域间 PACS 和医院信息系统融合及医疗信息系统集成的应用和发展，集中体现了远程医疗系统发展的必然趋势。

3. 医疗机器人

医疗机器人是指用于医院、诊所的医疗或辅助医疗的机器人，是一种智能型服务机器人，能独自编制操作计划，依据实际情况确定动作程序，然后把动作变为操作机构的运动。医疗机器人可识别周围情况并具有自我意识，从事医疗或辅助医疗等工作。

（1）医疗机器人的应用

医疗机器人的应用非常广泛，主要包括以下几类。

1）实验室机器人

由于在实验室操作复杂，但都是一些简单的如取样、离心、混合等操作，人工操作起来费时，而且精度也不能控制得很好。随着自动化水平的提高，实验室机器人将发挥重要作用。

2）医疗康复机器人

从 20 世纪 80 年代开始，医疗康复机器人有了很大发展，其应用范围已扩展到人们生活的各个领域，如机器人动作执行系统、智能型轮椅、家庭日常生活和职业用生活护助及作业辅助型机器人等。

3）外科手术机器人

外科手术机器人的应用领域主要分为微创外科手术机器人和手术中影像引导医用机器人。

4）医院服务机器人

医院服务机器人一般用于辅助护士完成食物、药品、医疗器械、杂志的传送和投递工作。

5）医用教学机器人

医用教学机器人是理想的教具。其中医疗康复机器人和外科手术机器人是医疗机器人中两个重要的应用领域。图 5-12 所示为达芬奇手术系统。

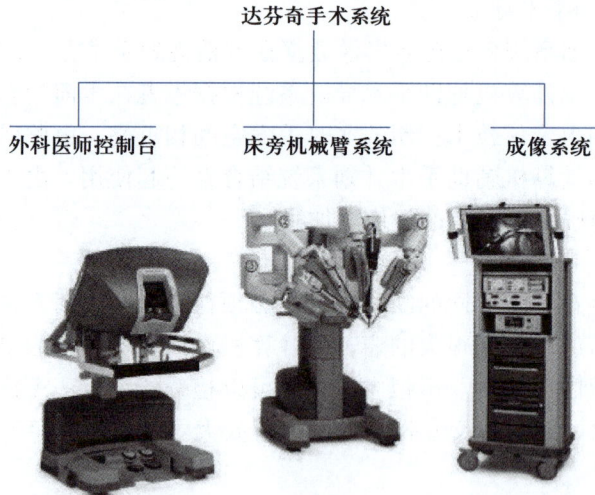

图 5-12   达芬奇手术系统

（2）医疗机器人的机遇与挑战

目前，医疗外科机器人系统的研究主要集中在以下方面。

① 机器人机构研究，主要是研究新的机器人本体，以拓宽机器人辅助外科的应用范围。

② 机器人运动控制和路径规划研究，使机器人的运动精度更高，当运动路径的选取更

加科学时，系统整体的安全性就更好。

③ 虚拟现实技术和通信技术在医疗外科机器人系统中的应用研究，使虚拟临床手术系统更加实用化。

④ 临床应用研究。对于医疗外科机器人系统，在完成系统设计和实验室试验后均需要进行临床应用研究，以确定系统对临床应用环境的适应性。

⑤ 系统集成研究。在完成系统各组成部分的研制后，通过系统集成研究将各部分有机组织起来，使最终系统的性能获得最佳效果。

⑥ 操作界面研究，以进一步提高医疗外科机器人系统的可操作性。为了医师和医疗机器人系统自如的交互，系统应尽可能为医师提供直观的交互平台。

⑦ 仿射变换研究，建立患者的某种图像信息与人体标准图谱的关系，以较低的成本和较高的速率获得用于规划、导航和仿真系统的患者三维立体模型。

应用外科辅助医疗机器人进行手术，可以极大地提高手术的准确性和可靠性，它的出现将对现代医学工程的发展产生深远的影响，在医疗手术领域具有广泛的应用前景。外科辅助医疗机器人系统将在应用中不断得到完善，并将改变外科医师处理患者的方法。它不仅会对常规医疗带来一系列的技术变革，而且对临床护理及康复工程等的发展都将产生深远的影响。

医疗机器人的应用极大地推动了现代医疗技术的发展，是现代医疗卫生装备的发展方向之一。康复机器人具有智能化，可为伤员、患者与老年人提供康复护理和服务；手术机器人具有高准确性、高可靠性和高精确性，提高了手术的成功率。随着科学技术的不断更新、社会的老龄化以及医疗技术的发展，各医疗机器人及其辅助医疗技术将得到更深入而广泛的研究和应用，各种新型的医用机器人机构、新型手术工具、医学图像采集和处理技术、远程系统传输技术、智能传感器、智能轮椅及其他相关技术仍是研究热点。

5.3 云 计 算

云计算

PPT

5.3.1 云计算概述

云计算是一种基于共享架构的计算方法，是在分布式计算、并行计算和网格计算等技术的基础上发展起来的新兴技术。它的最大特点是可以自我维护和管理庞大的虚拟计算资源。用户在使用云计算提供的服务时可以按需付费，从而大大降低了使用门槛，也节省了开销。云计算既不是单一的产品，也不是一项简单的新技术，而是一种全新的产生和获取计算能力的方式。云计算特点主要体现在以下方面。

（1）超大规模

"云"拥有大量的服务器，能提供用户前所未有的计算能力。

（2）虚拟化

云计算支持用户在任意位置、使用各种终端获取应用服务。用户所请求的资源来自"云"，而不是固定的、有形的实体。应用在"云"中某处运行，用户无须了解、不用关心应用运行的具体位置。

（3）高可靠性

云服务在性能和质量上具备 QoS 保证，"云"使用了数据多副本容错、计算节点同构可互换等措施来保障服务的高可靠性，使用云计算比使用本地计算机更可靠。

（4）通用性

云计算不针对特定的应用，在"云"的支撑下可以构造出千变万化的应用，同一个"云"可以同时支撑不同的应用运行。

（5）高可扩展性

"云"的规模可以动态伸缩，以满足应用和用户规模增长的需要。

（6）按需服务

"云"是一个庞大的资源池，可按需购买。云可以像自来水、电、燃气那样计费。

（7）价格廉价

由于"云"的特殊容错措施，"云"由极其廉价的节点来构成；"云"的自动化集中式管理使大量企业无须负担高额的数据中心管理成本；"云"的通用性使资源的利用率较之传统系统大幅提升。

（8）潜在的危险性

云计算不仅提供计算服务，还提供存储服务。一方面，现在社会是一个信息社会，信息的重要性不言而喻；另一方面，云计算中的数据对于数据所有者以外的其他云计算用户是保密的，但是对于提供云计算的商业机构而言确实毫无秘密可言。因此，数据的安全性保障目前还是一个关键问题。

云计算由服务接口、管理中间件技术、虚拟化资源和物理资源 4 部分组成。

（1）服务接口

服务接口是客户端和云端交互操作的一种接口，提供注册用户或服务、定制和使用服务的功能，统一规定了各种规范和标准。

（2）管理中间件技术

中间件在服务和服务器集群之间，提供管理和服务、标准化和操作，如标识、认证、授权、目录、安全性等服务，屏蔽了底层硬件、操作系统和网络的异构性，将程序接口和协议标准化。

（3）虚拟化资源

虚拟化资源是指可以执行某些操作，具有一定功能的资源，其本身是虚拟的，并不是真实的资源，如计算池、存储池和网络数据库资源池等，通过软件技术来实现的功能有虚拟环境、虚拟系统和虚拟平台。

（4）物理资源

物理资源主要是指一些硬件设备和技术，如个人计算机（PC）、服务器和其他设备等，能够支持计算机正常运行，通过现有的先进技术，如网络技术、并行计算和分布式技术等，将分散的计算机建立成一个可以用来计算和存储云计算业务的功能强大的集群。

5.3.2　云计算关键技术和平台

1. Hadoop 大数据平台

如今市场上的大数据平台已是多种多样，目前主流的大数据平台是由 Apache 基金会维护的开源分布式系统基础架构 Hadoop，具有强大的生态圈支持。Hadoop 具有两种含义，广义的 Hadoop 大数据平台通常是指围绕着 Hadoop 的整个软件生态圈，而狭义的 Hadoop 大数据平台由 HDFS 和 Hadoop MapReduce 两部分组成。HDFS 和 Hadoop MapReduce 都是对分布式系统的开源实现，其中 HDFS 是对分布式文件系统 GFS 的开源实现，Hadoop MapReduce 是对分布式处理框架 MapReduce 的开源实现（此文后的 MapReduce 如无特殊说明则特指 Hadoop MapReduce）。由于 Hadoop 可以运行在 x86 服务器集群上，它的出现使得分布式系统的使用门槛大大降低，众多互联网企业纷纷选用 Hadoop 作为自己的大数据解决方案。Hadoop 作为一个 Apache 开源的项目，它继承了 GFS 和 MapReduce 的优点，并在性能上进行了很大的改进。

在众多企业和开源爱好者的努力下，Hadoop 平台逐渐形成了一个生态圈，为实现各类数据挖掘、数据分析场景提供平台支持。图 5-13 所示为 Hadoop 大数据平台结构体系。

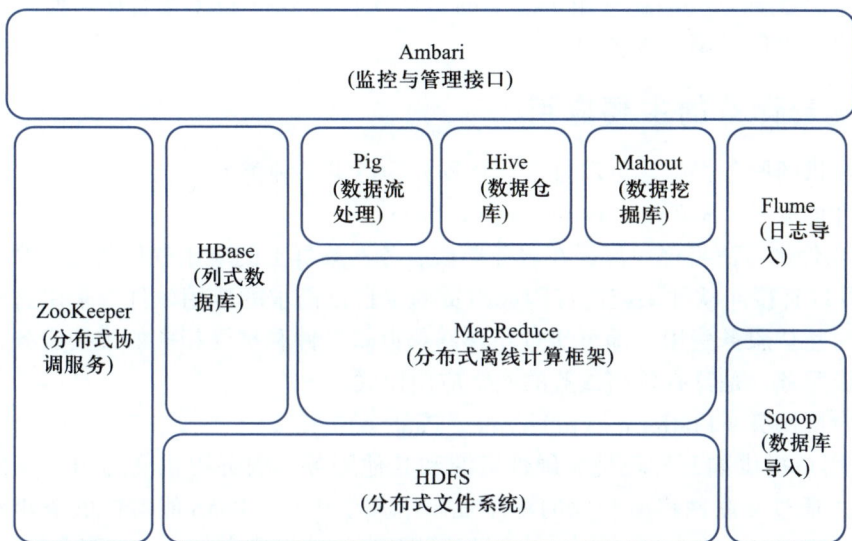

图 5-13　Hadoop 大数据平台结构体系

除 HDFS 与 MapReduce 以外，Hadoop 大数据平台主要包含如下的常用核心组件：

- ZooKeeper：Hadoop 的分布式协调服务。Hadoop 的许多组件都依赖于 Zookeeper，它分布式地运行在由多台计算机组成的集群上，为集群提供协调服务。
- HBase：一个列族数据库，适用于海量数据的分析场景。
- Pig：一种数据分析脚本，用于数据流的处理。
- Hive：基于 MapReduce 的一个数据仓库工具，它使得用户可以使用简单的类 SQL 语法实现数据统计处理。
- Mahout：数据挖掘算法库，包含在回归、聚类、分类等问题上被广泛使用的数据挖掘算法，可以帮助开发人员便捷地创建智能应用程序。
- Flume：一个日志收集系统，它支持自定义各类日志数据的采集，并具有对数据进行简单处理的能力。
- Sqoop：一个用于解决传统关系数据库、数据仓库与 Hadoop 集群之间进行数据导入导出工作的工具。

2. MPP 数据仓库

MPP 即大规模并行处理，是系统架构角度的一种服务器分类方法。从系统架构的分类来看，商用服务器主要分为 3 类，分别为对称多处理器结构、非一致存储访问结构和大规模并行处理结构。MPP 数据仓库是指以大规模并行处理架构为架构核心，以 x86 服务器作为底层硬件支撑环境，用于对海量结构化数据进行联机分析处理的并行数据仓库。

常见 MPP 数据库产品有 Greenplum 和 Sysbase IQ。

- Greenplum：在开源的 PostgreSQL 的基础上采用了 MPP 架构开发的性能非常强大的分布式数据仓库。该数据仓库主要由主节点（Master Host）、工作节点（Segment Host）、内部通信（Interconnect）三大部分组成。
- Sysbase IQ：从 16.0 SPlO 版本开始引入对 MPP 的支持。采用的 Share Nothing Multiplex 是一个在大数据环境下针对大规模并行处理的存储和处理架构。在该存储架构下，主数据存储在一组节点中的直插式存储 DAS 设备集合中，而不是存储在一个共享存储区域网络设备中。

5.3.3　云计算的主要应用

根据所提供的服务类型，可以将云计算划分为以下 7 种类型。

（1）软件即服务（Software as a Service，SaaS）

SaaS 是软件供应商将统一部署在服务器或服务器集群上的应用软件通过互联网提供给用户；用户也可以直接向软件供应商订购或租赁满足自己需求的应用软件。采用这种方式，用户只需要支付租赁服务费用，即可通过互联网获得软硬件和享受相应的维护服务，享受软件使用权和升级服务，是具有较高效益的网络应用模式。

（2）平台即服务（Platform as a Service，PaaS）

PaaS 向用户提供如开发环境、硬件资源和其他服务，服务提供商为用户开发程序提供基础架构，并通过互联网将所开发的程序发布给其他用户。PaaS 能够提供企业或个人专门研发的中间件平台，向个人用户或企业提供软件开发、数据库存储、应用服务器、数据测试、资源监管和应用服务等。

（3）效用计算

向用户提供多台服务器的"云端"计算资源，它将内存、输入输出设备、存储和计算能力整合成一个虚拟资源池，将这个虚拟资源池提供给存储资源和虚拟化服务器使用。此时用户可根据自身需求租用相应的计算能力和存储能力，只需要较低的硬件成本，大大降低了硬件方面的费用。

（4）管理服务提供商（Managed Service Provider，MSP）

管理服务提供商常提供服务监测、桌面管理、病毒扫描、反垃圾邮件等服务。

（5）商业服务平台

商业服务平台是 SaaS 和 MSP 的混合应用，提供一种服务采集器，为用户和服务供应商之间提供了互动平台。

（6）网络集成

网络集成是将云计算基础服务进行集成，采用通用的"云计算总线"，将现有的云计算公司进行整合，便于用户比较和选择服务提供商，为用户提供完整可靠的服务。

（7）云端网络服务

网络服务提供商提供的 API 能帮助开发者开发基于互联网的应用，通过网络拓展功能，拓宽服务范围。计算、存储和服务是云计算在工作和生活中最重要的体现。

医疗物联网

PPT

📖 **素养提升**

中国医疗人工智能开启医疗健康新时代

2020 年，中国第一个通过Ⅲ类器械审批认证的 AI 产品正式获批上市，开启了我国 AI 医疗产品获批的序幕，截至 2020 年 6 月，我国共有 3 个 AI 三类医疗器械获批上市，分别是科亚医疗研发的无创 CT–FFR 深脉分数产品、乐普医疗的心电分析软件和安德医智旗下 BioMind "天医智" 的颅内肿瘤磁共振影像辅助诊断软件。整个医疗 AI 行业或将迎来大规模商业化落地的新阶段，AI 医学影像等相对成熟领域有望率先形成市场竞争格局。

5.4　医疗物联网

5.4.1　医疗物联网概述

物联网（Internet of Things，IoT）技术，是指通过感知设备，按照约定协议，连接物、人、系统和信息资源，实现对物理和虚拟世界的信息进行处理并作出反应的智能服务系统。随着互联医疗设备数量的增加，支持医疗级别数据的采集和传输、互联技术、服务系统及软件的进步，医疗物联网（Internet of Medical Things，IoMT）是物联网在医疗行业的重要应用。随着物联网、大数据、区块链、人工智能等先进技术的广泛应用，医疗物联网对加快 "健康中国" 建设和 "智慧医院" "智慧诊疗" 等推动医疗健康产业智慧化转型起到重要的支撑作用。

5.4.2　医疗物联网的主要应用

医疗物联网综合了远程医疗、互联网、物联网、自动控制、人工智能等技术，是面向医疗机构全方位的运营和管理，致力于提高医疗品质，降低医疗差错，提升患者服务水平，提高整体运营效率的综合系统。典型的医疗物联网业务场景如下。

（1）面向医务人员的智慧临床应用

智慧临床主要面向护士群体，通过对移动智能终端结合无线通信技术的应用，使护士在病房服务中实现对患者入院信息、体征信息、手术资料、检查信息等数据实时准确地掌握，提高查房效率和质量。智能输液场景中每个患者输液位的状态可通过无线传输实时传送到护士工作站的显示屏幕，护士在服务台就能实时监控患者的输液进度。当输液液位较低时，显示屏幕会语音提醒护士前去更换或终止输液，同时提醒可以同步传输到移动 PDA 上，实现护理人员对病人输液状态及呼叫状态的实时掌控。智慧临床是医疗机构迈向智慧化转型的重要一步，也是医院等级评审复审的加分项目。

（2）面向患者的智慧患者服务

智慧患者服务主要面向院内特殊或重症患者，服务包含院内导航、人员定位和报警求助等。通过智能穿戴手环、RFID3 标签等手段，可以通过智能监控系统实时查看患者的行走路线和实时位置，一旦患者走出限定区域可产生告警，届时医护人员将及时协助患者返回安全区域，防止意外发生。此外，当患者发生身体不适急需求助时，可以通过智能穿戴设备实现一键报警，医护人员可以快速响应，保障患者的生命安全。

（3）面向医疗机构管理的智慧管理

现代医院的院区规模呈现出快速扩张的趋势，而对应的医院所管理的资产数量和种类也呈现爆发式增长，传统的资产管理手段已远远不能满足医院管理需求。而基于物联网技术的智慧管理模式可以极大提高医院资产管理水平。利用 RFID 技术可以在购入设备资产时进行入账登记并生成资产台账，由 WiFi 网络传递给资产综合管理平台，在资产分配使用、变更、回收、清点、报废等全生命周期中都可以实现跟踪管理，实现资产管理的精细化、规范化和专业化，满足医院业务快速增长的管理需要。

（4）面向社区的远程健康管理

在公共卫生服务开展的过程中，由于医疗机构服务覆盖人群增多、地区医疗资源不平衡等因素，导致健康筛查无法及时覆盖到所有区域。利用 5G 技术传输的社区自助终端可以在家门口实现健康筛查，将身高体重、脂肪率、水分占比、血氧、血压、心电等健康参数检测数据通过 5G 网络传输给医疗机构的后台分析系统，在中心端统一对检查的结果进行评估、分析和建议，可以让基层医疗人员工作更加轻松高效，让人们更加便捷地享受到我国公共卫生服务普惠政策。远程健康管理是"互联网医院"建设的重要环节，通过物联网和 5G 技术，把基层乡村医生和三甲医院的门诊专家连接为一体，实现医疗资源全民共享，实现现代化技术造福于民。

随着物联网通信技术和大数据技术在医疗行业的应用愈发成熟，越来越多的信息和联网设备会在诊疗业务中为患者提供服务，如植入患者体内的单个智能设备，联网胰岛素泵和智能输液泵等。IoMT 设备在感知层的应用在医疗行业未来 5 年会保持高速增长。医疗机构和 IoMT 设备厂商将深度协同，未来 IoMT 设备供应商将深入医疗机构的诊疗业务，双方不仅仅是强化固有的设备能力，还能够基于医疗机构已开展的各类智慧化诊疗数据和业务场景，共同开发形成新的医疗物联网产品。让医疗设备更加智能化，提升整个医疗系统的设备使用效率，为患者、护士、医生等相关群体提供更有价值的医疗物联网解决方案。

IoMT 设备厂商应首要考虑医疗数据隐私保护。由于 IoMT 设备智慧化业务能力的持续提升，覆盖的地点和范围更加广泛且呈现出无线化通信和维护的特点，导致感知层的设备数据会变得十分复杂，为此设备厂商需要一套完善的医疗数据隐私保护体系来保障医疗数据安全。由于 IoMT 设备的激增，多类型、多型号的设备分布在多科室，且设备厂商的远程运维方式多样，将会导致风险暴露面积增加，原有安全防护手段难以应对，由此引发的医疗网络安全风险和挑战与日俱增，需要 IoMT 设备厂商不断完善安全防护方案。

5.5　智能医学程序设计基础

智能医学程序设计基础

PPT

5.5.1　Python 概述

1. Python 介绍

Python 是一个高层次的结合了解释性、编译性、互动性和面向对象的脚本语言，该语言简单直观、开源，容易理解且适合快速开发。Python 语法简洁清晰，强制用空白符（Whitespace）作为语句缩进，具有易于学习、阅读和维护，跨平台，可扩展性好，拥有丰富的标准库等特点，已经成为最受欢迎的程序设计语言之一。

Python 主要应用于系统编程、科学计算、文本处理、数据库编程、网络编程、Web 编程、图形处理和多媒体应用等领域，并作为国内外大学的主要程序设计课程。众多开源的科学计算软件包都提供了 Python 的调用接口，如计算机视觉库 OpenCV。目前，业内几乎所有的大中型互联网企业（如百度、腾讯等）都在使用 Python 从事自动化运维、自动化测试、大数据分析、爬虫等工作。

Python 语言简洁、易读且可扩展，对软件开发人员友好，开发效率高，同时，能够把用其他语言（尤其是 C/C++）制作的各种模块很轻松地连接在一起。通常，软件开发使用 Python 快速生成程序的原型，然后对其中有特别要求的部分，用更合适的语言进行改写，例如，3D 游戏中的图形渲染模块对性能要求特别高，就可以用 C/C++ 重写，而后封装为 Python 可以调用的扩展类库。

Python 是目前数据科学和人工程能领域最流行的开发语言之一，因其简洁性、易读性、可扩限性等特点，拥有众多开发者，进而可以快速开发出大量优秀、成熟、易用的数据分析库以及人工智能框架。Python 的 numpy、pandas、scipy、statsmodel、matplotlib 等第三方库，主要用于数据分析，提供了向量和矩阵操作的数据处理、数据可视化、统计计算、统计推断、统计分析和建模等功能。Pyrthon 的 gensim、scikit-learn、tersorflow、pytorch、keras 等第三方软件库，主要用于人工智能应用，提供自然语言处理、机器学习框架和深度学习框架。

2. Anaconda Python 安装

Anaconda 是 Python 的集成开发环境（IDE）软件，是适合数据分析和人工智能开发的集成开发环境，包括常用的科学计算、数据分析、图形绘制、自然语言处理、机器学习、深度学习等软件包。Anaconda 集成了 Jupyter Notebook，被国内外数据科学和人工智能领域工作人员、高校教师广泛使用，成为 Python 数据科学和人工智能领域标准的集成开发环境工具。Anaconda 使用 conda 和 pip 软件包管理工具，使安装第三方软件包非常方便，避免了管理各个库之间依赖性的麻烦。

Anaconda 可以在 Anaconda 官方网站下载，用户可找到相应操作系统的版本下载（图 5-14），本书使用 Ubuntu16.04 操作系统。

本书使用的 Python 版本为 Python 3.7.4，Anaconda 版本为 4.7.12，如图 5-15，表明 Anaconda 和 Python 安装成功。

3. Jupyter Notebook 使用

Jupyter Notebook 是 Anaconda 默认提供的交互式开发环境，打开终端输入 jupyter notebook 启动程序，浏览器会自动弹出 Jupyter Notebook 主界面，显示当前文件系统，在"新建"下拉列表中选择 "Python 3" 选项，在当前工作目录下创建扩展名为 .ipynb 的 Notebook 文件，如图 5-16 所示。Jupyter Notebook 是在网页页面中直接编写代码和运行代码，代码的运行结果也会直接在代码块下显示，如图 5-17 所示。如在编程过程中需要编写说明文档，则可在同一个页面中直接编写，便于做及时的说明和解释。

4. Python 第三方库管理

Anaconda 提供了 pip 和 conda 工具管理第三方的软件库和模块。在终端输入 pip 命令，提供了第三方软件库的安装、升级、更新等功能。Anaconda 集成了 conda 工具、在管理第三方软件库方面具有与 pip 类似的功能。本书主要介绍 pip 工具的使用方法。

如图 5-18 所示，打开终端输入 "pip-V" 查看 pip 版本，输入 "pip list" 查看已经安装

Index of /

Filename	Size	Last Modified	SHA256
.winzip/	-		<directory>
Anaconda3-2022.10-Linux-aarch64.sh	534.5M	2022-10-17 16:15:40	fbadbfae5992a8c96af0a4621262080eea44e22baee2172e3dfb640f5cf8d22d
Anaconda3-2022.10-Windows-x86_64.exe	621.2M	2022-10-17 16:15:39	38b9d53a579843fe41fd05fd3c4f9ac3887f580e7bd9b43f220bbc3aea2367eb
Anaconda3-2022.10-Linux-x86_64.sh	737.6M	2022-10-17 16:15:39	e7ecbccbc197ebd7e1f211c59df2e37bc6959d081f2235d387e08c9026666acd
Anaconda3-2022.10-MacOSX-x86_64.pkg	688.6M	2022-10-17 16:15:38	bd6147a59939009718ecc18ed6fd0cf1639dc1f1626af249be7c311874c3c2b4
Anaconda3-2022.10-MacOSX-arm64.sh	472.5M	2022-10-17 16:15:38	200700077db8eed762fbc996b830c3f8cc5a2bb7d6b20bb367147eb35f2dcc72
Anaconda3-2022.10-MacOSX-x86_64.sh	681.6M	2022-10-17 16:15:37	dfcd1431a8206506799cb142b04d2db3be8a28671e5c3672920c09c71246dde0
Anaconda3-2022.10-Linux-s390x.sh	282.4M	2022-10-17 16:15:37	f5ccc24aedab1f3f9cccf1945ca1061bee194fa42a212ec26425f3b77fdd943a
Anaconda3-2022.10-Linux-ppc64le.sh	360.0M	2022-10-17 16:15:37	8fdebc79f63b74daad421a2674d43299fa9c5007d85cf00e8dc1a81fbf2787e4
Anaconda3-2022.10-MacOSX-arm64.pkg	484.1M	2022-10-17 16:15:36	4999ce8718c5d387940b1e213beb2c525e61eca94fd0e4e93bf5674b09ac3382
Anaconda3-2022.05-MacOSX-arm64.sh	304.8M	2022-06-07 12:40:25	a12119931945a9a1453993582259cc67318a9a75a15731e5ccc15365e7f88a36
Anaconda3-2022.05-MacOSX-arm64.pkg	316.4M	2022-06-07 12:40:24	0140970944a3e6088be5995ef7ce8525c1b2f8d5080e317423b3671f38a0460e
Anaconda3-2022.05-Windows-x86_64.exe	593.9M	2022-05-10 13:22:02	2766eb102f9d65da36d262b651777358de39fbe5f1a74f9854a2e5e29caeeeec
Anaconda3-2022.05-MacOSX-x86_64.pkg	591.0M	2022-05-10 13:22:02	e884c5c384d4e5723b7b0c9fcd9756bb48fa07f2de187eaf4ea94a8e142424cd
Anaconda3-2022.05-MacOSX-x86_64.sh	584.0M	2022-05-10 13:22:01	1a10c06660ebe1204e538b4e9d810142441af9dfd74b077eee2761ec6e675f39
Anaconda3-2022.05-Linux-s390x.sh	279.8M	2022-05-10 13:22:01	c14415df69e439acd7458737a84a45c6067376cbec2fccf5e2393f9837760ea7
Anaconda3-2022.05-Linux-ppc64le.sh	367.3M	2022-05-10 13:22:01	a50bf5bd26b5c5a2c24028c1aff6da2fa4d4586ca43ae3acdf7ffb9b50d7f282
Anaconda3-2022.05-Linux-x86_64.sh	658.8M	2022-05-10 13:22:00	a7c0afe862f6ea19a596801fc138bde0463abcbce1b753e8d5c474b506a2db2d
Anaconda3-2022.05-Linux-aarch64.sh	567.6M	2022-05-10 13:22:00	dc6bb4eab3996e0658f8bc4bbd229c18f55269badd74acc36d9e23143268b795
Anaconda3-2022.05-Windows-x86.exe	487.8M	2022-05-10 13:21:59	cd8c688349bcd1f429e3b383620fb0d19f52be0f765b2eae78d63b41aefb2e73
Anaconda3-2021.11-Windows-x86_64.exe	510.3M	2021-11-17 12:08:45	1b3d593d1deb22b835be5c68897075e0fc9dea240ab4191c55674aba259a78ff
Anaconda3-2021.11-Windows-x86.exe	404.1M	2021-11-17 12:08:45	dc0746dded06cc480328c20b73369803ce98df1971bda669d93859e02c1c0664
Anaconda3-2021.11-MacOSX-x86_64.sh	508.4M	2021-11-17 12:08:44	6a9217d1a08c599f860045d56ef64fc6c3e3112b55cc97f3d07c573d7bbcdb58
Anaconda3-2021.11-MacOSX-x86_64.pkg	515.1M	2021-11-17 12:08:44	203f5134d94390531b0cf1ff0f7e702abba60a77ba60559d93745c0475aefc71
Anaconda3-2021.11-Linux-x86_64.sh	580.5M	2021-11-17 12:08:44	fedf9e340039557f7b5e8a8a86affa9d299f5e9820144bd7b92ae9f7ee08ac60
Anaconda3-2021.11-Linux-s390x.sh	241.7M	2021-11-17 12:08:44	1504e9259816c5804eff1304fe7e339517b9fc1a08bfd991bc525a7efb6568f1
Anaconda3-2021.11-Linux-ppc64le.sh	254.9M	2021-11-17 12:08:44	7eb6a95925ee756240818599f8dcbba7a155adfb05ef6cd5336aa3c083de65f3
Anaconda3-2021.11-Linux-aarch64.sh	487.7M	2021-11-17 12:08:43	4daacb88fbd3a6c14e28cd3b37004ed4c2643e2b187302e927eb81a074e837bc
Anaconda3-2021.05-Windows-x86_64.exe	477.2M	2021-05-13 22:08:48	93db42390444019e98b442ab281e1091671b6dce64daf08928d337ffc83cf3d2
Anaconda3-2021.05-Windows-x86.exe	408.5M	2021-05-13 22:08:48	b95b6ada0a54fe1df06f6cde84f8fa586501ac86eeb86f760106cf87b87168e2
Anaconda3-2021.05-Linux-s390x.sh	291.7M	2021-05-13 22:08:48	a7d1a83279f439e7d8a6c53aa725552e195c0b96ae7e7fa63baefdf0118f7942
Anaconda3-2021.05-MacOSX-x86_64.sh	432.7M	2021-05-13 22:08:47	0407bee87eeecad521f1e38eb607b0a85babef4c1b47516dc5c090e152eba5d5

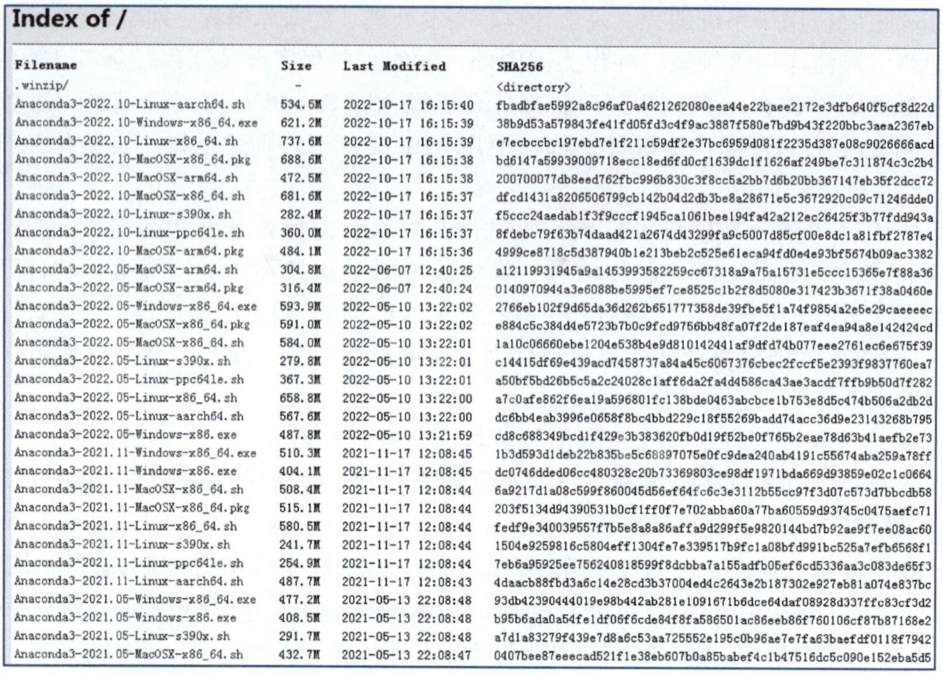

图 5-14　Anaconda 下载页

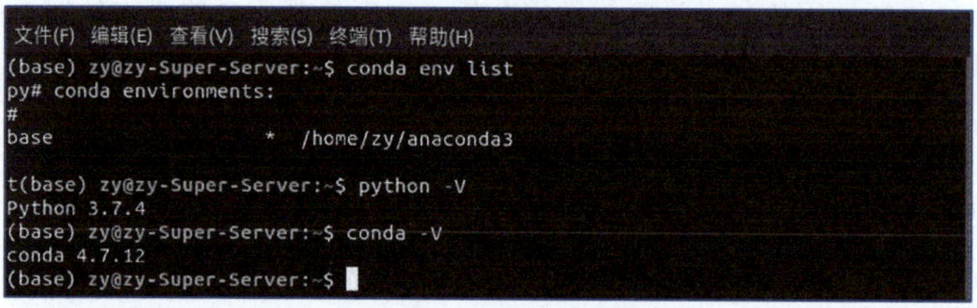

图 5-15　Anaconda 安装成功界面

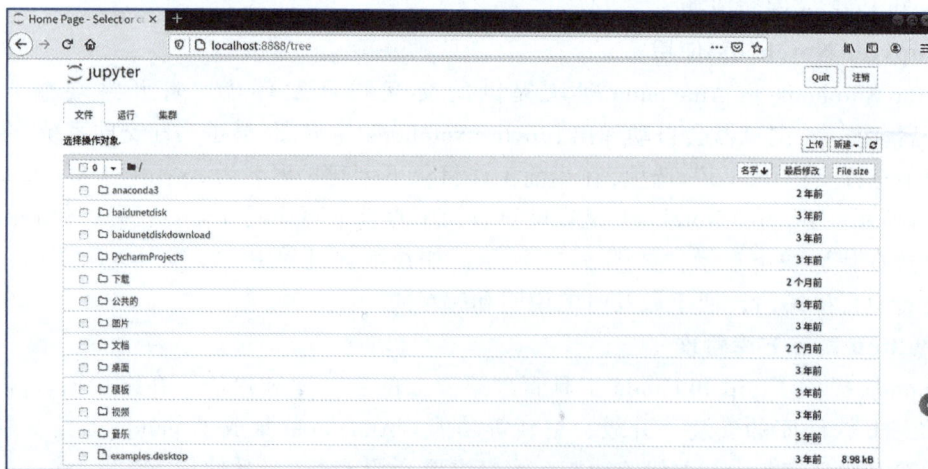

图 5-16　创建 Notebook 文件界面

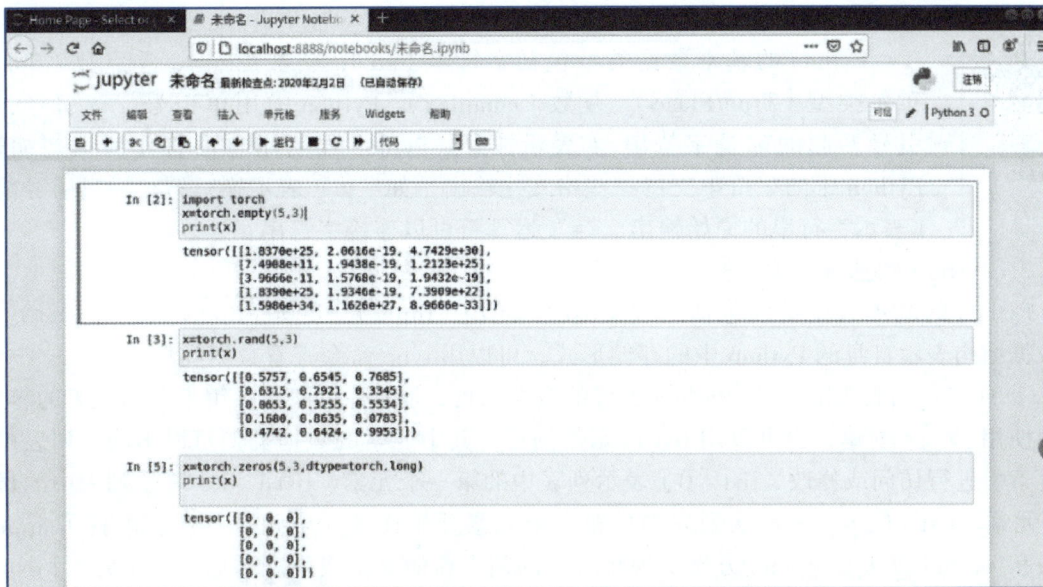

图 5-17　使用 Jupyter Notebook 进行 Python 数据运算

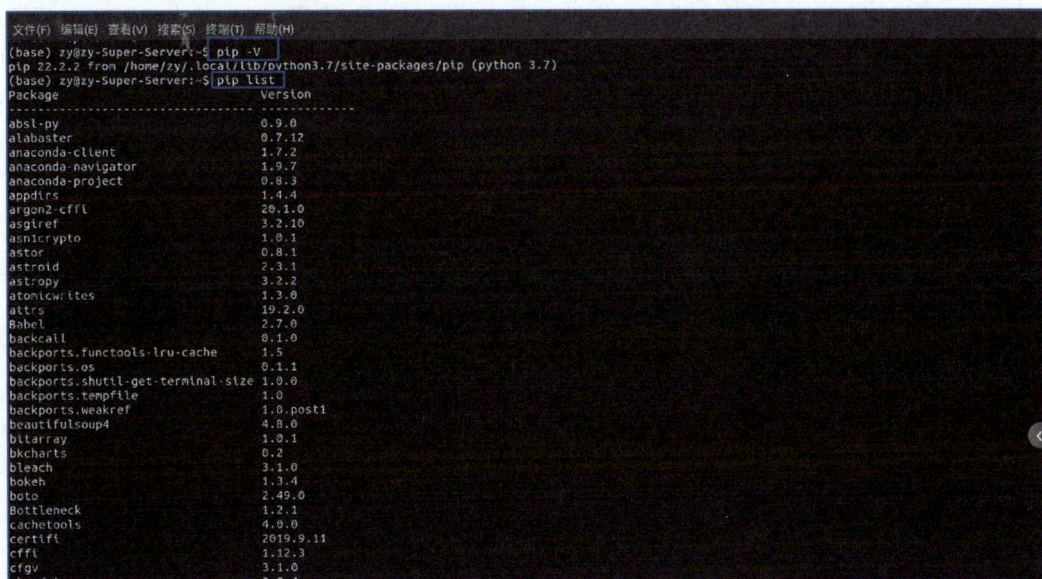

图 5-18　使用 pip 工具管理 Python 第三方软件

的软件库，输入命令"pip install（软件库或模块名）"安装第三方软件库，输入命令"pip install-upgrade（软件库或模块名）"升级软件库,输入命令"pip uninstall（软件库或模块名）"卸载第三方软件库。

5.5.2　Python 编程基础

Python 编程基础包括 Python 的基本数据类型、基本数据结构、程序控制、函数、类、模块、数据读写等内容。

1. Python 的基本数据类型

Python 的基本数据类型包括字符串（str）、整数（int）、浮点数（float）、布尔类型（True/Flase）、复数（complex）。Python 中用单引号、双引号、三引号括起的都是字符串；# 表示注释。Python 强制用空白符作为语句缩进。Python 中的字符串支持一些格式化输出，如"\n"表示换行符。通过引号前加 r 表示字符串的原始输出，"+"运算符可以连接字符串。

2. Python 的基本数据结构

Python 的基本数据结构包括列表（list）、元组（tuple）、字典（dict）、集合（set）。这些数据结构表示自身的 Python 中的存储形式，可以用 type 命令查看数据类型。

① 列表。列表（list）是 Python 内置的数据结构，是有序的集合，用来存储元素的容器。列表使用"[ ]"创建，也可以用 list（）函数创建，其中元素的数据类型可以不同。列表可以通过索引进行访问或修改，list[0] 表示列表中的第一个元素，list[−1] 表示列表中的最后 1 个元素，list[0：4] 表示从列表中的第 1 个元素开始连续 4 个元素。列表内置了 append 方法和 extend 方法。append 方法实现将现有的列表新的元素或列表添加成 1 个元素；extend 方法是将 2 个列表合并成 1 个列表。

② 元组。元组（tuple）与列表类似，元组中的元素不可更改，只能读取。元组通过"()"进行构建，也可以用 tuple（）函数创建。元组类对象支持通过索引访问元素，支持加运算合并元组。

③ 字典。字典（dict）使用键—值（key-value）对形式进行存储，具有极快的查找速度，其格式是用 {key：value} 表示。字典本身是无序的，可以通过方法 keys 和 values 取字典键—值对的键和值。字典支持按照键访问相应值的形式。字典的键不能重复，否则重复的键值会覆盖原来的键值。

④ 集合。集合（set）是一组值的集合，其中值不能重复，集合可以通过"{}"进行创建，也可以通过 set（）函数进行创建。Python 中集合数据结构可以进行集合运算，另外的功能是消除重复元素。Python 支持数学意义上的差集、交集、补集、并集等集合运算。

3. Python 的程序控制

程序控制是编程语言的核心，Python 的编程结构有顺序结构、选择结构和循环结构 3 种，如图 5-19 所示。

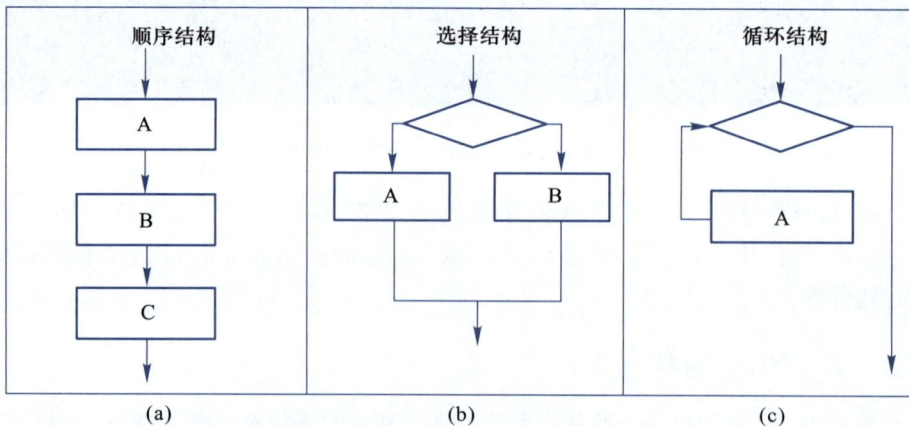

图 5-19　Python 的程序控制

顺序结构的特点是代码按照次序执行，并返回相应的结果，如打印列表元素，如图 5-19（a）所示。选择结构多出条件判断，满足某个条件就继续执行，否则跳转另外的条件执行代码。Python 使用 if、elif、else、冒号（：）与缩进表达选择结构，如图 5-19（b）所示。循环结构是处理可以迭代的对象，通过循环去迭代对象，然后对循环体的对象执行并产生结果。Python 使用 for 和 while 表达循环结构，如图 5-19（c）所示。循环语句用于遍历可迭代对象的所有取值和元素。循环结构可以使用 break 表示满足条件时，直接终止循环；continue 则是在当前循环，跳过后续循环体代码。Python 的基本数据结构列表、元组、字典、集合都是可以迭代的对象，可以使用 for 循环进行遍历。

微课
栈和队列

4. Python 的函数

函数是用来封装特定功能的实体，对不同类型和结构的数据进行操作和处理，用以达到预定目标。Python 使用 def 定义函数，函数由函数名和函数参数组成，函数参数分为形式参数（简称形参）和实际参数（简称实参）。根据实参的类型不同，可分为值传递和引用传递。值传递改变形参的值，实参的值不变；引用传递改变形参值，实参值也同时改变。参数可以设置为默认值，默认的形参必须在所有参数的最后。Python 可以定义可变参数，Python 在函数体内使用 return 语句为函数指定返回值，只要执行 return 语句，不管在什么位置，直接结束函数的执行。

常用的 Python 内置函数有 print ()、len ()、range ()、map ()、zip ()、sorted ()、min ()、max ()、sum () 等。

5. Python 的类

类是面向对象编程的核心概念。面向对象程序设计是在面向过程程序设计的基础上发展而来的，比面向过程编程更具灵活性和扩展性。面向对象程序设计具有封装、继承和多态的特点。封装是面向对象编程的核心思想，将对象的属性和方法封装起来，类是封装对象的属性和行为的载体，类通常隐藏其具体实现的细节。采用封装思想保证了类内部数据结构的完整性，该类的用户不能直接看到类中的数据结构，而只能执行类公开的数据和方法，避免外部对内部数据的影响，提高程序的可维护性。

Python 的类表示具有相同属性和方法的对象集合，需要先定义类再创建类的实例，通过类的实例就可以访问类中的属性和方法了。Python 中使用 class 关键字定义类。继承是实现重复利用的重要方法，子类通过继承父类的属性和行为，同时可以添加子类特有的属性和方法。多态是将父类对象应用于子类的特征，子类继承父类特征的同时，也具备自己的特征，并且能够实现不同的效果。

6. Python 的模块

模块（Module）是将函数存储在独立的文件中，再将模块导入主程序中。Python 的一个模块是一个扩展名为 py 的文件，把能够实现某一特定功能的代码放置在模块中，方便其他程序导入，使用模块可以避免函数名和变量名冲突。Python 的模块有自定义模块和第三方库，可以使用 import 命令实现模块的导入。Python 常用的数据处理分析和人工智能第三方库见表 5-1。

表 5-1　**Python** 常用的数据处理分析和人工智能第三方库

第三方库	描述	第三方库	描述
numpy	数组、矩阵的存储和运算、科学计算框架	scikit-learn	机器学习框架
pandas	结构化数据、数据整合、数据处理框架	genism	自然语言处理框架
scipy	统计、线性代数等科学计算框架	tensorflow	深度学习框架
statsmodel	常见的统计分析模型框架	pytorch	深度学习框架
matplotlib	数据可视觉化框架	keras	深度学习高级抽象框架

微课
线性表

7. Python 的数据读写

　　Python 提供 with 语句打开读写文件，实现处理文件时，无论是否抛出异常，都能保证 with 语句执行完毕后关闭已经打开的文件。Python 的 pandas 第三方库提供了读取本地结构化数据的方法，以 Excel 数据为例，Pandas 的 read_excel () 函数可以实现 Excel 文件的数据读取，pd 为 pandas 的别名，pd.read_excel () 读取指定路径下的 Excel 文件，返回一个 DataFrame 对象。

本 章 小 结

　　随着医学信息技术的不断发展，医学已经变得越来越复杂，而且越来越具有技术含量，这就要求医务人员不仅要具备良好的医学知识和专业技能，也要具备良好的信息技术应用能力。本章介绍了健康医疗大数据、医学人工智能、云计算、医疗物联网的基本概念、关键技术和主要应用，以及智能医学程序设计基础 Python 的概述及编程基础。通过本章的学习，能够熟练掌握新兴医学信息技术的概念及其关键技术，了解医学信息技术的发展主要是为了改善医疗信息的质量和效率，使医患沟通更加顺畅，提高医疗流程的效率，降低医疗成本，提高医疗水平。

课 后 习 题

一、选择题

1. 关于健康医疗大数据的说法，错误的是（　　　）。
   A. 包括个人出生到死亡的全生命周期过程中产生的大数据
   B. 涉及医疗服务、疾病防控、健康保健和食品安全、养生保健等多方面
   C. 健康医疗大数据行业已处于全面发展阶段
   D. 健康数据的云数据化过程是一个必然的趋势
2. AI 医疗健康发展的核心要素是（　　　）。
   A. 算法　　　　　　　　B. 数据　　　　　　　　C. 技术　　　　　　　　D. 算力
3. 云计算是一种按使用量付费的模式，这种模式提供可用的、便捷的、按需的网络访问，

能够访问可配置的（　　　）。

    A. 计算资源共享池   B. 工作群组

    C. 用户端共享资源   D. 服务提供商共享资源

4. 物联网养老院的核心组件是（　　　），入住老人需要随身佩戴，里面存储 ID 号和老人信息，ID 号是老人的电子身份号。

    A. 条码   B. 腕带   C. 身份识别码   D. PC

5. Python 语言属于（　　　）。

    A. 机器语言   B. 汇编语言   C. 高级语言   D. 科学计算语言

二、简答题

1. 简述健康医疗大数据的特征。

2. 简述医学人工智能在医学图像处理与分析中的应用。

3. 云计算由哪几部分组成？并说明各部分的功能。

第 *6* 章

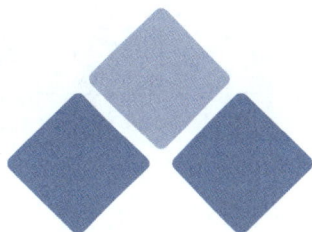

医学信息检索

6.1　信息检索基础

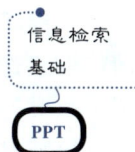

信息检索
基础

PPT

6.1.1　信息检索

1. 信息检索的基本原理

信息检索的基本原理就是通过一定的方法和手段使信息存储和检索这两个过程所采用的特征标识达到一致，以便有效地获取和利用文献信息。信息检索包括广义和狭义之分。狭义的信息检索是指信息检索，而广义的信息检索是指信息的存储与检索。

（1）信息存储

信息存储主要是对大量分散无序的信息资源进行标引，形成信息的外表和内容特征标识（如文献的标题、作者、主题等），为信息检索提供文献信息集合的过程。

（2）信息检索

信息检索是确定检索范围，找到符合课题特征的检索提问，再将这些提问形成检索提问标识，在检索系统中查找相关文献。

信息检索的基本原理如图 6-1 所示。

存储是检索的基础，检索是存储的目的，两者相辅相成，互相依存。

2. 信息检索的途径

检索途径又称检索入口或文献标识，是指检索工具或检索系统为用户提供检索文献的路径。常用的信息检索途径主要有以下几种。

（1）主题检索途径

主题检索途径是根据文献内容的主题特征，利用各类主题索引进行信息检索的途径，是信息检索中最重要的检索途径之一。使用主题检索途径的关键在于分析课题，提炼主题概念，确定主题词。主题词是经过人工规范化处理的词汇，由主题词表来控制，如肺癌，在 MeSH 表中其规范化的形式应是"肺肿瘤"。

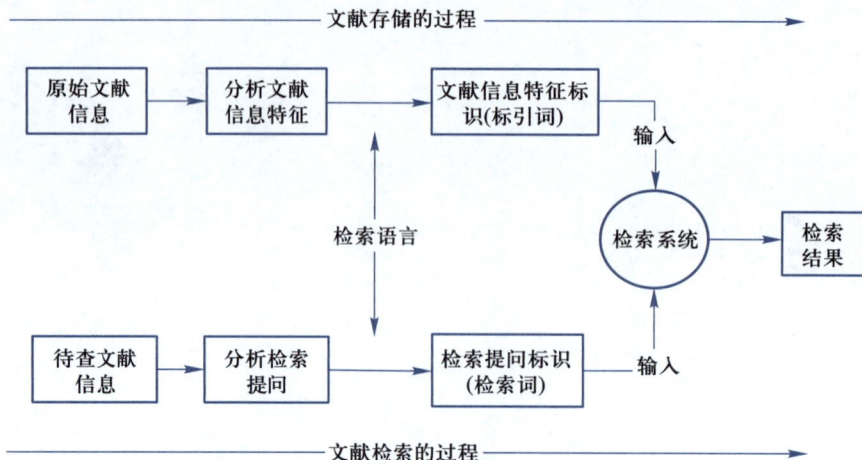

图 6-1　信息检索的基本原理

（2）关键词检索途径

关键词检索途径是指通过文献的篇名、正文或文摘抽取出来，能表达文献主要内容的单词或词组查找文献的检索途径。关键词又称自由词，与主题词不同，它不需要经过规范化处理，只要具有实际意义，能表达文献主题内容的词都可以作为关键词。如"tumstatin 基因修饰巨核细胞联合化疗抑制肺腺癌小鼠皮下移植瘤生长"，"tumstatin""巨核细胞""化疗""肺腺癌"这几个词能表达其主要含义，可作为关键词。

（3）分类检索途径

分类检索途径是按照文献信息内容所属的学科分类体系，以学科分类号为检索入口，按照分类号和类目名称进行信息检索的途径。分类检索普遍用于图书馆馆藏目录查询系统，国内最常用的分类法是《中国图书馆分类法》，其中的 R 类表示医药卫生类。

（4）作者检索途径

作者检索途径是指根据已知文献作者来查找文献信息的途径，也称责任者途径。作者可以是文献上署名的著者、译者或编者等。

（5）题名检索途径

题名检索途径是指根据文献题名查找文献信息的途径，题名包括书名、刊名、篇名等，有正题名、副题名和辅助题名。

（6）引文检索途径

引文检索途径是以被引用文献为检索起点来查找引文文献的一种途径。引文即文献所附参考文献，是文献的外表特征之一。

（7）其他检索途径

① 作者单位检索途径：是以作者单位的名称作为检索词来查找该学术机构学者发表的文献信息的一种途径。

② 序号检索途径：是指利用各种代码、数字编制的索引查找提供按序号自身顺序检索文献信息的途径，如专利号、ISBN 号等。

③ 还有一些独特的检索途径，如美国《化学文摘》的分子式索引、《生物学文摘》的生物分类索引和属种索引等。

6.1.2   信息检索效果评价

1. 查全率与查准率

查全率和查准率是评价信息检索效果最重要的指标。

（1）查全率

查全率是指检出的相关文献量与文献与信息库中相关文献总量的百分比，它反映该系统文献中的实有相关文献在多大程度上被检索出来，是评价检索系统检出相关文献的能力。

查全率 =（检出的相关文献量/文献库中相关文献总量）×100%

查全率是对所需信息被检出程度的量度，反映检索的全面性。例如，利用某检索系统查询某课题，假设在该系统文献中共有相关文献 100 篇，而只检索出 50 篇，那么查全率就是 50%。

（2）查准率

查准率是指检出的相关文献量与检出文献总量的百分比，它反映每次从该系统文献库中实际检出的全部文献中有多少是相关的，是评价检索系统拒绝不相关文献的能力。

查准率 =（检出的相关文献量/检出文献总量）×100%

查准率是衡量检索系统精确的尺度，如果检出的文献总篇数为 50 篇，经审查确定其中与项目相关的只有 30 篇，那么这次检索的查准率就是 60%，因此查准率也称"相关率"。

查全率与查准率之间呈互逆关系，在同一个检索系统中，查全率越高，查准率就会越低，反之亦然。

2. 信息检索效果的影响因素

（1）检索系统性能因素

影响检索系统性能因素主要包含：检索系统收录文献不全，词表结构不完善；组配规则不严密，选词及词间关系不正确；标引深度不够，标引数量少；系统没有位置符，不具备截词或逻辑"非"功能，没有检索结果优化功能。

（2）检索策略因素

影响检索策略因素主要包含：选用不适合的检索工具；检索策略过于简单，选词不当，专指度不够；截词部位不准确，位置算符限制过严或过宽；检索词使用不规范或不准确等。

6.1.3   信息检索策略的构建与优化

1. 信息检索策略的构建

（1）信息需求分析

信息需求分析是让用户了解检索目的，明确课题的主题或主要内容，课题所涉及的学科范围，所需信息的数量、出版类型、年代范围、涉及语种、有关作者、机构，课题对查新、查准和查全的指标要求等。

（2）选择检索系统

在全面分析课题的基础上，选择最能满足检索要求的检索系统和数据库。例如，检索国内生物医学文献信息，推荐数据库是 CBM、中国知网、万方数据、维普等。

（3）选择检索途径，确定检索词

用户可以根据检索课题的已知条件和检索要求以及选定的信息检索系统所提供的检索功能，确定适合的检索途径。

（4）构建检索表达式

检索式由检索字段、检索词和布尔逻辑运算符 3 个要素构成。简单的检索式只有一个检索词，只能表达一个简单的检索概念。复合检索式含有两个或两个以上的检索词，用布尔逻辑运算符或位置运算符等连接。

（5）评价检索结果，优化检索策略

检索结束后，应对检出的文献进行综合分析与评价，如果符合检索要求，则根据需求采用一定的输出方式直接输出检索结果；如检索结果与检索期望存在差距，就要及时调整检索策略，继续进行检索，直至获得理想的检索效果。

2. 信息检索策略的优化

（1）提高查全率

如果检出的文献太少，应扩大检索范围，尽量提高其查全率。一般可以通过扩大概念，增加同义词或同族相关词并运用逻辑或进行主配，减少检索词或少用逻辑与运算符，减少位运算符的使用或有关字段限制，扩大检索的年代、文献类型、文种范围等方法达到目的。

（2）提高查准率

如果检出的文献过多，就需要进一步限定检索范围，提高查准率。要达到缩小检索范围的目的，可以采取缩小检索概念，使用逻辑与等运算符，缩小检索的年代、文献信息源范围等方法。

6.2　中文医学文献检索工具

中文医学文献检索工具

PPT

6.2.1　中国生物医学文献数据库（CBM）

1. 概况

中国生物医学文献数据库简称 CBM。该数据库由中国医学科学院医学信息研究所图书馆开发，收录 1978 年至今 1 800 余种中国生物医学期刊以及汇编、会议论文的文献题录。学科覆盖范围涉及基础医学、临床医学、预防医学、药学、中医学及中药学等生物医学的各个领域。CBM 是目前国内收录中文生物医学期刊最全的题录型数据库之一，也是医学科技查新必不可少的数据库。

2. 检索技术与检索方法

（1）检索运算符

1）布尔逻辑运算符

CBM 使用的布尔逻辑运算符有 3 种，分别是 AND、OR、NOT（不区分大小写），检索词或检索表达式与逻辑组配符号之间需要留空格，当一个检索表达式含有多个逻辑组配符时，系统将按 NOT>AND>OR 的顺序排列，若要改变运算次序，可用 () 将需要运算的逻辑关系括起来，括号内优先运算。

2）通配符

通配符即截词检索"？"为单字通配符，如输入"血？动力"，可检索出含有血液动力、血流动力等文献；"%"为任意通配符，如输入"肾％炎"，可检索出肾炎、肾小球炎等文献。

（2）检索方法

CBM 提供的主要检索界面有快速检索、高级检索、主题检索、分类检索、引文检索、期刊检索等。

1）快速检索

快速检索又称基本检索、自由词检索，是系统默认的检索方式，输入检索词就能快速得到结果。当输入多个检索词时，要用空格分隔，默认为"AND"逻辑组配关系。

2）高级检索

高级检索支持多个检索入口、多个检索词之间的逻辑组配检索，方便用户构建复杂的检索表达式。

① 字段选项。高级检索字段有常用、核心、指定字段 3 种选项。其中，常用字段由中文标题、摘要、关键词、主题词 4 个检索项组成；核心字段有中文标题、关键词、主题词 3 部分组成，指定字段就是从字段下拉列表中只选择某一种字段进行检索。

② 构建表达式。例如，"在 CBM 中查找郎景和院士作为第一作者发表的卵巢囊肿方面的文献"。可以进行如下操作：进入 CBM 高级检索，在"构建表达式"下拉列表中选择"第一作者"，在其后的文本框中输入"郎景和"，在智能提示下选择其所在单位名称（图 6-2）；增加检索框，选择"核心字段"，输入卵巢肿瘤，这里默认选择"智能"；3 个检索词之间选择"AND"，单击"检索"按钮即可进行检索（图 6-3）并显示检索结果。

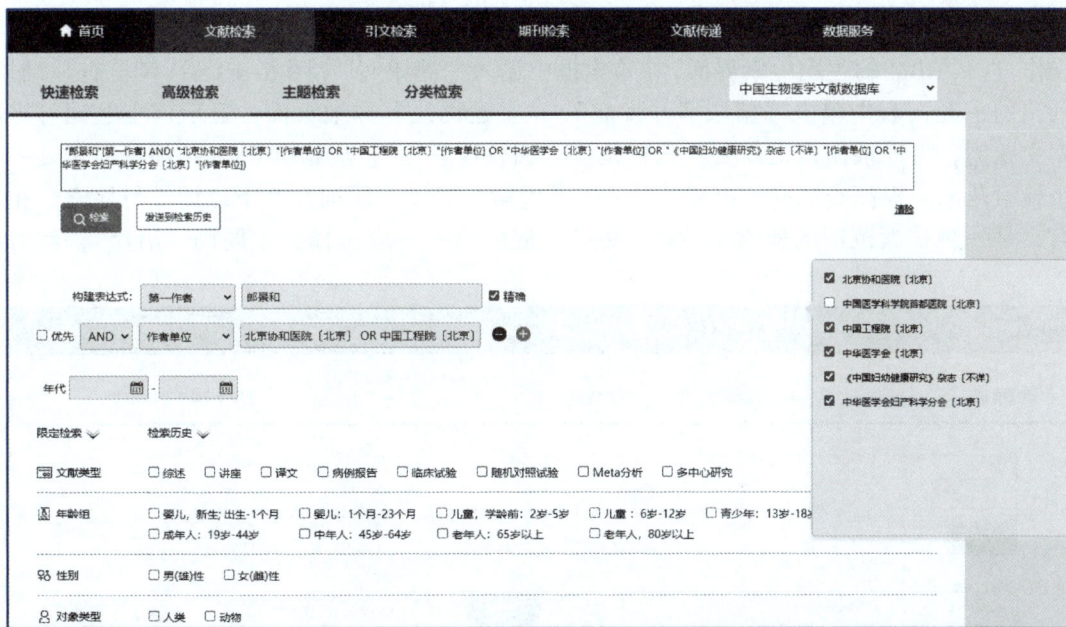

图 6-2 智能提示单位名称

③ 限定检索。高级检索可以通过文献的年代范围、文献类型、年龄组、性别对象类型、其他等限定检索范围。

④ 检索历史。最多能保存 200 条检索表达式，可实现一个或多个检索表达式的逻辑组配检索，检索策略可以保存到"我的空间"和订阅 RSS。

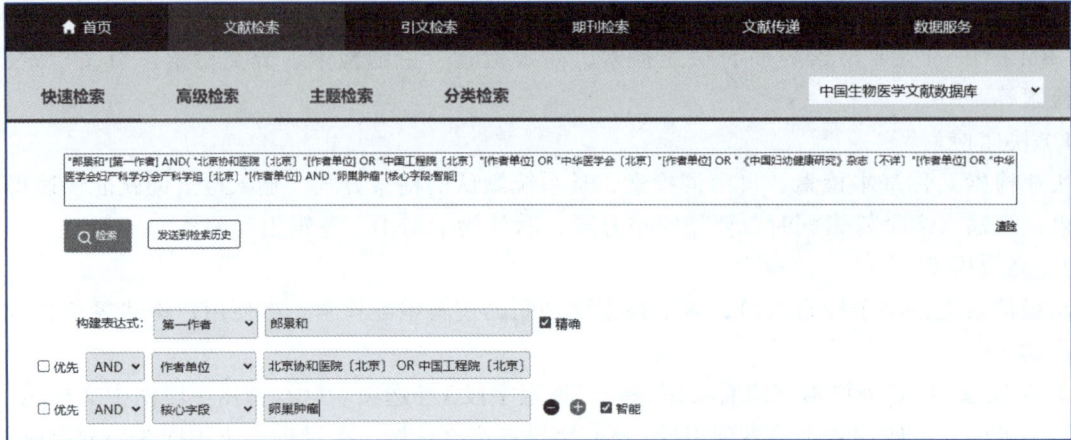

图 6-3　高级检索表达式构建页面

（3）主题检索

主题检索是基于主题概念检索文献，支持多个主题词同时检索，有利于提高查全率和查准率。CBM 的主题词表来源于《MeSH 词表》和《中医药学主题词表》。输入检索词后，系统将在《MeSH 词表》和《中医药学主题词表》中查找对应的中文主题词，也可以通过"主题导航"浏览主题词树查找需要的主题词。

例如，在 CBM 的主题检索中查找"糖尿病并发症白内障治疗方面的文献"。可以进行如下操作：进入 CBM 的主题检索界面，在检索框中输入"糖尿病"（图 6-4）后，浏览查找结果，在列出的主题词表中单击"糖尿病并发症"；在主题词注释详细页面，显示该主题词可组配的副主题词，可以根据检索需要，选择是否"加权检索""扩展检索"（注：加权检索是一种缩小检索范围、提高查准率的有效方法；扩展检索是对该主题词及其下位词进行检索，相对而言，是一种扩大范围的检索）；"糖尿病并发症的治疗"应选择副主题词"治疗"，然后单

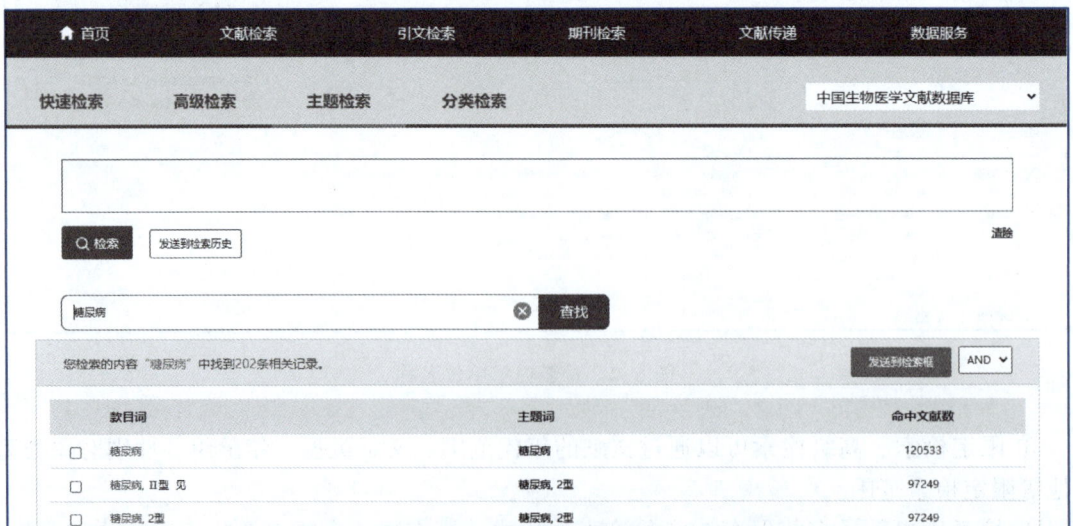

图 6-4　查找主题词"糖尿病"

击"发送到检索框"按钮（图6-5）；在主题词注释详细页面检索框中输入"白内障"后，单击"查找"按钮，在列出的主题词中选择主题词"白内障"（图6-6）；查找副主题词"治疗"，在逻辑组配选择框中选择"AND"后，单击"发送到检索框"按钮，再单击"检索"按钮，即可检索出"糖尿病并发症白内障的治疗"方面的文献（图6-7）。

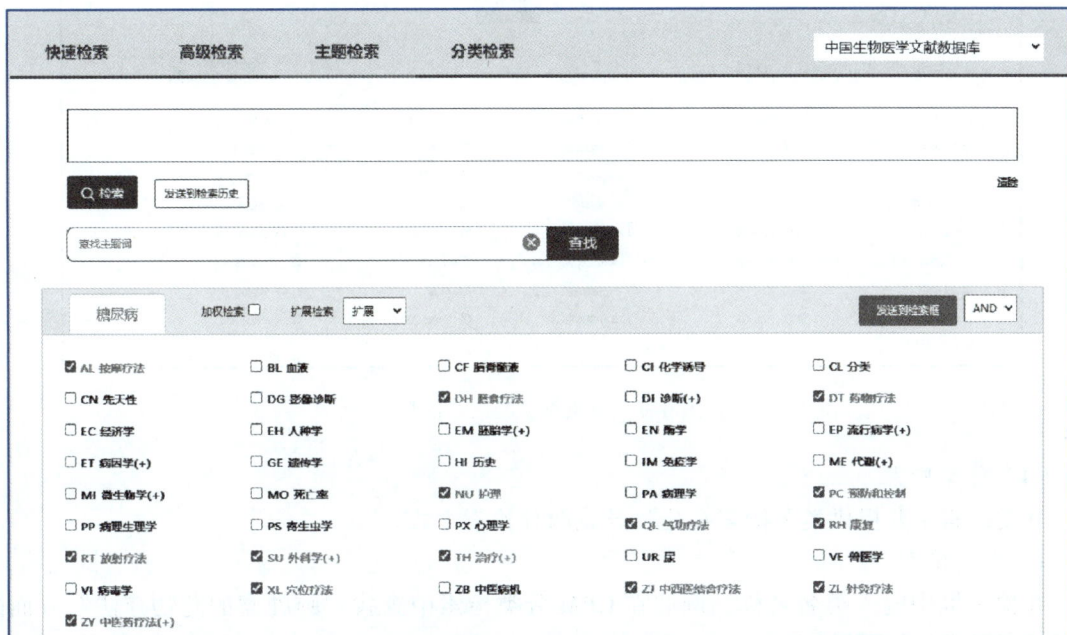

图6-5　选择副主题词"治疗"

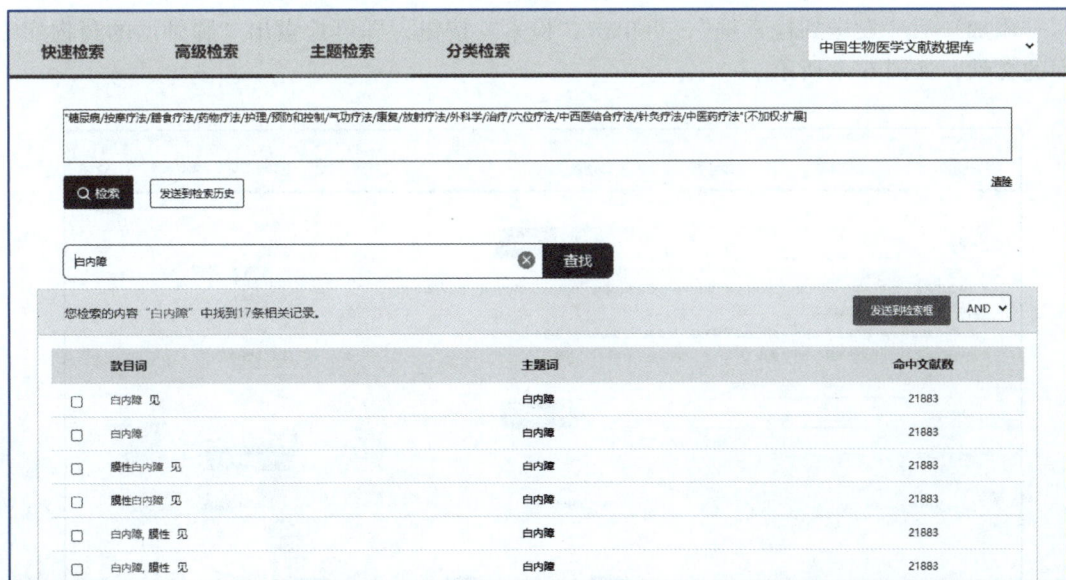

图6-6　查找主题词"白内障"

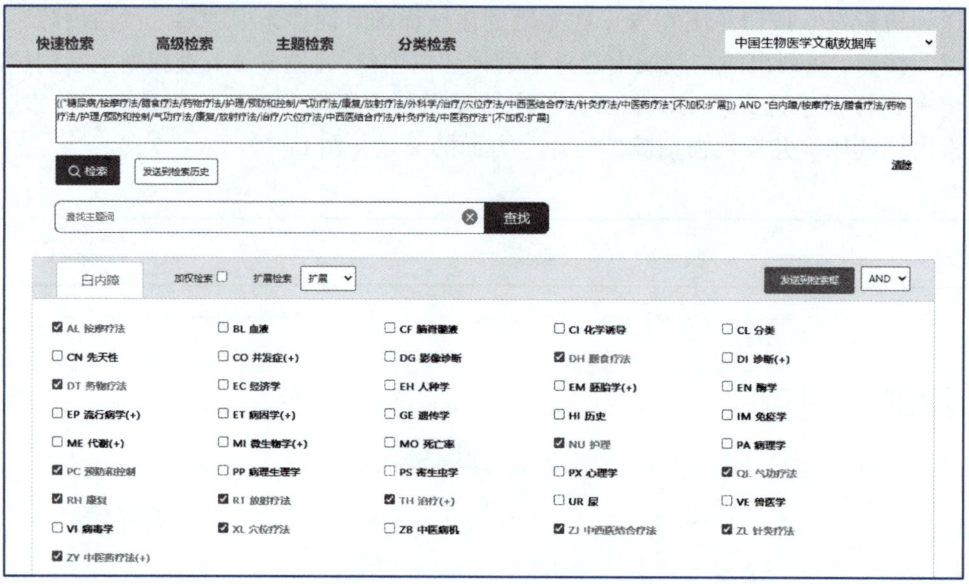

图 6-7 查找副主题词"治疗"

（4）分类检索

分类检索主要提供类名检索和分类导航两种检索方式。

1）类名检索

在检索框中输入类名名称，例如在 CBM 分类检索中查找"肺肿瘤的药物疗法"方面的文献，可以进行如下操作：

在 CBM 分类检索页面的检索框中输入"肺肿瘤"后单击"查找"按钮，在列出的所有分类名中查找"肺肿瘤"，单击分类名"肺肿瘤"（图 6-8）；选择复分号"药物疗法、化学疗法"，"添加"后"发送到检索框"，再单击"检索"按钮，即可检索出"肺肿瘤的药物疗法"方面的文献，如图 6-9 所示。

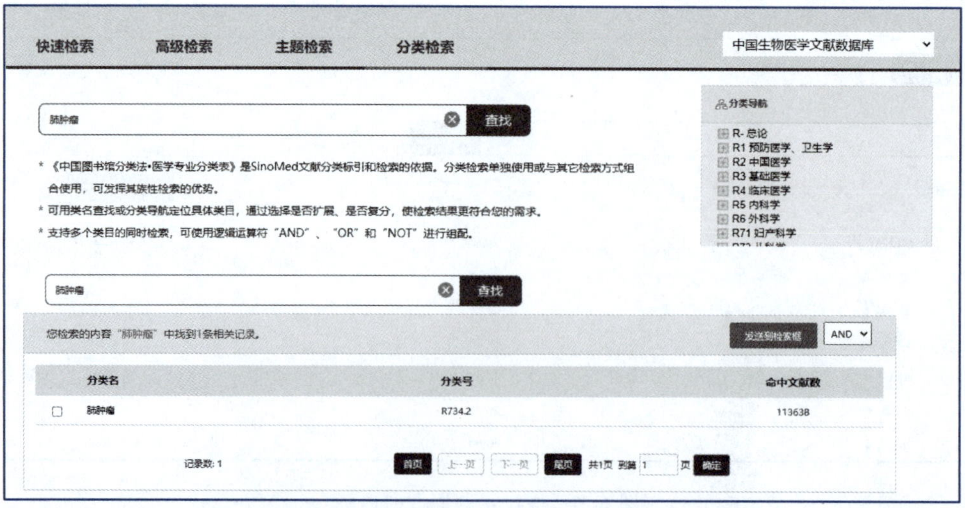

图 6-8 分类检索查找"肺肿瘤"

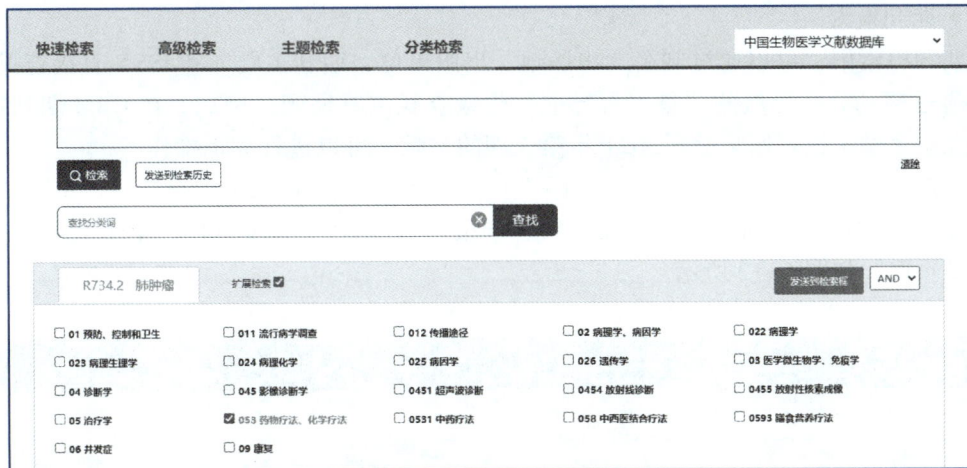

图 6-9　选择复分号

2）分类导航

《中国图书馆分类法·医学专业分类表》是 CBM 分类标引和检索的依据。按照聚类体系所收集的文献进行归类。检索时，逐级单击分类类目，得到下位类目直至文献记录。CBM的分类是通过主题—分类对照表自动完成的，每篇文献根据主题概念数量的多少分在多个类目中。

（5）引文检索

引文检索支持从被引文献题名、主题、作者/第一作者、出处、机构/第一机构、基金等途径查找引文，显示文献在生物医学领域的引用情况。例如，检索"中国人民解放军总医院于 2007—2012 年发表文献的被引用情况"，可以进行如下操作：

进入引文检索页面，检索入口选择"被引文献机构"，输入"人民解放军"，在弹出的提示框中选择："中国人民解放军总医院（北京）"，在发表年代处选择"2007"和"2012"，单击"检索"，即可查看到所需结果，如图 6-10 所示。

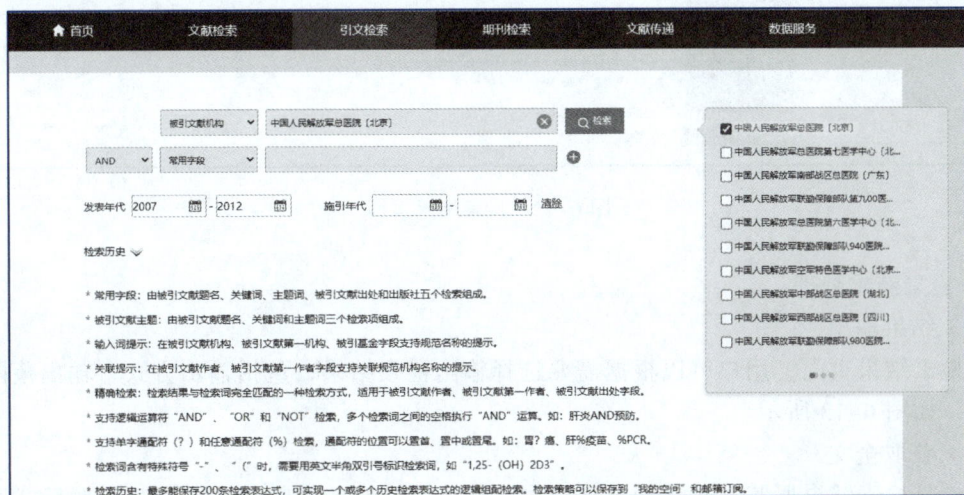

图 6-10　引文检索页面

（6）期刊检索

在期刊检索中，可以通过刊名、出版地、出版单位、期刊主题词和 ISSN 直接查找期刊，也可以通过期刊分类导航的"首字母导航"逐级查找浏览期刊。例如，在 CBM 期刊检索中查找"北京大学学报·医学版"2021 年第 3 期的文献。可以进行如下操作。

进入期刊检索页面，在检索入口选择"刊名"，输入"北京大学学报"后，单击"查找"按钮。在列出的所有期刊中查找"北京大学学报·医学版"（图 6-11），单击刊名进入该刊详细信息页面，如图 6-12 所示。

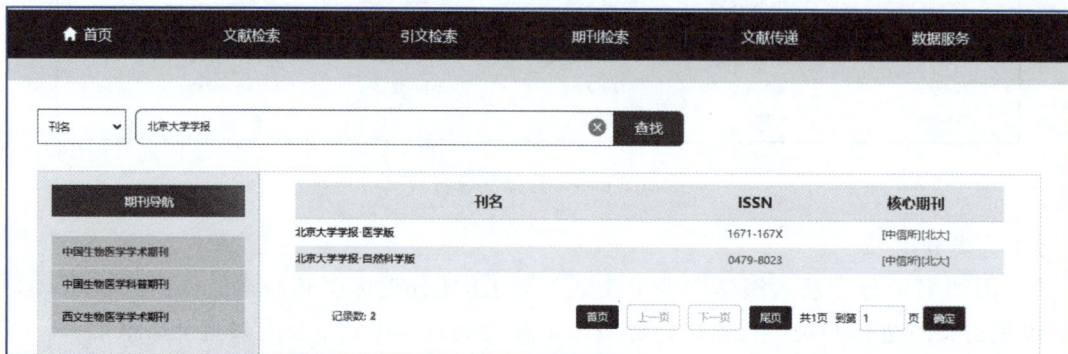

图 6-11　刊名查找

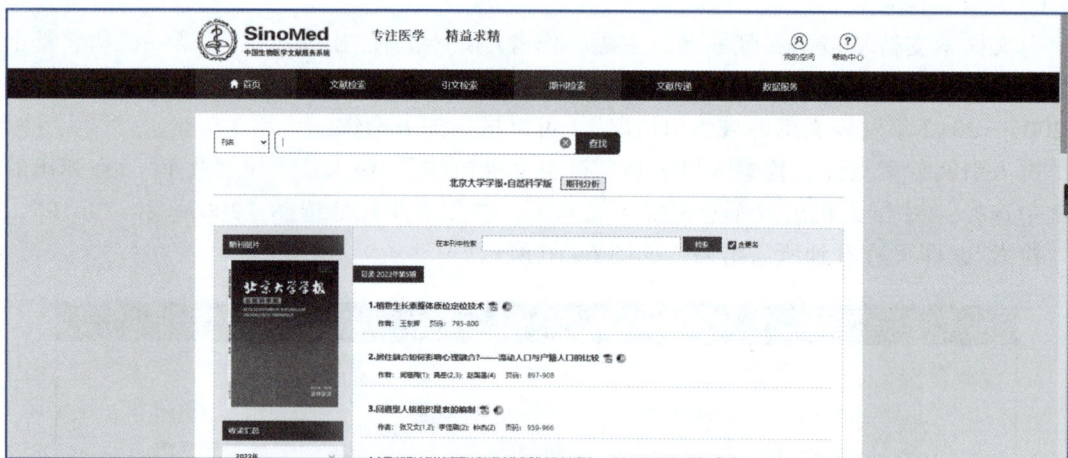

图 6-12　检索结果页面

3. 检索结果处理

（1）结果输出

在检索结果页面，用户可以根据需要选择输出检索结果，包括输出方式、输出范围、保存格式，如图 6-13 所示。

（2）获取全文

无论是检索结果概览页还是细览页，对于有全文链接的文献，均在文献标题后或原文链接处显示全文链接图标、PDF 图标、DOI 链接图标或者各种数据库服务商图标。

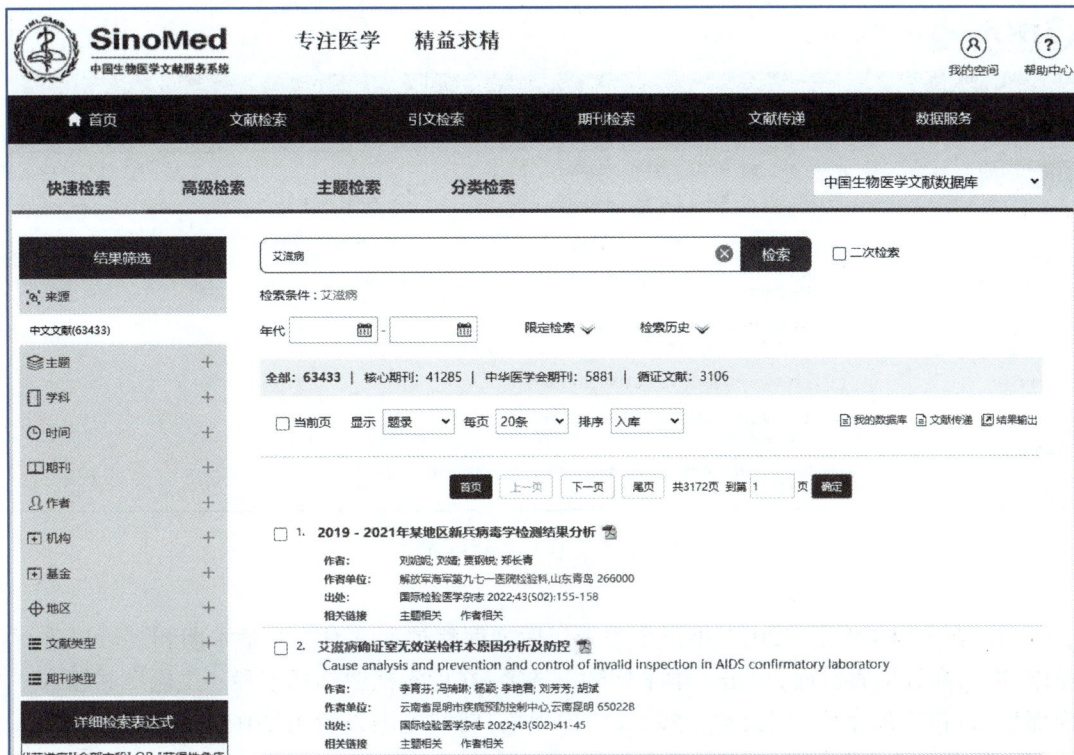

图 6-13　结果输出处理页面

6.2.2　中国知识基础设施工程（CNKI）

1. 概况

中国知识基础设施工程（China National Knowledge Infrastructure，CNKI）简称中国知网，是以实现全社会知识资源传播共享与增值利用为目标的信息化建设项目，于 1999 年 6 月由清华大学、清华同方发起组建，CNKI 经过多年努力，建成了世界上全文信息量规模最大的"CNKI 数字图书馆"，包括期刊、学位论文、会议论文、报纸、年鉴、工具书等数据库子库。

2. 检索途径与检索方法

CNKI 具有强大的检索功能，检索方式有初级检索、高级检索、专业检索等。检索词匹配方式包括精确匹配和模糊匹配，用于提高查全率或查准率，可节省检索时间，提高检索效率。

（1）初级检索

在 CNKI 主页上默认的"文献检索"即为初级检索，初级检索框不支持 AND、OR 等逻辑检索式。初级检索适用于简单的或者条件少的模糊检索，检索结果专指性不强，查准率较低。

在检索框下拉列表项"主题、关键词、篇名、全文、作者等"中单击所要的检索字段，再输入相应的检索词，例如在检索框下拉列表中单击"主题"，在搜索框中输入检索词"肾移植"，单击"检索"按钮，即可显示检索结果。检索结果默认的排序为发表时间，即按照年代由近到远的顺序排列，如图 6-14 所示。

（2）高级检索

高级检索提供多个检索条件框，具有多种逻辑运算功能，检索效率和检索结果的精确度更高。

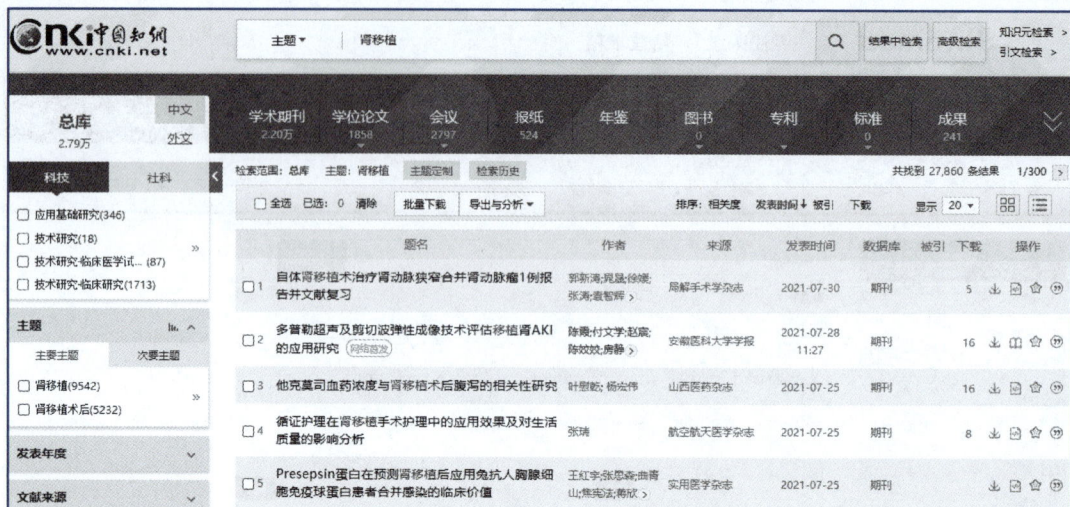

图 6-14   初级检索结果页面

例如，在 CNKI 检索"2015 年至今关于产后抑郁症护理方面"的学术期刊。可以进行如下操作：进入高级检索页面，单击"学术期刊"选项；在检索框中选择字段"主题"并输入"产后抑郁症"，再添加字段"主题"并输入"护理"，时间范围设置为 2015—2021 年，默认全部期刊，单击"检索"按钮，即可显示结果，如图 6-15 所示。

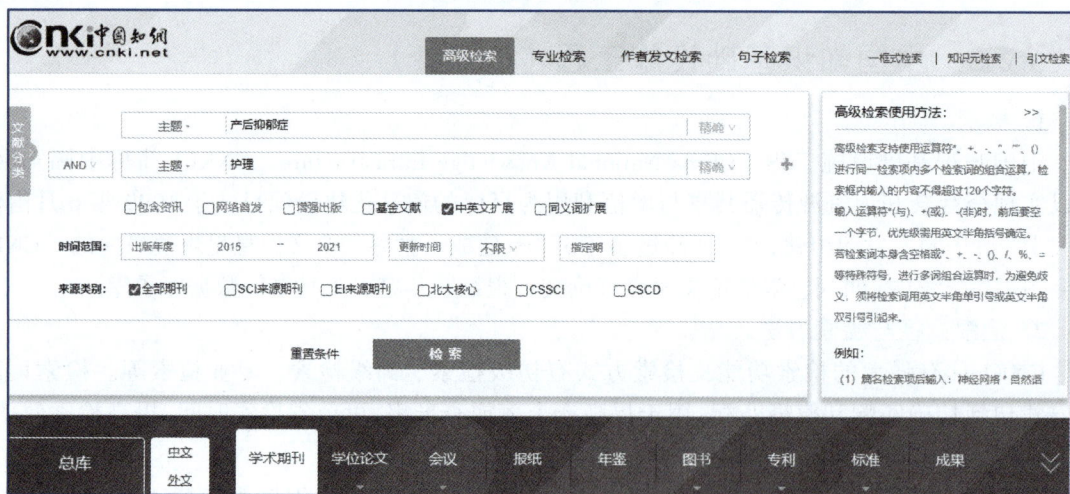

图 6-15   高级检索期刊结果页面

（3）专业检索

专业检索是所有检索方式中比较复杂的一种。构造专业检索式需注意：根据提示选择正确检索项（图 6-16）。在使用 NOT、AND、OR 逻辑运算符时，逻辑运算符前后都要空一格，3 种运算符优先级为 NOT>AND>OR，若要改变运算顺序，可使用英文半角圆括号 () 将条件括起来。注意：所有符号和英文字母都必须使用英文半角字符。

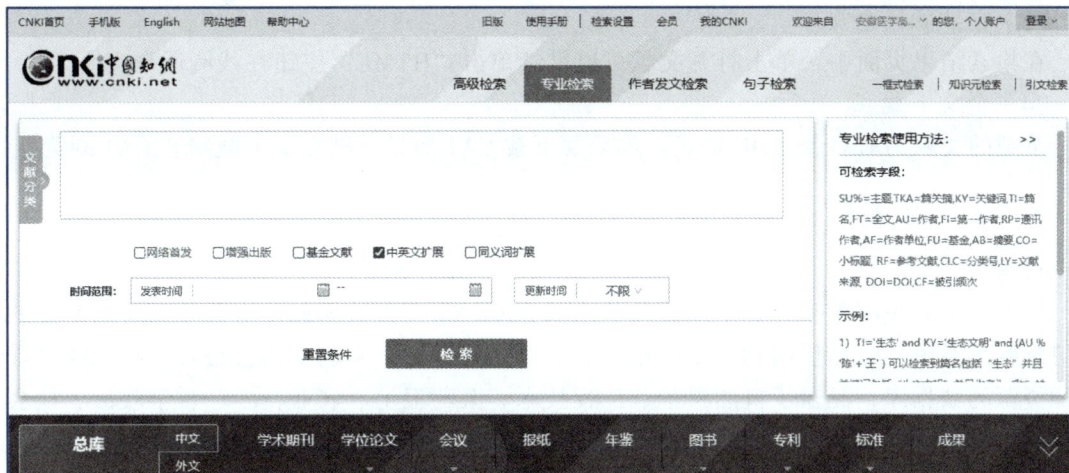

图 6-16　专业检索界面

例如，在专业检索中检索"钱伟长发表的题名或摘要中包含物理的文章"。检索式应为：AU= 钱伟长 AND（TI= 物理 OR AB= 物理），如图 6-17 所示。

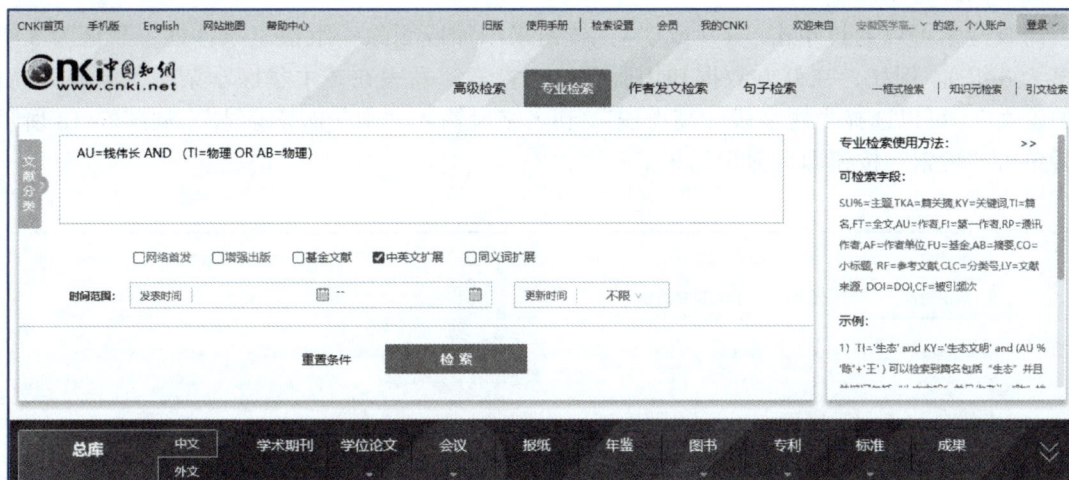

图 6-17　专业检索结果页面

3. 检索结果处理

（1）结果输出

勾选全部或者部分题录，单击"导出与分析"按钮，选择输出格式，保存为文本文件。

（2）二次检索

"在结果中检索"即为"二次检索"。需要对检索结果进行进一步限定时，可输入新的检索条件，然后单击右侧的"结果中检索"按钮，则当前输入的检索条件与前一次的检索结果进行"逻辑与"的运算。

（3）在线阅读全文

在检索结果页面中，单击打开文献可以继续单击"HTML"按钮在线阅读全文。

（4）全文下载

下载的文献为 CAJ 和 PDF 格式。如果要下载 CAJ 格式，则需要下载安装 CAJ 浏览器。

6.2.3　万方数据知识服务平台

1. 概况

万方数据知识服务平台是中国科技信息研究所北京万方数据股份有限公司研制开发的综合信息服务系统。它提供期刊、学位论文、学术会议论文、专利、科技报告、科技成果等十余种资源的数据库，涵盖了自然科学、工程技术、医药卫生、农业科学、哲学政法、社会科学等各个学科。

2. 检索方法

万方数据知识服务平台提供了快速检索、高级检索和专业检索 3 种检索方式。

（1）快速检索

万方数据知识服务平台主页检索区默认为快速检索方式，可单击"全部""期刊""学位""会议""专利""科技报告""成果""标准""法规""地方志"或者"视频"按钮切换数据库，再在解锁框中输入搜索条件进行检索。

（2）高级检索

高级检索可以通过单击"+"或"−"按钮来添加或删除一组检索条件框（默认为 3 组，最多为 6 组）。例如，在万方数据知识服务平台检索"发表在《中华医学杂志》上有关高血压的论文"。可以选择主题字段"高血压"，刊名字段输入"中华医学杂志"，如图 6–18 所示，最后单击"检索"按钮即可显示结果。

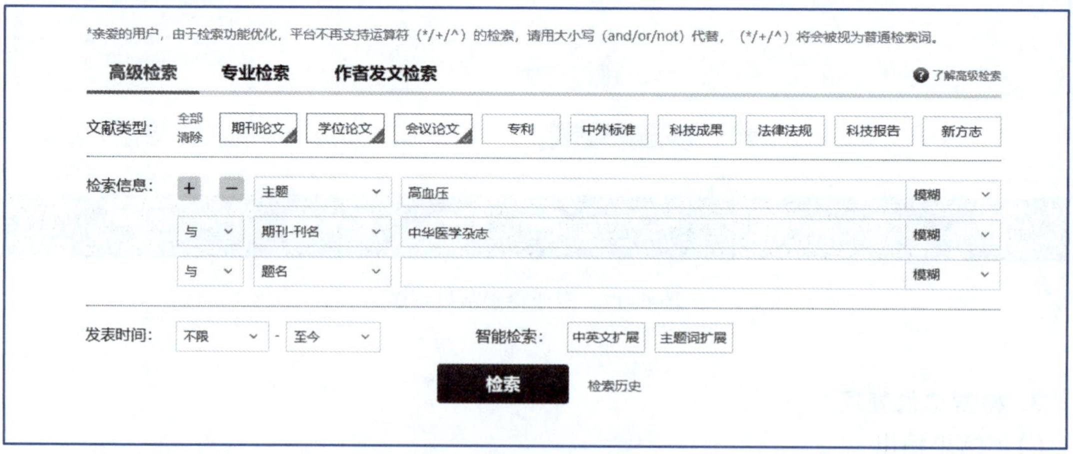

图 6–18　高级检索页面

（3）专业检索

专业检索需要检索人员根据系统的检索语法使用检索词和检索符号编制检索式进行检索，适用于熟练掌握检索技术的专业检索人员。在万方数据知识服务平台的专业检索中，布尔逻辑"与""或""非"的符号分别为"*""+""^"。

3. 检索结果处理

（1）结果输出

勾选全部或者部分题录，单击"导出"按钮，题录的导出格式有参考文献格式、NoteExpress、自定义格式、查新格式等8种格式。

（2）二次检索

在检索结果页面的上方提供了二次检索区域。在该区域的字段选项"标题""作者""关键词""刊名""起始年"和"结束年"等框中输入检索值，单击检索框下方的"在结果中检索"按钮即可进行二次检索，以进一步优化检索结果。

（3）在线阅读全文

在检索页面单击"在线阅读"按钮或者在文献的详细信息页面单击"在线阅读"按钮，打开该文献的在线阅读页面，可在线阅读全文。

（4）全文下载

在检索结果页面单击下载图标或下载按钮，即可下载文献的 PDF 格式全文。

4. 万方医学网

万方医学网是万方数据股份有限公司联合国内医学权威机构、医学期刊编辑部、权威医学专家推出的医学信息整合服务、医学知识链接全开放平台。万方医学网是获得中华医学会123 种顶级医学学术期刊、中国医师协会等众多高品质期刊电子版全文的唯一途径，是医药卫生专业相关人员查阅文献资料的最佳网站之一。

它的检索方法只有快速检索和高级检索，和万方数据知识服务平台操作方法基本一致。在检索结果的处理主要包含查看链接信息、二次检索、导出、在线阅读、下载全文。

6.2.4　中文科技期刊数据库

1. 概况

中文科技期刊数据库（China Science and Technology Journal Database，CSTJ）简称中刊库，是由重庆维普资讯有限公司推出的期刊全文检索系统。CSTJ 涵盖了社会科学、经济管理、图书情报、教育科学、自然科学、医药卫生、农业科学和工程技术 8 个专辑，所收录的文献按照《中国图书馆分类法》进行分类标引。

2. 检索方法

CSTJ 提供的检索方式有基本检索、高级检索、期刊检索。

（1）基本检索

在 CSTJ 首页（维普资讯中文期刊服务平台）的检索框中直接输入检索词（或检索式）进行检索的方式即为基本检索，基本检索默认在"任意字段"进行检索，如图 6-19 所示。

（2）高级检索

高级检索提供多种条件的逻辑组配检索（高级检索）和一次性输入复杂检索式（检索式检索）两种方式。高级检索的检索字段在原先的基础上又增加了"作者简介""基金资助""栏目信息"3 项。

例如，检索"2000 年至 2021 年以来安徽医科大学发表的与高血压相关的期刊文献"，可以进行操作，如图 6-20 所示。另外，高级检索还提供"同义词扩展"检索功能。例如，

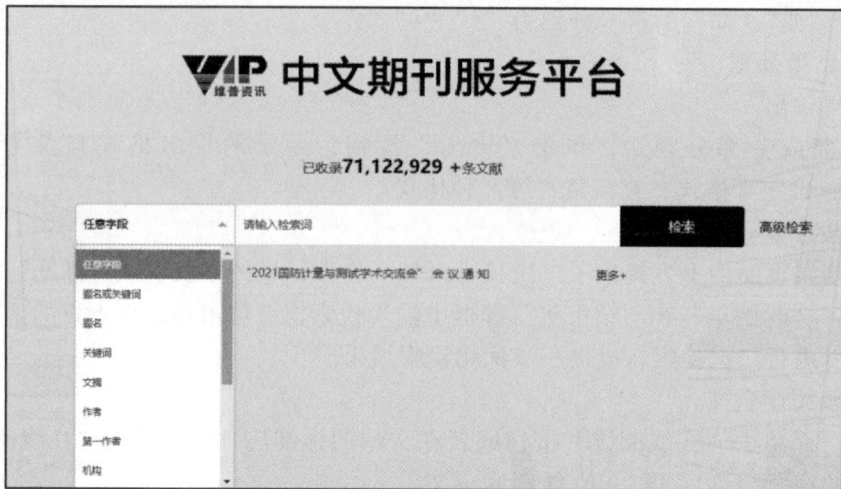

图 6-19   基本检索页面

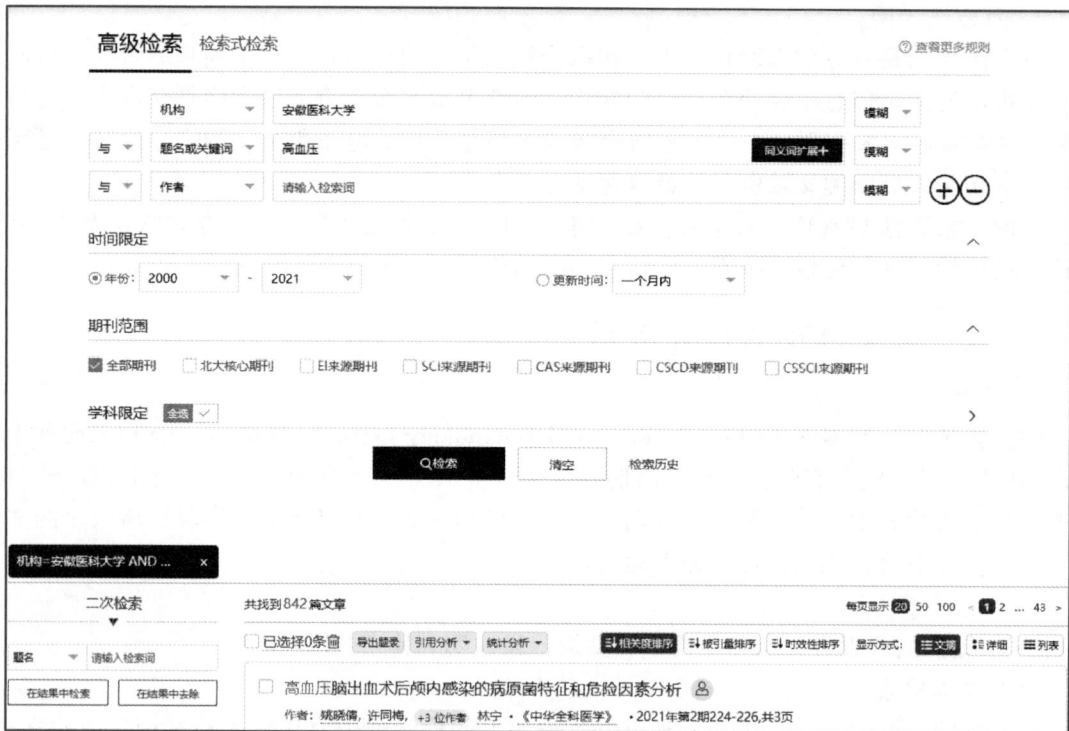

图 6-20   高级检索页面

输入关键词"艾滋病",单击"同义词扩展"按钮,窗口即显示同义词"人类免疫缺陷病毒""艾滋病毒""爱滋病"等,如图 6-21 所示。

（3）期刊检索

在首页的检索界面右上角单击"期刊导航"标签,即可进入"期刊导航"页面。期刊导航提供直接检索、按字母顺序查找检索、导航检索 3 种检索方式来查找所需期刊。

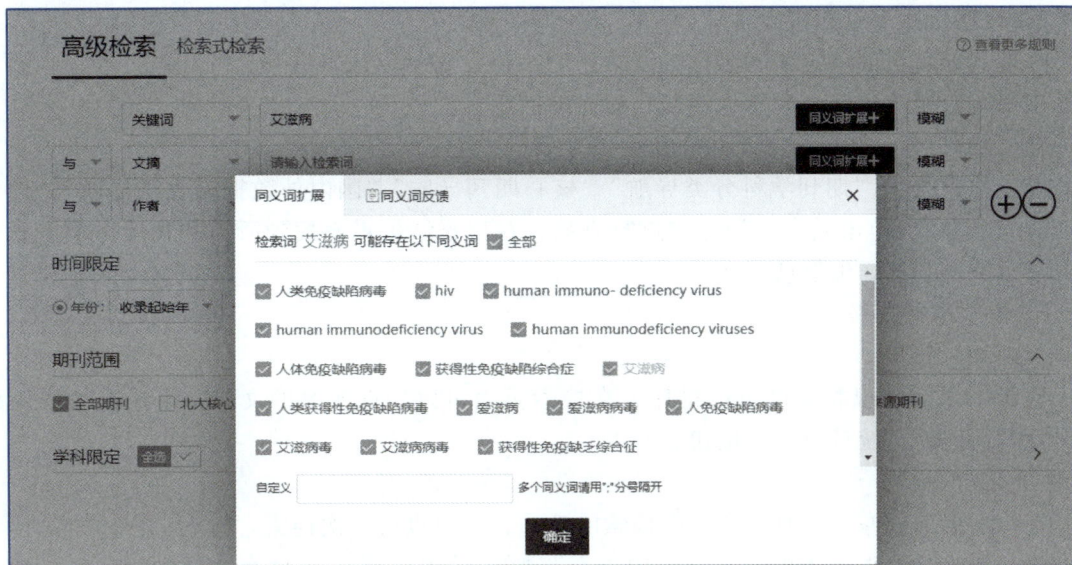

图 6-21 同义词扩展页面

1）直接检索

在期刊导航页面检索框直接输入期刊名称或 ISSN 号，单击"期刊检索"按钮，即显示刊名列表。例如,在期刊导航检索框（页面左上角）输入期刊名称"心理学",单击"期刊检索"按钮，显示刊名包括"心理学"的期刊列表，如图 6-22 所示。

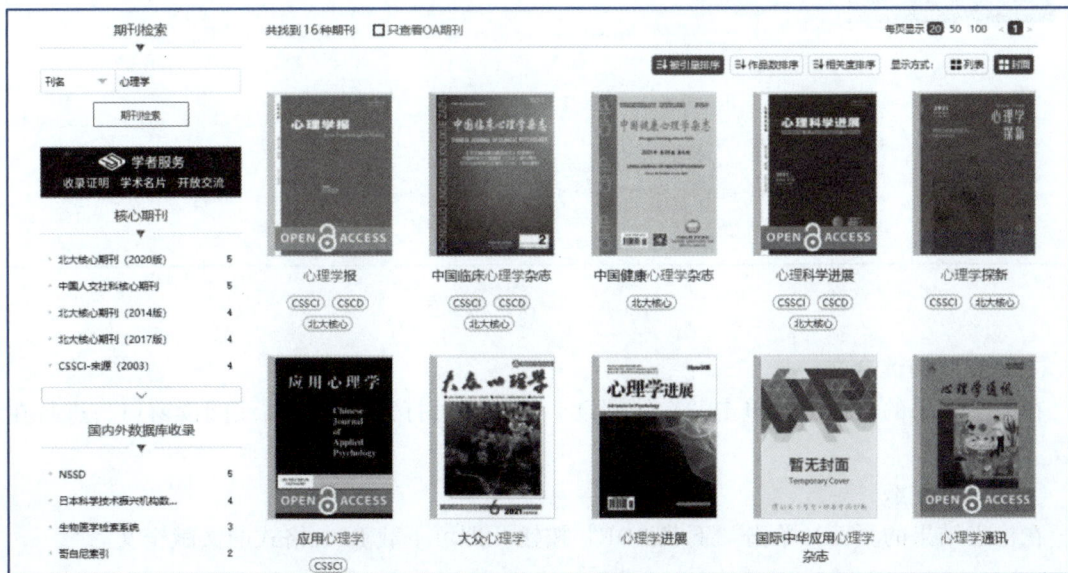

图 6-22 直接检索页面

2）按字母顺序查找检索

在期刊导航页面单击期刊名称的汉语拼音字母，显示以该字母开头的刊名列表，在刊名列表中单击所要的刊名，即显示该期刊的详细信息页。

3）导航检索

导航检索提供"期刊学科分类导航""核心期刊导航""国内外数据库收录导航""期刊地区分布导航"，单击其中一种导航进行查找，在检索结果界面找到所需刊物后，单击刊名即可显示该期刊的详细信息页。

3. 检索结果处理

（1）结果输出

检索结果默认以相关度进行排序，在检索页面可以勾选所要的文献，可单击"导出题录""引用分析""统计分析"按钮。

（2）二次检索

在检索页面的左上方有一个二次检索的选项，可以进行二次检索。输入二次检索的检索条件后，单击检索框下方的"在结果中检索""在结果中去除"这两个选项中的一个，即可进行二次检索，如图 6-23 所示。

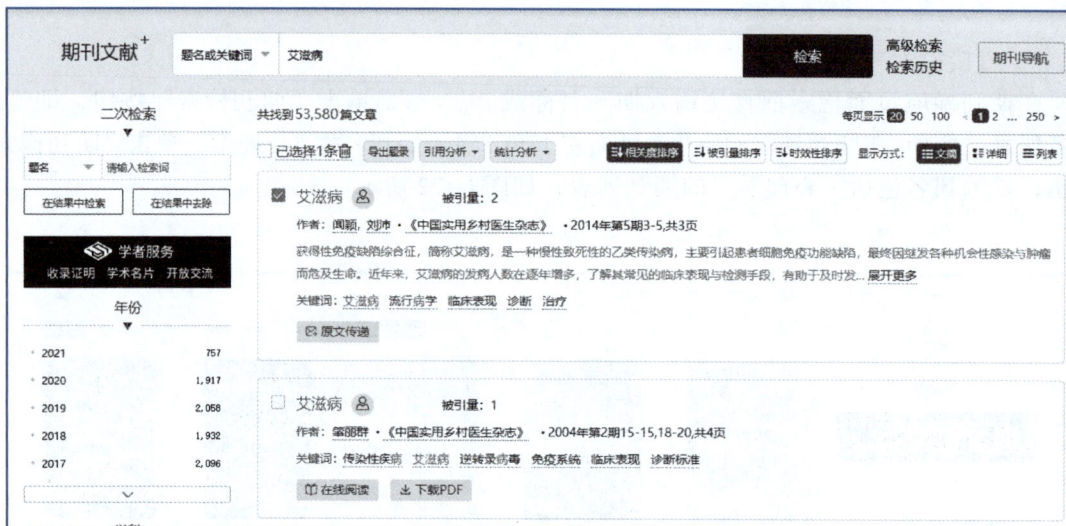

图 6-23　二次检索页面

（3）在线阅读全文

在检索结果的页面中，单击"在线阅读"按钮即可打开文献的在线阅读窗口，进行在线阅读。

（4）全文下载

在检索结果的页面，单击"下载 PDF"按钮，即可下载 PDF 格式的文献全文。

6.2.5　国家科技图书文献中心

1. 概况

国家科技图书文献中心（National Science and Technology Library，NTSL）是一个基于

网络环境的科技信息资源服务机构，由中国科学院文献情报中心、中国科学技术信息研究所、机械工业信息研究院、冶金工业信息标准研究院、中国化工信息中心、中国农业科学院农业信息研究所、中国医学科学院医学信息研究所、中国标准化研究院标准馆和中国计量科学研究院文献馆等成员组成。它收藏中外文期刊、图书、会议资料、科技报告、学位论文等各种类型、各种载体形式的科技文献信息资源。

2. 文献传递与服务

在页面上方输入正确的用户名和密码，单击"登录"按钮，确认登录后，勾选检索结果列表中所要的文献，依次单击"加入申请单"→"订购 – 查看购物车"按钮，逐步操作即可获取全文。

📖 素养提升
---

20 世纪 60 年代，为寻找治疗疟疾的新型有效药物，许多国家组织科研力量开展研究。中国药学家屠呦呦带领科研团队，从中医药古典文献中获得研究思路。在当时极为艰苦的科研条件下，数十年如一日的科研工作中，经过数百次实验，终于在 70 年代初发现能够有效抵抗疟疾的青蒿素，开创了治疗疟疾的新方法。

2000 年以来，世界卫生组织把青蒿素类药物作为首选抗疟药物。世界卫生组织《疟疾实况报道》显示，2000—2015 年，全球各年龄组危险人群中疟疾死亡率下降了 60%，5 岁以下儿童死亡率下降了 65%。青蒿素药物对于疟疾的治愈率很高，得到世界卫生组织的认可和大力推广，使全球数亿人受益。由于对人类生命健康事业做出了巨大贡献，屠呦呦获得 2015 年诺贝尔生理学或医学奖，2019 年被授予"共和国勋章"。

6.3　外文医学文献检索工具

外文医学文献检索工具
PPT

6.3.1　PubMed

1. 概况

PubMed 是美国国家生物技术信息中心（National Center for Biotechnology Information，NCBI）开发的生物医学信息检索系统，自 1997 年 6 月起面向公众开放免费访问。

PubMed 数据库的文献记录来自国际性综合生物医学信息书目数据库（MEDLINE）和部分在线生物医学期刊和图书等。文献收录范围覆盖生物医学、健康、行为科学、化学、生物工程等多个领域，具有收录广泛、更新速度快、检索系统完备等特点。每一篇被 PubMed 收录的文献都会有 PubMed 的唯一标识码（PubMed Unique Identifier，PMID）号。截至 2019 年 6 月，PubMed 数据库的文献记录数已经超过 2 900 万条。其主要的数据来源包括 MEDLINE、Pre-MEDLINE、Publisher supplied citations 3 方面。

2. 检索技术与检索方法

（1）检索技术

1）布尔逻辑检索

PubMed 可进行 AND、OR、NOT 的布尔逻辑运算，大小写不限。如果同时输入多个检索词，检索词之间需要用空格连接，系统默认检索词之间的关系是逻辑 AND。当检索式中存在多种逻辑关系时，按从左到右的顺序运算，加括号可改变运算的顺序。

2）检索词的自动匹配功能

在检索式输入框内输入检索式（包括单词、词组、多个检索词或逻辑组配检索式），系统依次在 MeSH 转换表、刊名转换表、短语列表和著者索引等转换表进行词语的核对、转换和检索。

PubMed 具有智能检索功能，不仅可以准确拆词，而且能对 MeSH 词转换的检索词同时进行主题词检索和自由词检索，有效保证文献的查全率和查准率。

3）精确检索

精确检索又称强制检索功能，即对检索词加上双引号，如"lung cancer"。对于有引号的检索词，系统不进行自动词语匹配和扩展检索，而是将其看作一个前后相连的词组在数据库所有可检字段中进行检索。

4）截词检索

在检索词中使用通配符 *，可实现截词检索。例如输入 chemic*，可以检索出以 chemic 开头的所有词。在截词检索时，PubMed 会关闭自动词语匹配功能，在所有字段中执行截词检索。

5）限定检索

PubMed 限定检索可分为检索结果限定和字段限定。检索结果限定是指 PubMed 的过滤器可将检索结果限定于指定的年限、语种、年龄组、研究对象、性别、文献类型等，以便使检索结果更精确。字段限定是指在检索词后加上字段名称进行字段限定检索，其检索符号为[ ]，如 aids［TI］。PubMed 数据库字段较多，其常用的主要字段见表 6-1。

表 6-1 PubMed 主要字段一览表

字段标识	字段名称	说明
AD	Author	第一作者的单位和地址
AU	Affiliation	作者姓名
DP	Date-Publication	出版日期
LA	Language	文献出版语言
MH	MeSH Terms	MeSH 主题词
MAJR	MeSH Major Topic	主要主题词
PB	Publisher	出版者
PT	Publication Type	文献出版类型
SH	MeSH Subheading	MeSH 副主题词
TA	Journal	刊名
TI	Title	篇名
VI	Volume	期刊卷号

（2）检索方法

2019 年 11 月 19 日，新版 PubMed 正式上线。新版 PubMed 主页面的默认状态依然是基本检索（图 6-24），检索主界面包括快速检索区、学习（Learn）、检索（Find）、下载（Download）、

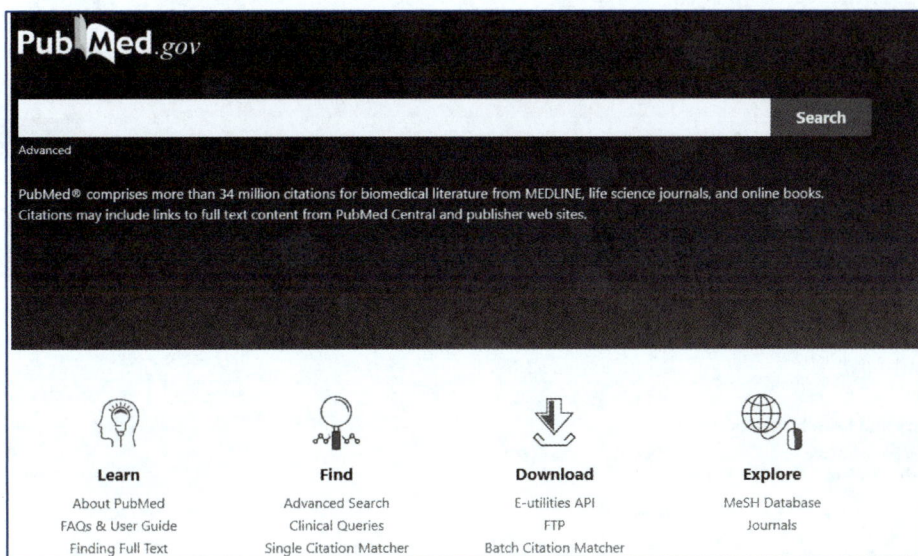

图 6-24　PubMed 数据库基本检索界面

浏览（Explore）。从使用者角度来看，新版 PubMed 可为越来越多的小屏幕设备（如手机和平板电脑）用户访问 PubMed 平台提供更好的支持。

1）基本检索

PubMed 数据库的默认检索方式是基本检索。在该检索界面可以综合使用自动词语匹配功能、截词检索、短语检索、布尔逻辑检索、字段限定检索等功能来进行词语检索、作者检索和刊名检索等。

利用 PubMed 数据库进行作者检索时，检索规则是姓在前用全称，名在后用首字母。例如，John W. 系统自动在"作者检索"中查找该作者并检索该作者的文献。也可以利用作者字段限定检索，即在作者姓名之后加上作者字段符［AU］，如 Smith［AU］。

PubMed 数据库收录中国作者发表的文献时，作者的姓名采用汉语拼音，书写的方法与西方作者相同。例如，要检索"李光明"发表的论文，其姓名输入为"li g"或"li gm"。PubMed 平台对 2002 年以后文献记录，均实现作者姓名智能转换，即可用全拼姓名检索。

检索期刊时，在检索框中输入刊名全称、标准的刊名缩写或期刊 ISSN 号，通过"自动词语匹配"功能，系统自动检索出该刊被 PubMed 收录的文献。中文期刊用汉语拼音输入；英文刊名直接输入即可。同时，在查找过程中要避免期刊名与 MeSH 词或 PubMed 词相同。PubMed 将这些词当作 MeSH 词检索，如 cell、science、cancer therapy 等，因为 MeSH 的核对检索优先于期刊表的检索。若用户要求输入词作为刊名检索，需要在检索词后加上刊名字段标识符，如 science［TA］。

2）高级检索

PubMed 除了基本检索和限定检索外，还提供高级检索的功能，对于需要完成复杂检索式，涉及多个检索词、多种检索字段、多种逻辑运算符，可在主界面的检索功能区（如图 6-24 所示）中单击 Advanced 超链接，进入高级检索界面（图 6-25）。该界面主要由以下 3 部分组成：Add terms to the query box、Query box 以及 History and Search Details。

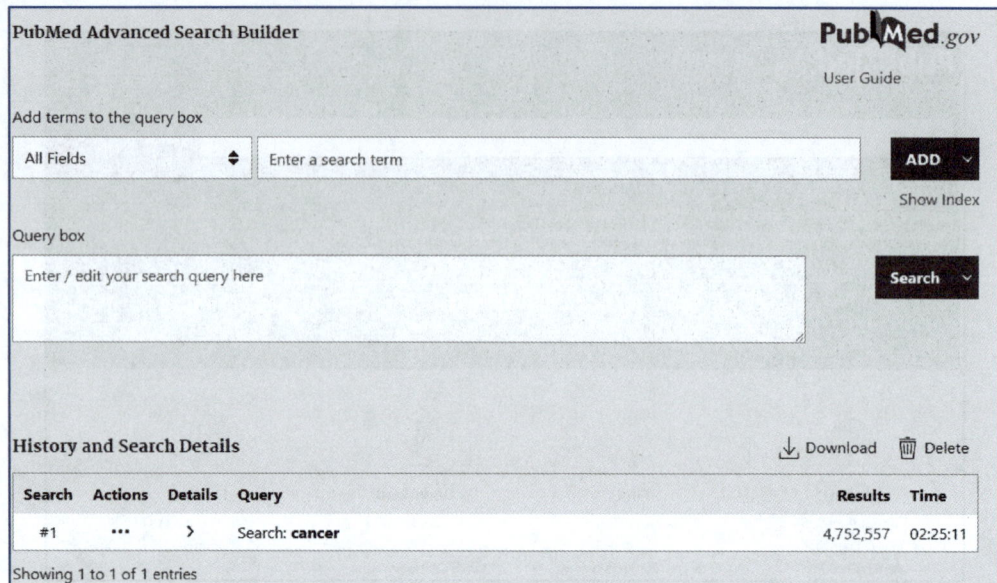

图 6-25　PubMed 高级检索界面

　　用户在高级检索界面检索时可以先在 "Add terms to the query box" 下拉列表中选择合适的字段，然后在检索框中输入检索词。如果需要多行检索，可以单击逻辑关系下拉按钮，在下拉列表中选择逻辑关系（AND，OR，NOT）。系统将自动组配检索表达式并显示在 Query box 区域，来构建复合的检索表达式。最后单击右侧的 "Search" 执行检索。

　　相对于旧版 PubMed，新版数据库的检索途径更加直观、易用，方便用户很好地理清检索顺序。在 "History and Search Details" 区域增加了 "Details" 功能，用户只需要单击箭头，则可以在高级检索界面查看执行过的检索表达式，方便用户调整检索策略，可单击 "Add to History" 按钮，则在下方的检索历史框中直接显示检索结果数量，可根据检索结果来确定是否需要调整检索策略。

　　3）主题词检索（MeSH Search）

　　MeSH Database（医学主题词数据库）是美国医学图书馆用于标引文献的主题词表，能帮助用户优化检索策略，提高查准率。用户可以通过 MeSH Database，从款目词（主题词的同义词或相关词，作用是将自由词引见到主题词）引见 MeSH 词，可以看到 MeSH 词的定义和历史注释。单击检索到的主题词，进入主题词细节页面，可进行副主题词限定检索，通过选择下位词或上位词检索，即可对主题词进行加权检索（Restric to MeSH Major Topic），还可选择下位词是否扩展检索（Do not include MeSH terms found below this term in the MeSH hierarchy）。

　　检索步骤为首先单击 PubMed 主页的 "MeSH Database 按钮，输入英文检索词，单击 "Search" 按钮。如果输入的检索词对应唯一的主题词，PubMed 将直接进入主题词细节界面，用户可直接选择需要的副主题词，单击右侧的 "Add to search builder" 按钮，再单击 "Search PubMed" 按钮，完成检索。如果输入的检索词对应多个主题词，则需要选择合适的主题词；或者不选择副主题词可以单击右侧的 "Add to search builder" 按钮，再单击 "Search PubMed" 按钮，完成检索过程（图 6-26）。如果需要选择副主题词，则单击主题词链接，进

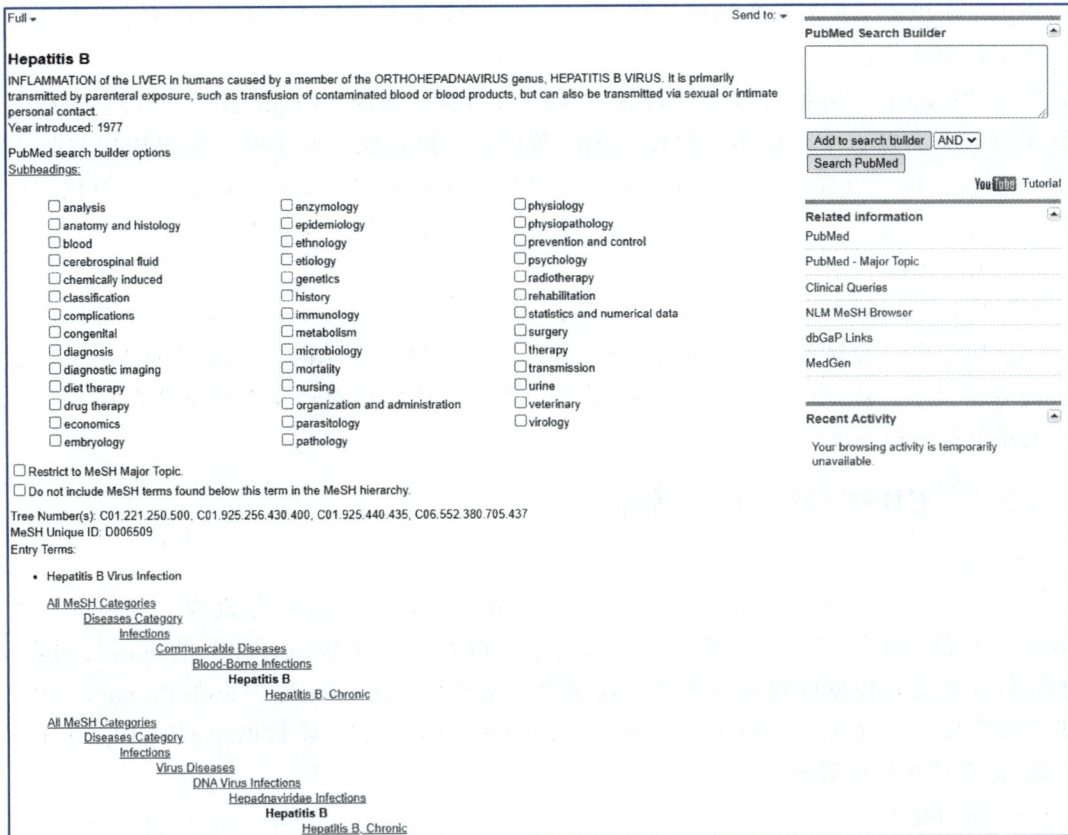

图 6-26 PubMed 主题词注释界面及组配

入主题词细节界面。但是，如果没有显示任何主题词，则说明该检索词或者检索词组没有对应的主题词，用户需要调整检索词，或者可以把该词作为自由词在基本检索中进行检索。

4）期刊数据库（Journals in NCBI Database）

可通过刊名主题、刊名、刊名缩写、ISSN 号查询 PubMed 收录期刊文献情况。查询的结果显示该期刊的具体信息，包括刊名缩写与全称对照，在 NLM Calg 界面单击"Add to Search Builder"链接，可构建合适的检索表达式，从而得到被 PubMed 收录期刊上所发表的文献。

5）特定文献检索（Citation Matcher）

在 PubMed 主页中单击"Single Citation Matcher"链接，按照要求填写相关的书目信息，如刊名、年、卷、期、起始页码等内容，即可查找到某篇特定文献；或单击"Batch Citation Matcher"链接，按照格式要求输入一个文件，即可得到一批所需文献。

3. 检索结果处理

（1）检索结果限定

检索结果可以使用过滤栏中的各种条件进行多条件限定。

（2）检索结果显示

PubMed 提供多种显示格式，默认的是 Best Match（最佳匹配）格式。新版的检索结果显示界面增加了各种主流信息传播媒介的链接图表，快速生成引用信息等。这些功能的改变为用户提供了更加丰富的检索结果分析手段，满足用户对检索结果的各种统计分析需求。

（3）检索结果输出

单击 "Send to" 链接可以打开检索结果输出功能。选择 "Clipboard" 链接，则把选中的结果保存到剪贴板中，最多可以保存 500 条记录，最长保存 8 小时。如果用户注册 "My NCBI" 账号，则可以选择 "Collections" "Mv Bibliography" "Citation manager" 对检索结果进行输出处理，其中 "Collections" 功能用于将选中的结果保存到 "My NCBI" 个人空间。

（4）My NCBI

PubMed 提供给每个注册用户一定容量的个人空间，可以存储检索式、检索结果以及相关的书目信息等，并对存储内容进行编辑整理：可以编制个性化的过滤限定条件，在检索结果页面分组显示。在 My NCBI 中可直接进行检索，方便用户对检索课题的跟踪以及对检索结果的重复性使用与保存。

6.3.2　EBSCOhost 数据库

1. 概况

EBSCO 公司是一家从事信息存储与开发的大型商业性信息服务机构，也是世界上最大的专门经营纸质期刊、电子期刊发行和电子文献数据库出版发行业务的集团公司之一。EBSCOhost 的重要数据库包括学术期刊集成全文数据库（Academic Search Premier，ASP）、商业资源集成全文数据库（Business Source Premier，BSP）和医学数据库（MEDLINE）。

2. 检索技术与检索方法

（1）检索技术

① 布尔逻辑检索：运算符为 "AND"（逻辑与）、"OR"（逻辑或）和 "NOT"（逻辑非），优先级顺序为 NOT>AND>OR，圆括号中的检索式最先运算。

② 通配符与截词符号：? 可代替一个字符；# 可代替多个字符；* 代表任意个字符。例如，econ* 可以检索到 economy、economies、economically 等。

③ 位置算符：主要是 N 算符和 W 算符。需要注意的是，如果两个关键词之间无逻辑算符，则按照固定词组处理。

④ 短语检索：用双引号（""）可以检索到固定格式的词组，位置顺序保持不变。

⑤ 作者检索：在 MEDLINE 数据库中格式为姓前名后，姓用全拼，名用首字母。而在 ASP 数据库中检索作者，全部用全拼。为了检索完整的学者文献，如外文作者 "John Smith"，可输入 "smith j OR john smith OR smith john"。

（2）检索方法

EBSCOhost 数据库可以分为基本检索和高级检索两种检索方式。在基本检索和高级检索界面中，可以进行关键词、主题、出版物、图像、索引等多种检索。

1）基本检索

EBSCOhost 数据库的基本检索界面简洁清晰，如图 6-27 所示，检索区内只提供一个检索词输入框，可输入单词、词组或者短语、检索表达式，单击 "Search" 按钮，系统自动执行检索。支持截词检索、位置限定检索。

2）高级检索

EBSCOhost 数据库高级检索界面如图 6-28 所示，提供多个检索词输入框，并为每组检

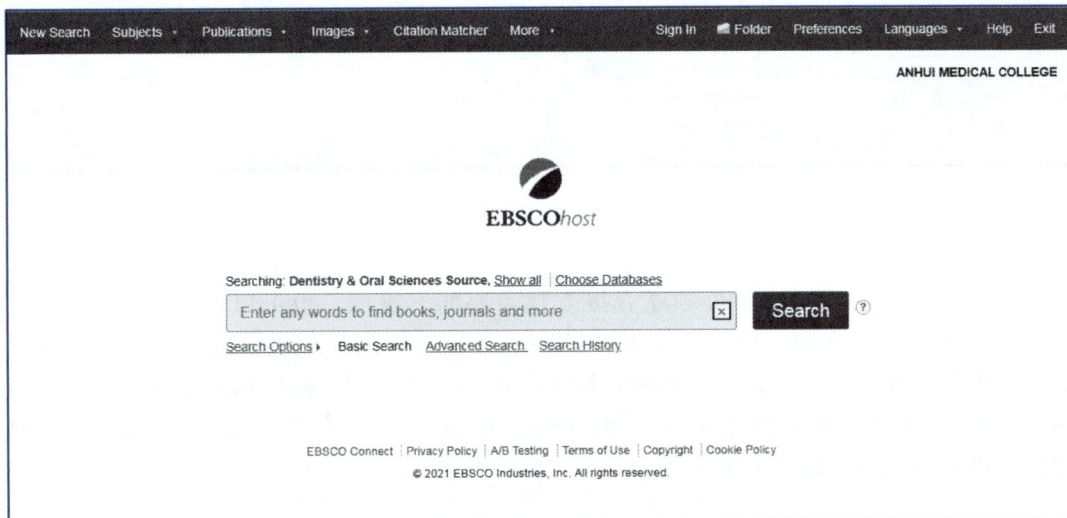

图 6-27 EBSCOhost 数据库基本检索界面

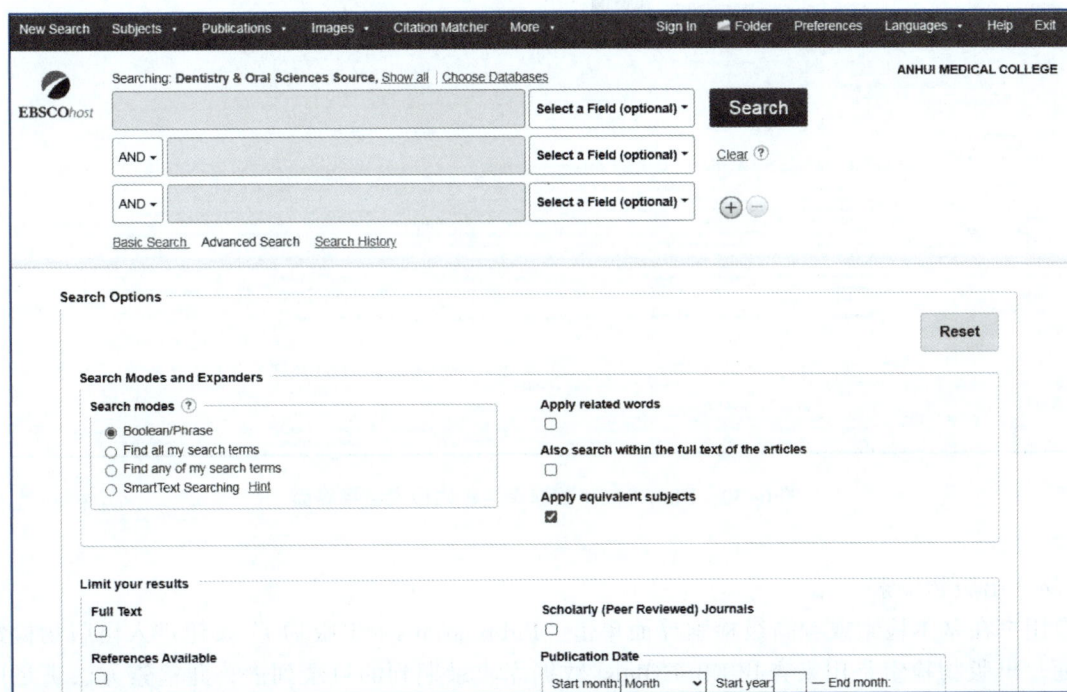

图 6-28 EBSCOhost 数据库高级检索界面

索词增设限定检索字段，可指定各组检索词之间的逻辑运算符，并显示历次检索指令和检索结果，方便进一步检索。同时，高级检索的限定区增加了文献类型、封面报道、PDF 全文的限定，其他限定和扩展选项则与基本检索相同。

3）主题检索

在基本检索界面或者高级检索界面中单击工具栏上的"Subjects（主题）"按钮，可选择相应的数据库。如单击选择 MEDLINE 的 MeSH 进入主题词检索界面（图 6-29）。

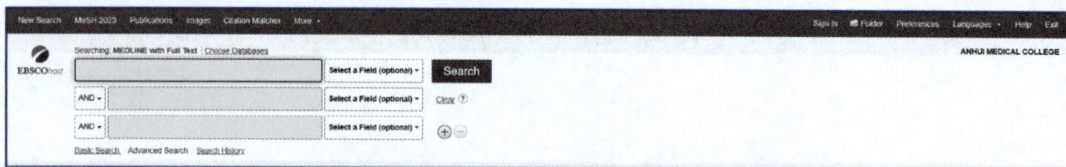

图 6-29 EBSCOhost 数据库主题检索界面

在主题检索中，可以按字母顺序直接查找需要的主题词，也可以在"Search（查找）"检索框中直接输入检索词，单击"Search（查找）"按钮。选择系统给出的主题词并选择合适的逻辑组配方式添加到检索框，可重复操作添加多个主题词，最后执行检索即可得到所需文献。例如，检索有关癌症的文献，在检索框内输入"cancer"，单击"Search（查找）"按钮，可得到与癌症有关的主题词（图 6-30）。

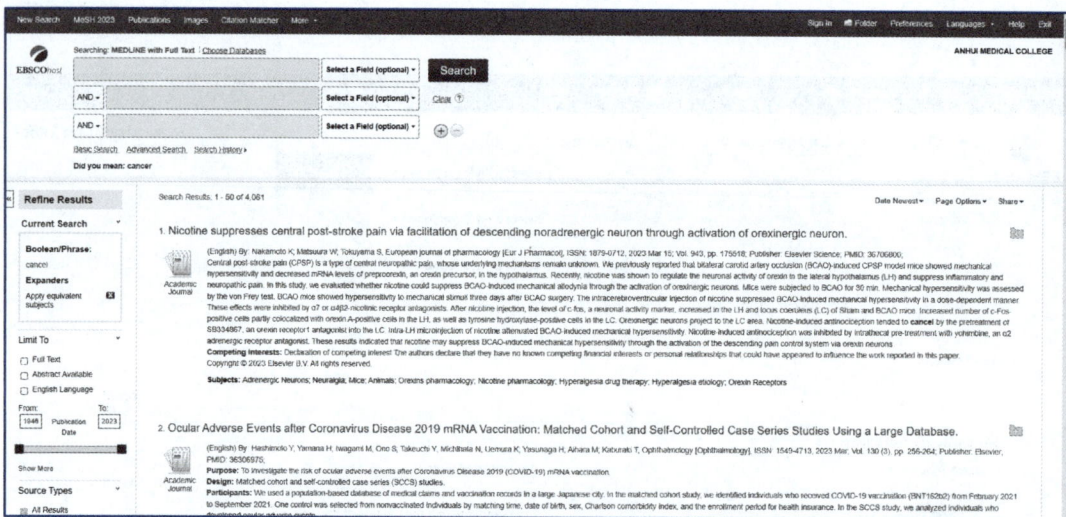

图 6-30 EBSCOhost 数据库主题词检索结果界面

4）出版物检索

用户在基本检索或者高级检索界面单击"Publications（出版物）"按钮进入出版物检索界面。出版物检索是用来查找 EBSCOhost 数据库收录期刊的目录列表，此检索方法满足用户对单种期刊进行浏览或检索。在检索结果列表中显示刊名链接、收录年代、文献类型（文摘/全文）等，勾选刊名前面的方框，单击"Add（添加）"按钮，需要检索的期刊即可添加到检索框中，再单击"Search（检索）"按钮即可显示该刊上发表的文章。

5）图像检索

在基本检索或高级检索界面单击"Images（图像）"按钮，进入图像检索界面（图 6-31）。用户可以选择图像集或图像快速查看集，前者是对图像文件进行检索，后者还可以对文献中的图像进行检索，两者的使用方法基本一致，仅仅是限定的图像类型不同。

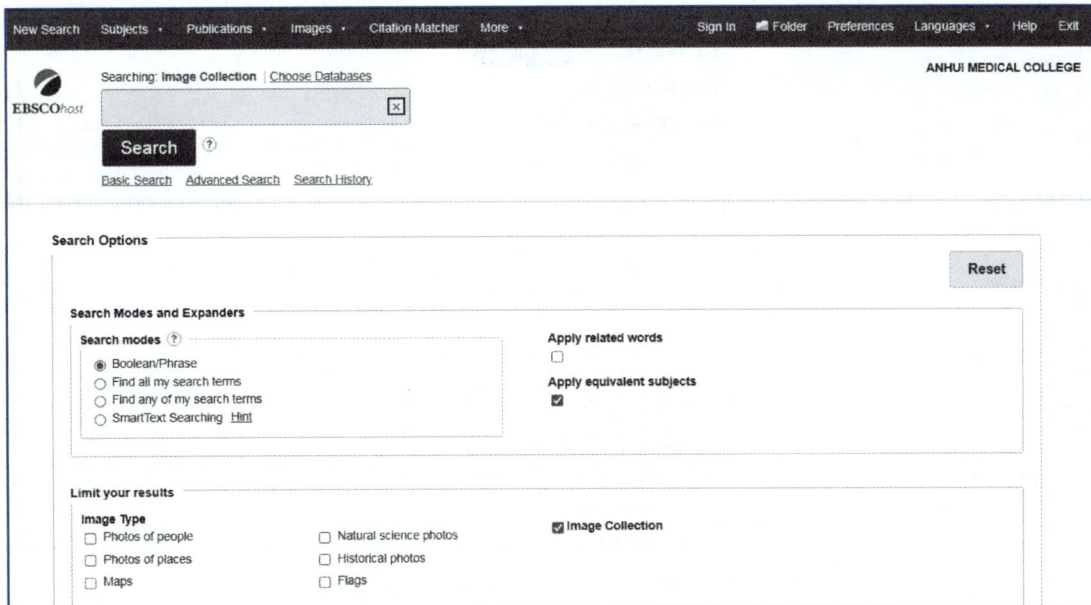

图 6-31 EBSCOhost 数据库图像检索界面

6）索引检索

在基本检索或高级检索界面单击"More（更多）"按钮，在下拉菜单中选择索引选项，即可进入索引检索界面。用户根据检索需要，可在浏览索引的下拉列表中选择一种索引（著者、刊名、主题、出版年等 18 种索引字段），单击"Browse（浏览）"按钮，显示出相应的索引及索引词在数据库中的文献记录数。浏览该索引，选择一个或多个检索词，并组配布尔逻辑算符，再单击"Add（添加）"按钮，检索词或检索提问式即可被添加到检索框中，单击"Search（搜索）"按钮即可获取检索结果。

3. 检索结果处理

（1）显示文献

检索结果显示界面（图 6-32）大致可以分为左右两部分，左边部分可以从各个方面对检索结果进行限定，缩小检索范围；右边部分则是每条记录的具体信息。用户可以利用检索结果上方的"Relevance（排序）"选择检索结果的排序方式。系统提供的排序方式包括时间升序、降序、来源、作者、相关度等，系统默认按最近日期进行排序。单击"页面选项"可对结果格式、图像快速查看功能、每页结果数量和页面布局进行设置。

（2）检索结果的处理

单击题名，可显示该文献的详细信息，用户可根据需要在此界面下进行添加至文件夹、打印、发送电子邮件、保存、导出等操作。单击"添加至文件"按钮可将文章保存至用于临时保存文献的文件夹中，打开文件夹视图可对文献进行打印、发送电子邮件、另存为文件以及文献导出等操作。单击"HTML 全文"或"PDF 全文"按钮可打开全文，并可对全文进行打印、发送电子邮件、保存等操作。

但是，如果需要同时处理多篇文献，首先需要将文献保存在文件夹中，然后进行打印、发送电子邮件或存盘。若要长期使用系统提供的文件夹，则需要先进行注册，然后可以使用

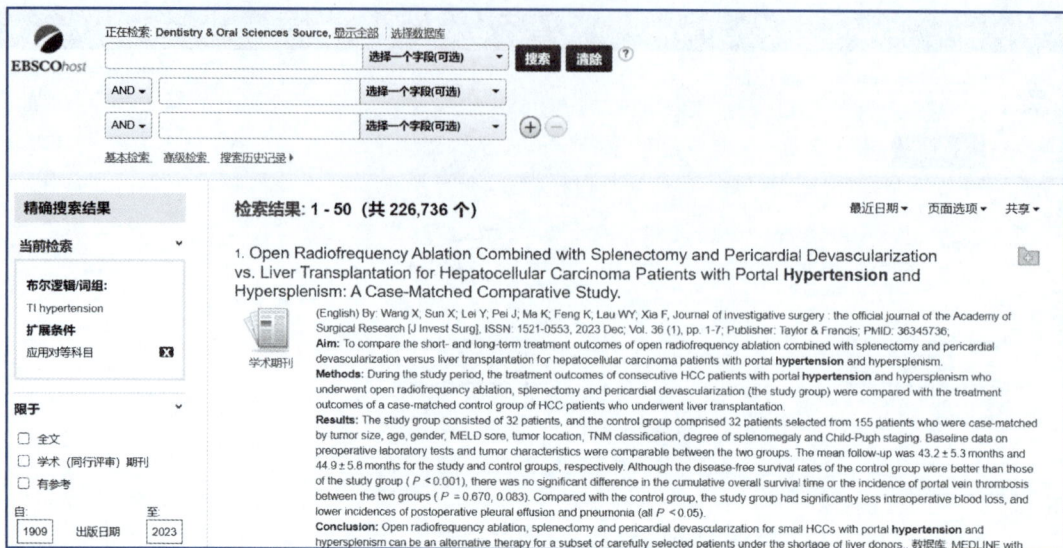

图 6-32　EBSCOhost 数据库检索结果显示界面

系统提供的文件夹各项功能。

（3）全文翻译功能

EBSCOhost 数据库可以提供全文翻译功能。打开 HTML 格式显示的全文，在文献上方有 "Translate（翻译）" 按钮，可以对原文语种进行翻译，如将英文翻译成中文。

（4）EBSCOhost 数据库的个性化服务功能

用户可以利用 MY EBSCOhost，在现有的检索中扩展对 EBSCOhost 检索结果的利用。单击工具栏上的登录按钮，即可在界面中单击 "Create a new Account（创建新账户）" 按钮。MY EBSCOhost 用户可以在文件夹中储存图片、视频、搜索链接、检索条件记录、搜索快讯、期刊快讯等。从个人文件夹中，用户还可以打印、发送电子邮件、保存、导出检索结果，包括图片和视频等。

6.3.3　SpringerLink 数据库

1. 概况

Springer Link 是施普林格出版社于 1996 年正式推出的全球首个电子期刊网络版全文文献服务系统，目前已经发展成为一个将期刊、图书、电子参考书和丛书整合于一体的电子出版物平台。Springer Link 可访问的在线全文电子期刊 3 400 余种（其中大部分期刊是被 SCI、SSCI 和 EI 收录的核心期刊）、电子图书 23 万余种、电子参考工具书 900 多种，以及电子丛书 6 000 多种。Springer Link 提供的网络版全文期刊划分为 24 个学科，其中与医学相关的学科有 Biomedicine（生物医学）、Life Sciences（生命科学）、Medicine（医学）、Public Health（公共卫生）等学科。

2. 检索技术与检索方法

Spring Link 主界面如图 6-33 所示，Springer Link 提供分类检索、基本检索和高级检索 3 种检索方式。

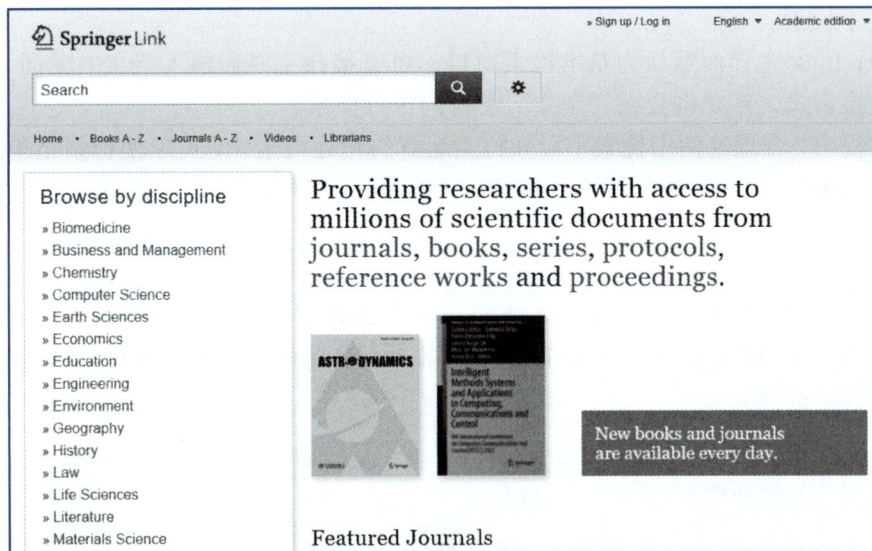

图 6-33　Springer Link 主界面

（1）分类检索

在 Springer Link 主界面，检索输入框左侧标题"Browse by discipline"下，按英文字母序列出了学科名称，单击相应的学科名称，系统即可显示该学科的所有文献。展开之后还可以按照文献类型、子学科、语种进一步检索，如图 6-34 所示。

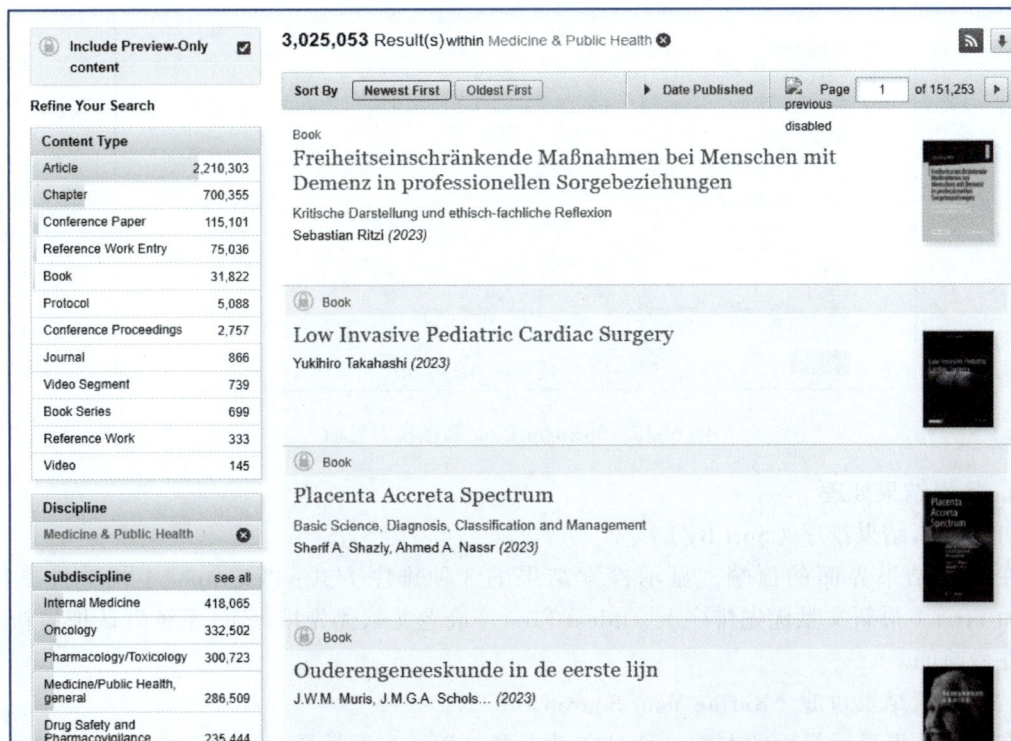

图 6-34　Springer Link 分类检索界面

（2）基本检索

Springer Link 主界面默认为基本检索窗口，可直接在主界面输入英文关键词、词组或者编辑简单的检索式，系统将会在"全文"字段内进行检索。

检索过程中，合理地使用检索字段和检索运算符构建检索式，可以使检索结果更加精确。系统支持的检索技术包括：布尔逻辑运算符、短语搜索、通配符、化学符号和数学方程式搜索，以及作者检索。

（3）高级检索

在基本检索窗口右侧的"Open search options"选择"Advanced Search"，系统进入高级检索界面（图6-35所示）。用户可以在高级检索界面选择检索区域，并对检索范围和检索结果排序方式进行选择。

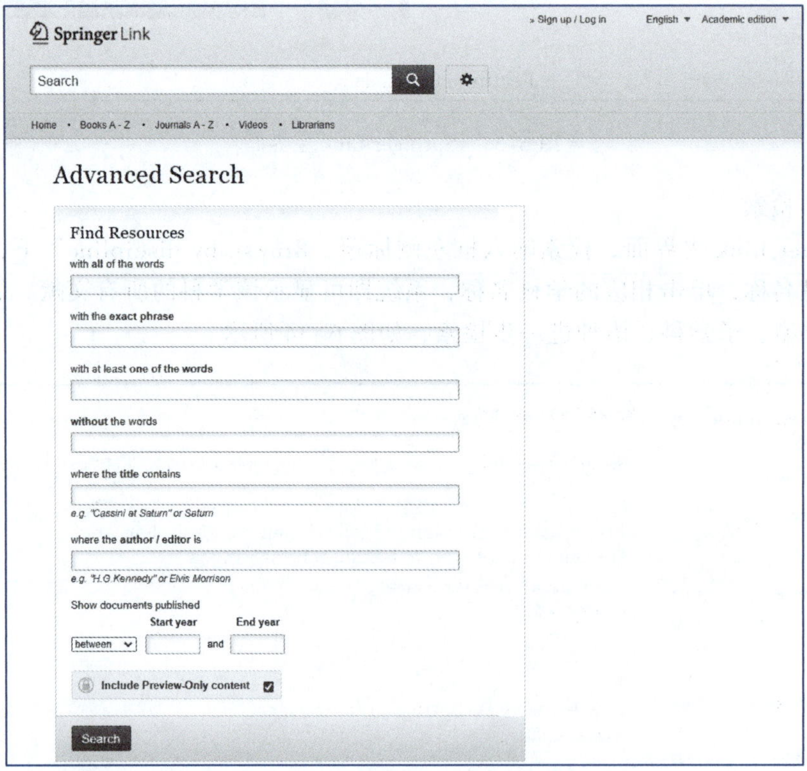

图 6-35 Springer Link 高级检索界面

3. 检索结果处理

（1）检索结果排序（Sort By）

在检索结果界面的顶端，显示检索结果的3种排序方式：Relevance（相关性排序）、Newest First（最新文献优先排序）、Oldest First（最老文献优先排序），系统默认把最新的文献排在最前面。

（2）检索结果过滤（Refine Your Search）

在检索结果显示界面的左端，通过文献类型、学科、亚学科、语言等把检索结果进行过滤（图6-36）。

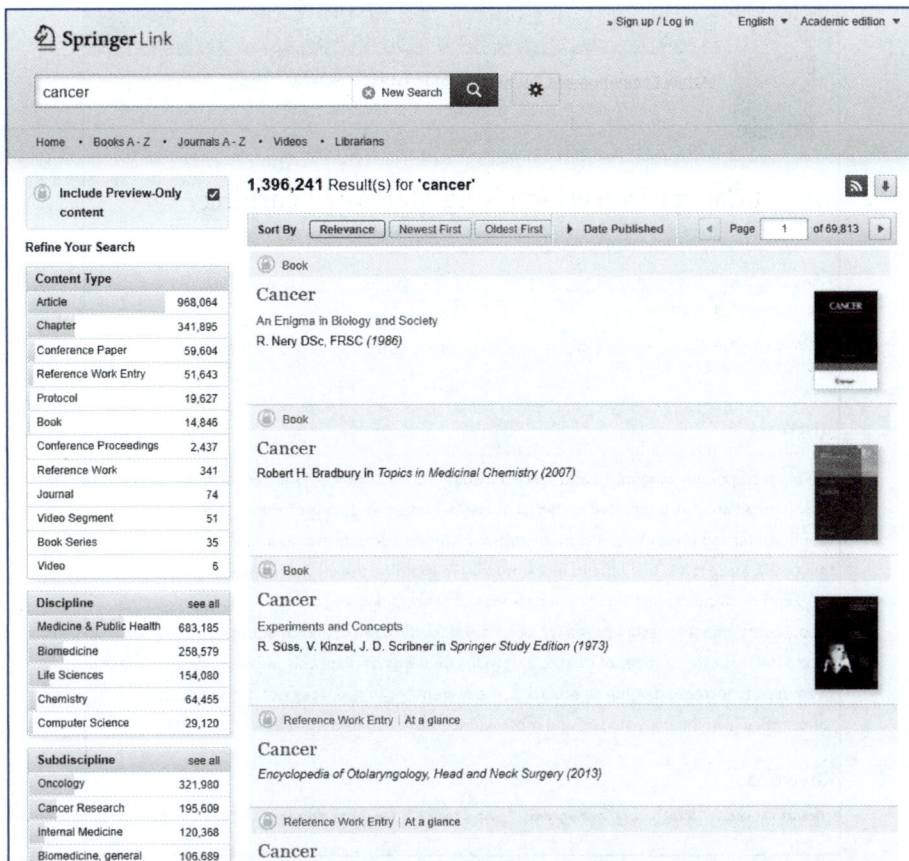

图 6-36　Springer Link 检索结果题录格式显示界面

（3）题录格式显示

检索结果显示界面的中间是以题录格式显示结果文献题名、部分文摘内容、出处、作者，以及所能提供的全文格式链接。在检索结果题录格式显示界面的右上角可单击进入RSS订阅服务。

（4）文摘格式显示

在检索结果界面单击题名链接显示该文献的文摘格式，文摘形式显示除题录信息内容外，还显示该文全部摘要内容、详细的参考文献、作者基本信息、期刊基本信息等（图6-37）。检索结果可以通过多种方式输出：保存、E-mail 或打印。

6.3.4　其他常用外文医学数据库简介

1. Ovid 平台

Ovid 平台目前包含生物医学、人文、科技等多领域数据库数百种。其中与生物医学有关的数据库有临床各科专著及教科书（Book@Ovid）、循证医学（EBMR）、Medline、EMBASE、Biosis 及医学期刊全文数据库（Journals@Ovid.fullText）等。Ovid 平台提供 60 多个出版商出版的科学、技术及医学期刊 2 800 多种，这些期刊大多被 SCI 数据库收录，均为高质量的学术类期刊。其中的 Lippincott Williams & Wilkins（LWW）数据库共收录 280 种生物医学期刊，为医师、专业临床医生、护理人员和医科学生提供高质量医学文献资源。

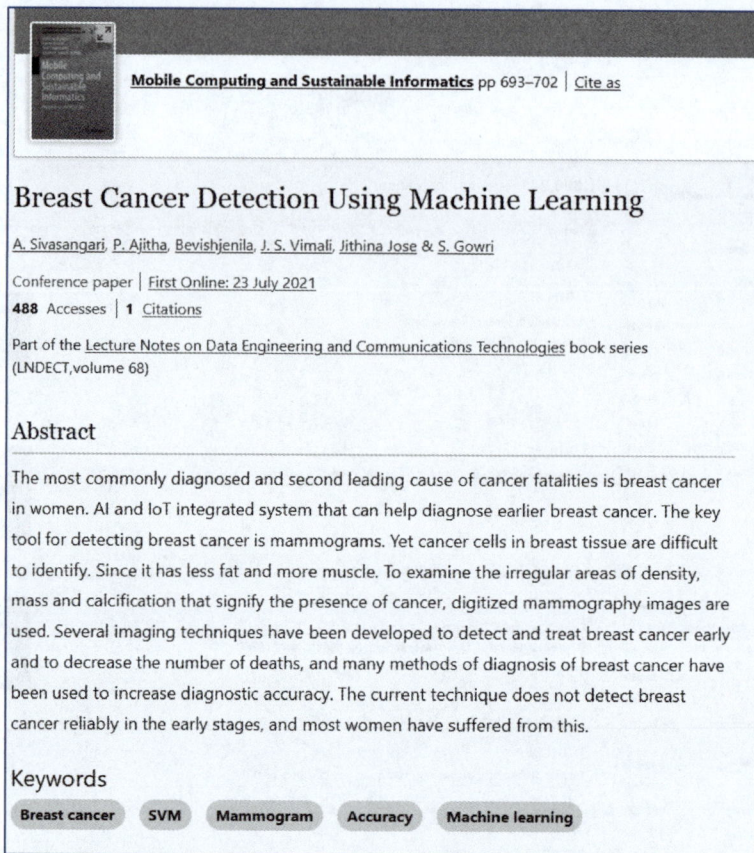

图 6-37   Springer Link 检索结果文摘格式显示界面

Ovid 平台能同时对不同类型的文献资源，包括电子期刊、电子图书、全文数据库以及文摘数据库，实现统一跨库检索。进入 Ovid 检索平台，单击任一数据库名称即可进入检索，如需在多个数据库内检索，则可勾选数据库名称前的复选框，然后单击 "Open Selected Resources" 按钮。

2. Nature.com 平台

Nature.com 平台隶属于 Nature 出版集团，提供的电子期刊，主题涵盖科学、技术、生物技术、化学、基因与进化、免疫、药学、医学、临床医学、恶性肿瘤、牙科分子细胞生物、神经科学、物理科学等。

用户通过访问该平台官网，单击 "search" 进入检索页面。平台提供了基本检索（默认为 Keywords or Author）、高级检索 "Advanced Search" 和快速链接 "Quick Links"。

3. ScienceDirect 数据库

ScienceDirect 数据库隶属于全球最大的科技文献出版集团荷兰爱思唯尔公司（Elsevier），其高品质的期刊受到学者的广泛欢迎，是目前国内使用频率最高的外文全文数据库之一。

ScienceDirect 数据库收录了 3 800 多种期刊和 37 000 部图书参考工具书、手册等，内容以理、工、医为主，涵盖数学、物理化学、天文学、医学生命科学、商业与经济管理、计算机科学、能源科学、环境科学、材料科学、社会科学、生命科学、健康科学等 24 个学科领域。

除提供先进的搜索和检索工具外，ScienceDirect 数据库还集成多种外部资源的内容，包括音频、视频和数据集等。

📖 **素养提升**

在信息爆炸的当今时代，医学模式的转变对医生提出了更高的要求；医学生除了要掌握医学专业知识，具有初步临床能力之外，还应具备熟练而有效运用信息手段的能力和信息检索的能力，坚持终身学习，接收继续医学教育，才能适应日益变化的医疗实践需要。

6.4　引文检索系统

在现代学术研究过程中，需要在前人的研究成果和经验基础上进行。引文就是借鉴前人的研究成果，从其他学者的研究中吸取经验、获取灵感来为自己的研究服务。在某种程度上，文献引证现象表明该研究具有一定基础和依据，也反映出科学知识的连续性和继承性。引文检索就是通过检索存在引用关系的文献，来获取相关主题的最新文献的过程。

6.4.1　引文及相关概念

1. 引文（Cited Reference）

引文即一篇学术论文中所引用的参考文献，又称为引用文献（Citing Paper）或被引文献（Cited Paper）。通过对引文文献检索，可以追溯该论文研究的背景和依据。不同学术论文同时被引用的文献，称为共引文献。共引文献数越多，说明两篇文献相关性越大。通过共引文献可以追溯论文共同的研究背景和依据。

2. 引文著者（Cited Author）

引文著者即参考文献的作者，也被称为被引作者。

3. 参考文献和引证文献

参考文献反映原始研究工作的背景和依据。"二级参考文献"是指参考文献的参考文献，进一步反映原始论文研究工作的背景和依据。沿着参考文献查文献，则越查越旧，可以追溯其历史发展。引证文献则是引用原始文献的文献，反映其原文研究工作的继续、应用、发展与评价。"二级引证文献"则是指引证文献的引证文献，更进一步反映了原研究工作的继续、发展与评价。沿着引证文献查文献，则越查越新，可以追踪最新进展。引文网络如图6-38所示。

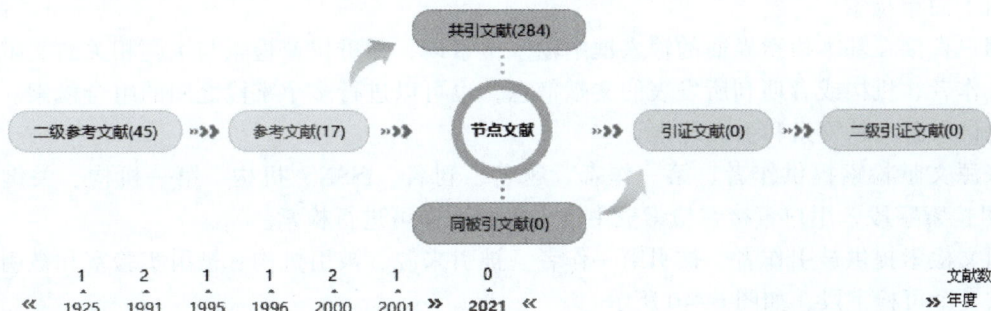

图 6-38　引文网络

4. 引文索引及引文检索作用

引文索引（Citation Index）是一种以科技期刊、专利、专题丛书、技术报告等文献资料所发表的论文后附有的参考文献（即引文）的作者、题目、出处等项目，按照引证与被引证的关系进行排列而编制的索引。引文索引可以通过被引用文献检索到引用文献。

引文检索是对传统检索系统的一种补充和改革，它利用文献之间相互引证的关系，提供新的检索途径，其包括以下作用。

（1）对科研产出的评价作用

引文检索最独特的作用是能从文献引证关系的角度对科研产出进行评价，具体包括对科研人员、单篇文献、学术期刊、科研机构以及国家等学术水平和科研实力进行评价。

（2）获得某一主题文献的研究历史及最新文献

由于被引文献和引证文献在内容上具有相关性，因此用户可以通过一篇感兴趣的文章为种子文献，查找这篇文章的参考文献以及参考文献的参考文献，可以获得一组发表时间早于或者晚于种子文献的文章，了解相关研究的研究历史或研究的最新进展。

（3）为学科发展研究提供计量数据

引文数据库不仅可以提供文献的发表信息，而且还能提供被引用信息，因此在学科发展研究中提供很多有价值的计量数据。

在利用引文索引对科研产出进行评价时也存在局限性，因此引文数据库能为科研绩效评价提供依据，但不宜作为唯一的依据。

6.4.2   中文引文检索

1. 中国科学引文数据库

中国科学引文数据库（Chinese Science Citation Database，CSCD）创建于 1989 年，由中国科学院文献情报中心主办，是我国第一个自行开发的引文数据库。CSCD 收录的学科范围包括数学、物理学、化学、天文学、地学、生物学、农业科学、医药卫生、工程技术、环境科学和管理科学等领域。CSCD 的来源期刊分为核心库和扩展库（图 6-39），核心库的来源期刊经过严格的评选，选择各学科具有权威性和代表性的核心刊，扩展库的来源刊则是经过大范围遴选的各学科优秀期刊。

由于该数据库与 Web of Science 检索系统采用相同的检索平台，因此两者的检索入口与使用方法类似，主要包括简单检索、高级检索和来源期刊浏览 3 部分，同时也具备检索结果的分析功能以及精炼检索结果。

（1）简单检索

用户直接在基本检索界面的输入框中输入检索词，即可快速检索与主题相关的文献，以及相关作者、机构或者期刊所发表的文献信息，也可以进行多个字段之间的组合检索。简单检索提供来源文献检索和引文检索。

来源文献检索提供作者、第一作者、题名、刊名、ISSN、机构、第一机构、关键词等 13 个可检索字段，用户直接在检索框中输入检索词即可进行检索。

引文检索提供被引作者、被引第一作者、被引来源、被引机构、被引实验室和被引文献主编共 6 个可检字段，如图 6-40 所示。

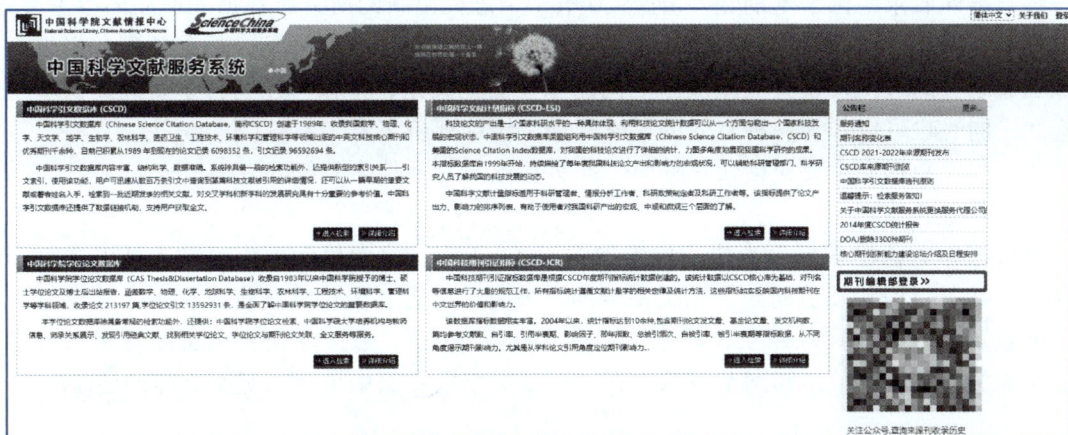

图 6-39 中国科学文献服务系统首页

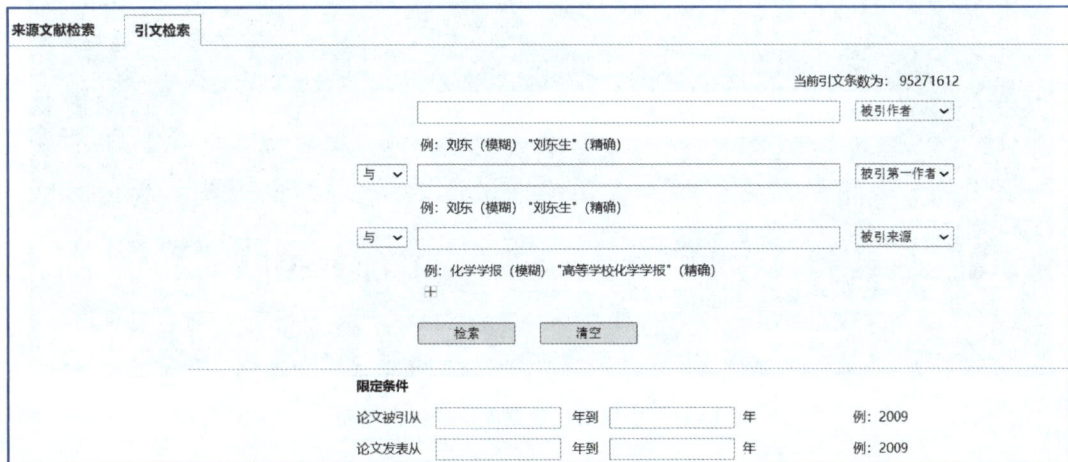

图 6-40 CSCD 的引文检索界面

（2）高级检索

高级检索具备较高的检索灵活性，用户可以根据数据库提供的任意组配对进行检索，也可以构建检索式进行组合检索。高级检索同样也提供来源文献检索和引文检索。

（3）来源期刊浏览

按照中英文期刊进行分类，中文期刊按照拼音首字母排序，英文期刊按刊名英文首字母排序。单击字母即可浏览相应刊物，显示刊名、ISSN、收录年代。单击刊名可以浏览该刊物每一期发表的文献摘要。

2. 中国引文数据库

中国引文数据库（Chinese Citation Database，CCD）是 CNKI 研发的子数据库。它是依据 CNKI 收录数据库及增补部分重要期刊文献文后的参考文献和文献注释为信息对象建立的、具有特殊检索功能的文献数据库，揭示了各种类型文献之间的相互引证关系。

该数据库收录中国学术期刊（光盘版）电子杂志社出版的所有源数据库产品的参考文献，涉及期刊类型、学位论文类型、会议论文类型、图书类型、专利类型、标准类型、报纸类型等被引文献。通过揭示各种类型文献之间的相互引证关系，不仅可以为科学研究提供新的交流模式，同时也可以作为一种有效的科学管理及统计评价工具。

中国引文数据库主要包括快速检索、高级检索、专业检索等模式。

（1）快速检索

该数据库默认检索界面为快速检索如图 6-41 所示，检索提问框内可输入被引文献、被引作者、被引机构、被引期刊、被引基金词、被引学科等多个检索项进行检索。检索结果返回界面显示为被引用文献题录，题录中包含"被引频次"。继续单击被引文献篇名，可得到被引文献的摘要，再单击知网节下载，在"引证文献"界面中可显示被引文献的题录。

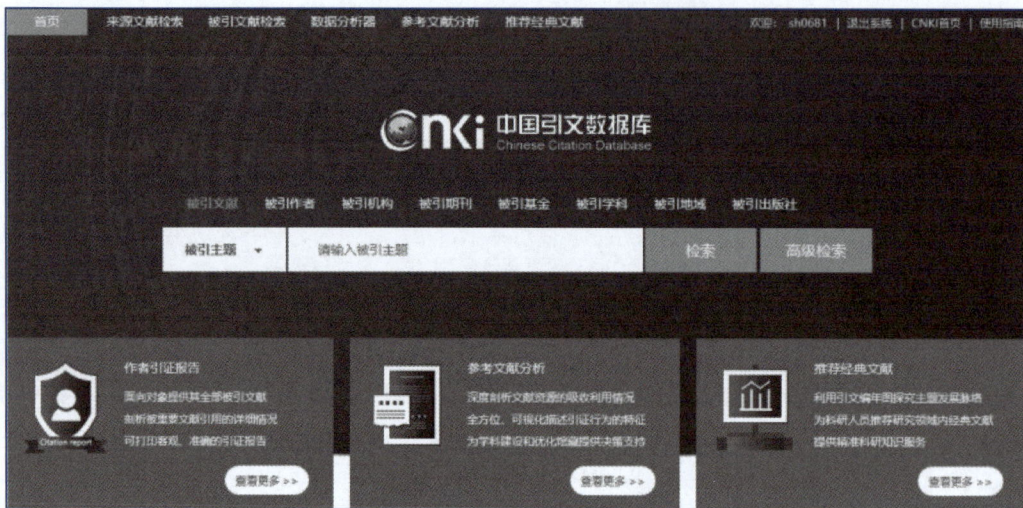

图 6-41　中国引文数据库快速检索界面

例如，在中国引文数据库快速检索界面输入"国际呼吸杂志"，选择输入框上部的"被引期刊选项"，单击"检索"按钮显示快速检索搜索结果。在"排序"下拉列表中，可根据出版年、被引、他引以及下载的次数进行排序，如图 6-42 所示。

（2）高级检索

高级检索分为"来源文献检索"和"被引文献检索"，其中"被引文献检索"可提供多个检索提问框。

登录中国引文数据库的首页，单击输入框右侧的"高级检索"按钮，显示中国引文数据库的高级检索界面，如图 6-43 所示。根据需要对学科类别、来源文献范围以及被引文献的类型进行勾选。同时可以根据需要对被引主题、被引作者、被引单位、出版年和被引年以及被引来源、被引基金等检索项输入检索词，可选择"模糊"或者"精确"，单击"检索"按钮进行高级检索。

例如，想要检索"安徽医科大学陈晓宇教授所发表文章被引用情况"，可进入中国引文数据库高级检索界面，单击界面上部的"被引作者"选项，输入被引作者姓名：陈晓宇；作者单位：安徽医科大学，选择精确检索。

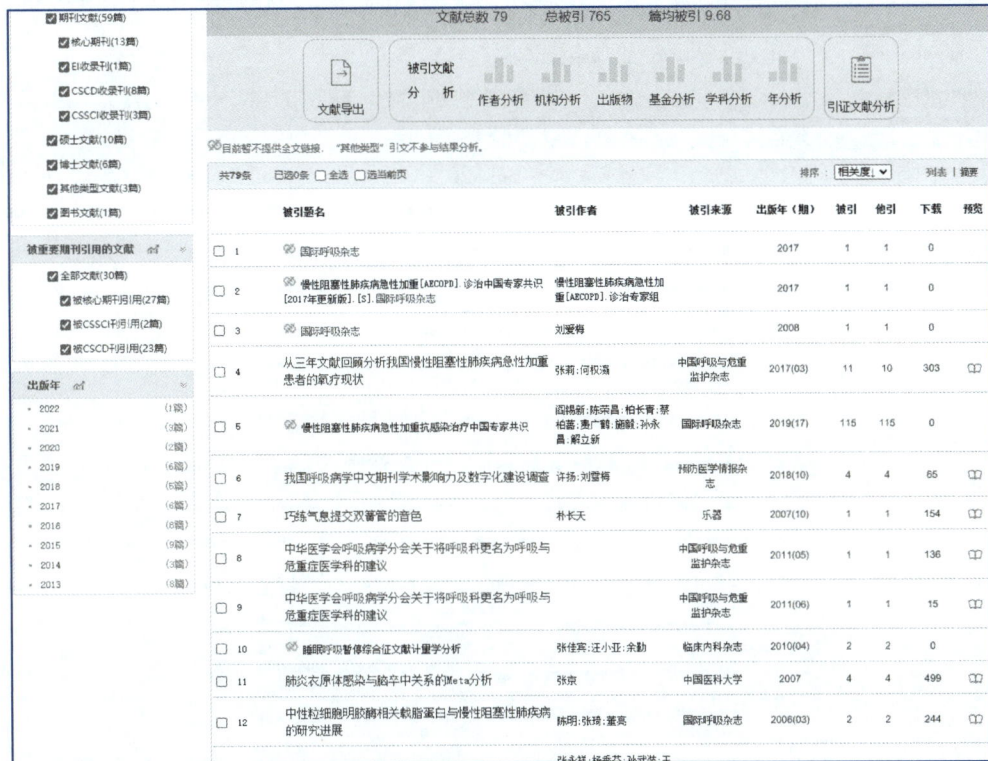

图 6-42 中国引文数据库快速检索结果界面

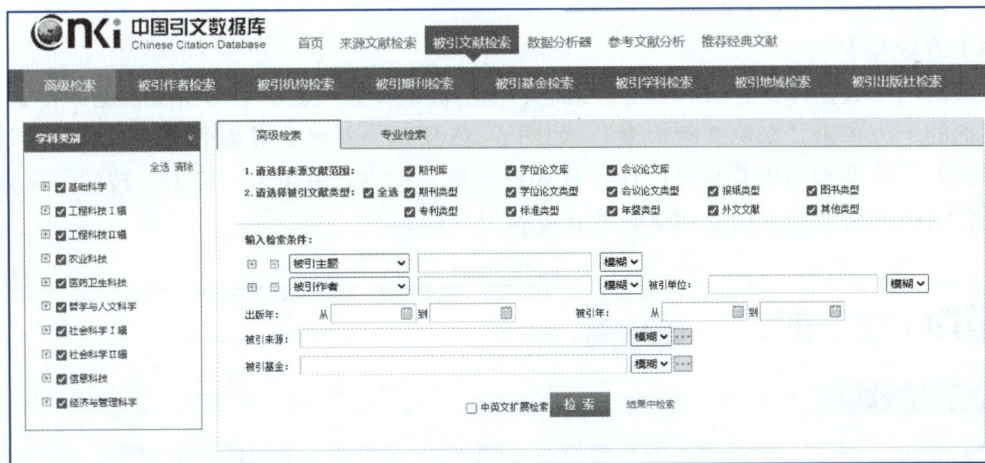

图 6-43 中国引文数据库高级检索界面

从检索结果界面（图 6-44）可以看出中国引文数据库中收录的陈晓宇教授发表的所有文章，单击每篇文献后面的被引频次列可以看到引证文献。除此之外，中文引文数据库还可以针对被引文献的检索结果，深层次分析其引证文献的分布情况，包括引证文献的作者、机构、出版物、基金、学科、年等详细情况。用户可以导出数据分析结果或者在结果中选择记录查看详细题录信息。

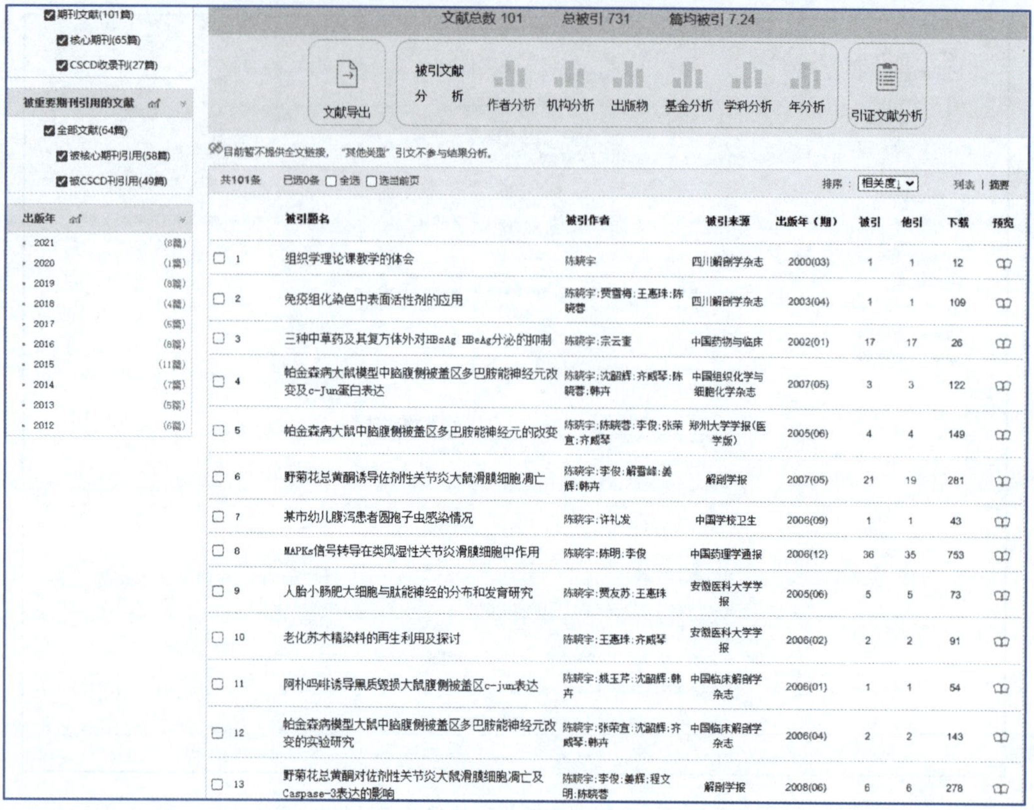

图 6-44　中国引文数据库被引文献检索结果界面

（3）专业检索

　　在中国引文数据库的首页，单击检索框右侧的高级检索，显示中国引文数据库检索界面，在该界面的上方单击"来源文献检索"，如图 6-45 所示，并将此界面的"高级检索"切换为"专业检索"。专业检索需要在界面检索输入框中输入检索式后单击"检索"按钮。需要按照专业检索语法的格式要求构建检索表达式进行引文检索。

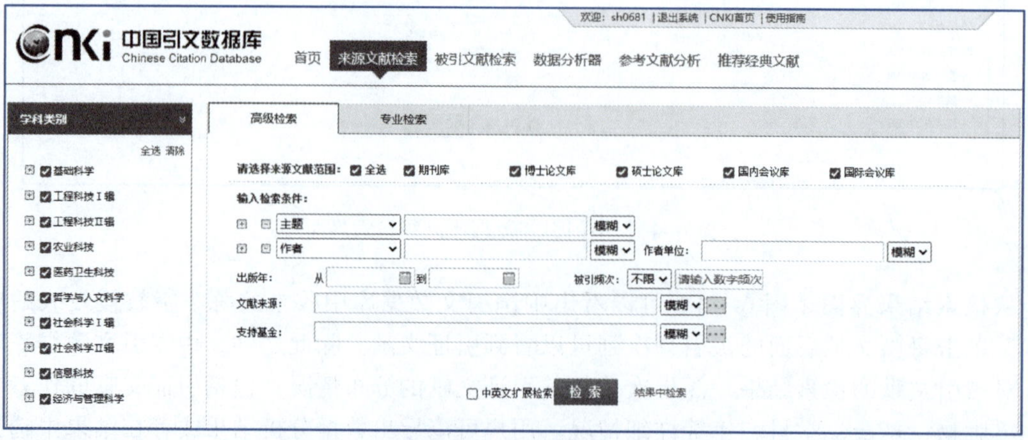

图 6-45　中国引文数据库专业检索界面

3. 维普引文检索

中文科技期刊数据库（引文版）（Chinese Citation Database，CCD），是维普基于期刊资源整合的服务平台，于 2010 年推出的引文索引型数据资源。其收录学科范围覆盖自然科学、工程技术、农业、医药卫生、经济、教育等方面。

在维普期刊资源整合平台中选择"文献引证追踪"，即可对中文科技期刊数据库（引文版）的数据进行检索。此处检索的方式包含以下 4 种：基本检索、作者索引、机构索引和期刊索引，如图 6-46 所示。

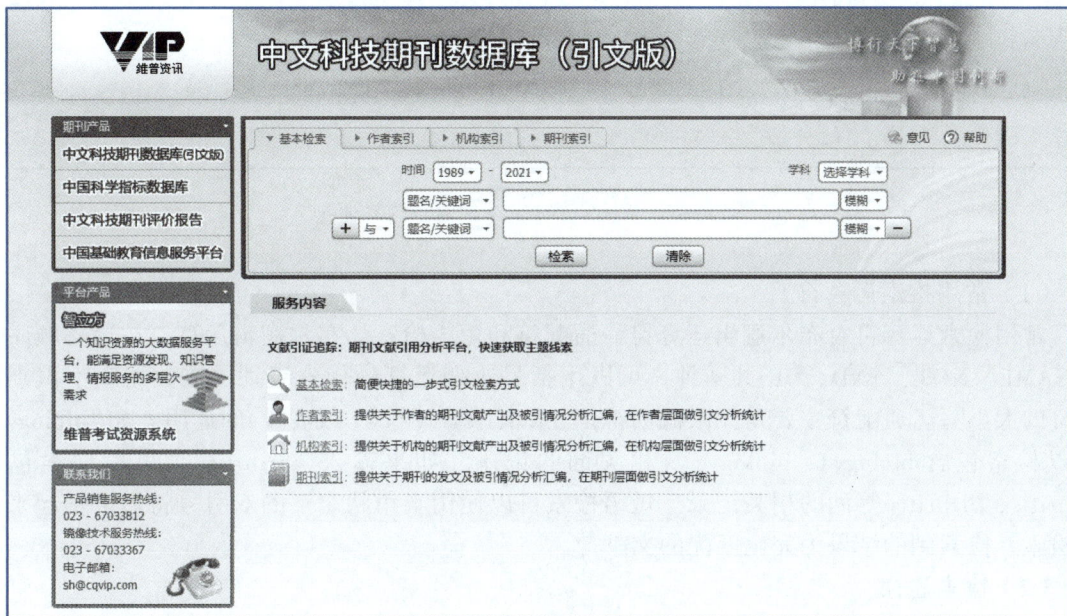

图 6-46 维普期刊引文库检索界面

6.4.3 外文引文检索

Web of Science（图 6-47 所示）是世界著名的网络引文检索系统，提供高质量的学术信息和研究工具，帮助研究人员获取分析和管理研究信息。

Web of Science 检索系统目前收录了 12 000 多种世界权威的、高影响力的学术期刊，学科范围涵盖自然科学、生物医学、工程技术、社会科学、艺术与人文等领域，其所提供的数据库包括：SCIE（Science Citation Index Expanded，科学引文索引）、SSCI（Social Sciences Citation Index，社会科学引文索引）、A & HCI（Arts & Humanities Citation Index，艺术人文引文索引）、CPCI（Conference Proceedings Citation Index，会议论文引文索引）、CCR-Expanded（Current Chemical Reactions，最新化学反应网络版）、IC（Index Chemicus，化合物索引）、Book Citation Index（图书引文索引）、ESCI（Emerging Sources Citation Index，新兴领域引文索引）。上述 8 个分数据库可以单独检索，也可以合并检索。其中数据库 SCIE、SSCI、A & HI 使用最为广泛。

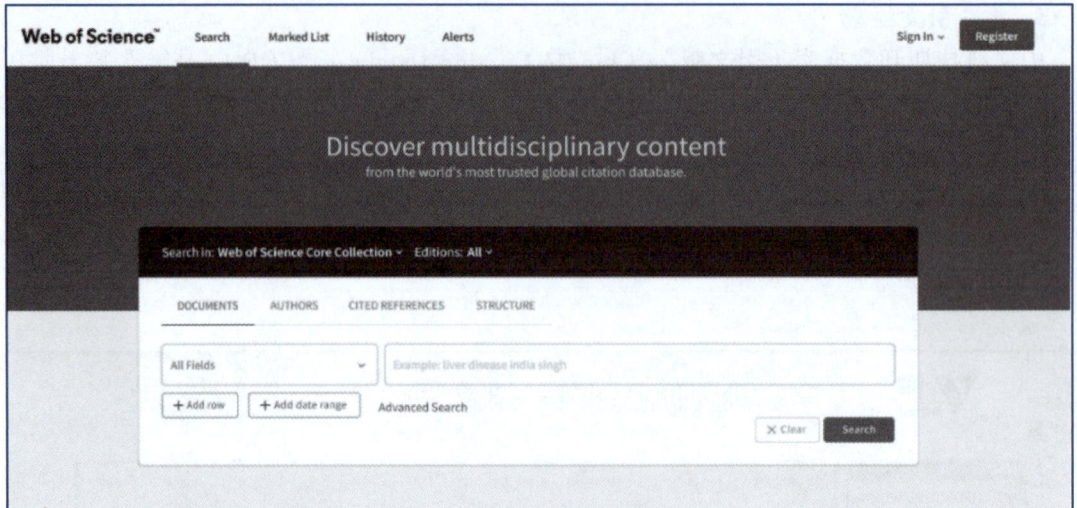

图 6-47　Web of Science 检索系统界面

（1）常用检索运算符

常用检索运算符有布尔逻辑运算符、通配符和短语检索。布尔逻辑运算符按运算顺序包括 SAME、NOT、AND、OR 共 4 种，可以用括号改变运算的优先级别。该数据库不识别运算符的大小写。通配符主要是无限截词符（＊）和有限截词符（？或者 ＄）的运用。如"biology?"可以检索包含 biologya、biologyc 及相关词的记录。如果输入"＄rthrtis"，可以检索包含 arthritis、brthritis 等词的相关记录。短语检索可以使用半角状态下的双引号将短语括起来进行检索，检索到的结果为完全匹配的文献。

（2）检索途径

Web of Science 常用检索途径包括基本检索、作者检索、被引参考文献检索和高级检索。

1）基本检索

基本检索用于检索特定的研究主题、某个作者发表的论文、某个机构发表的文献（图 6-48）。

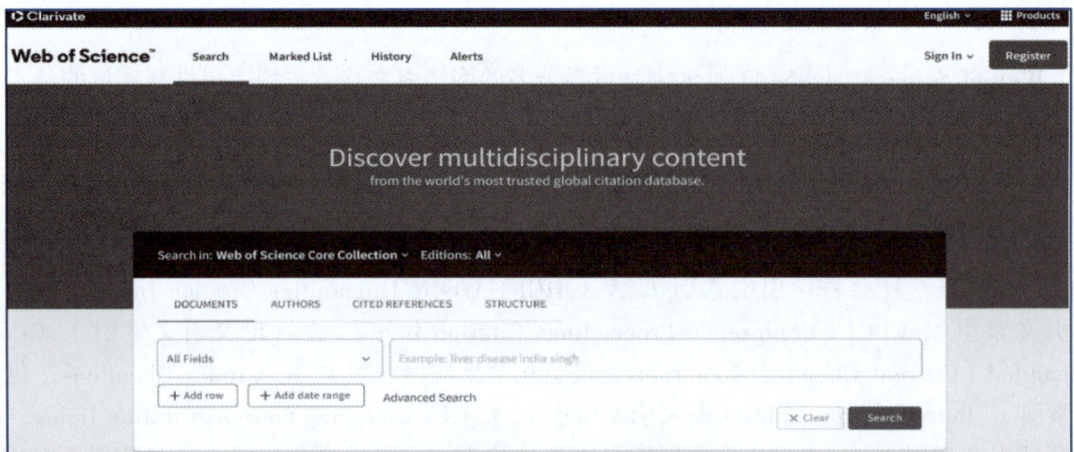

图 6-48　Web of Science 基本检索界面

基本检索支持的检索字段有主题、标题、作者、作者识别号、团体作者、编者、出版物名称、地址、DOI（识别码）、出版年、出版物类型、语种、文献类型等。可以单个检索，也可以根据需要选择检索字段，进行多个字段的组合检索。

2）作者检索

检索来源文献的所有作者时，输入内容为作者的姓，空格，再输入作者名字的首字符。还可以使用 Author Index 浏览全部作者，或者利用 Author finder 检索后凭借作者的单位和专业进行遴选（图 6-49）。

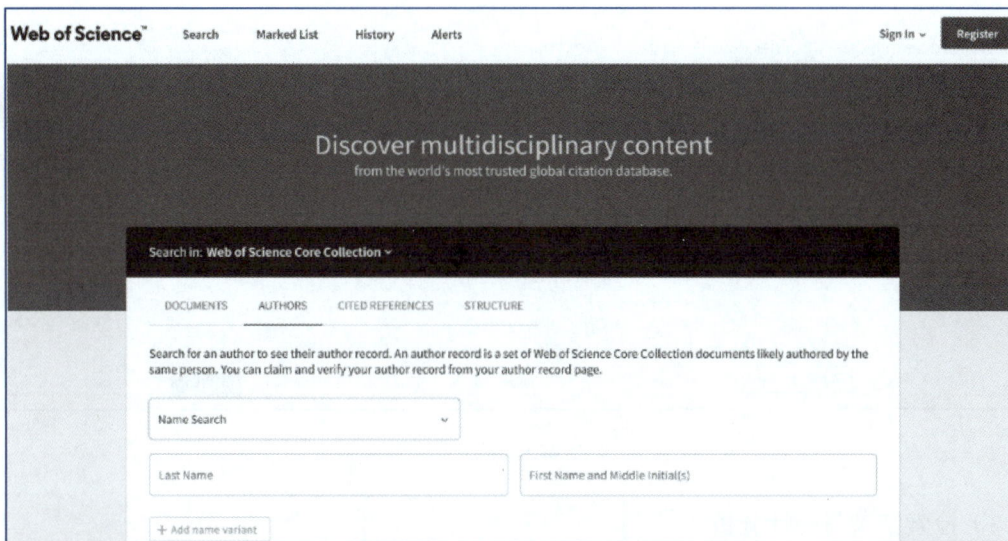

图 6-49 Web of Science 作者检索界面

3）被引参考文献检索

被引参考文献检索用于查找引用个人著作的文献，可检索字段包括被引著者、被引著作和被引年份等，也可检索被引文献的标题、年、卷、期、起始页等信息，如图 6-50 所示。

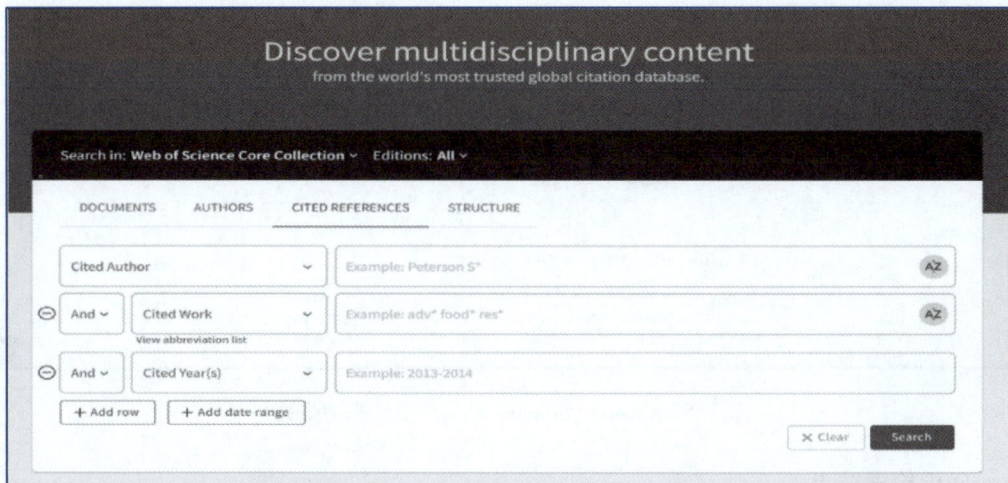

图 6-50 Web of Science 被引参考文献检索界面

4）高级检索

高级检索需要在检索词前加字段标识符，同时要运用布尔逻辑运算符来编辑检索式（图 6-51）。检索式中的每个检索词都必须用字段标识，必须用逻辑运算符连接不同字段。在检索过程中会忽略无关的空格。

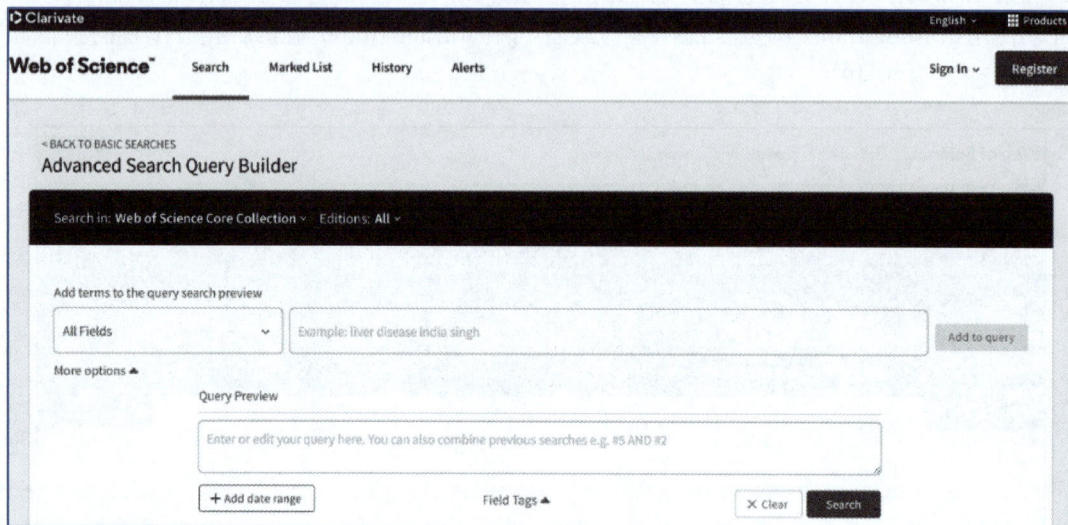

图 6-51 Web of Science 高级检索界面

（3）检索结果与统计分析

执行检索后，显示检索结果的界面如图 6-52 所示。

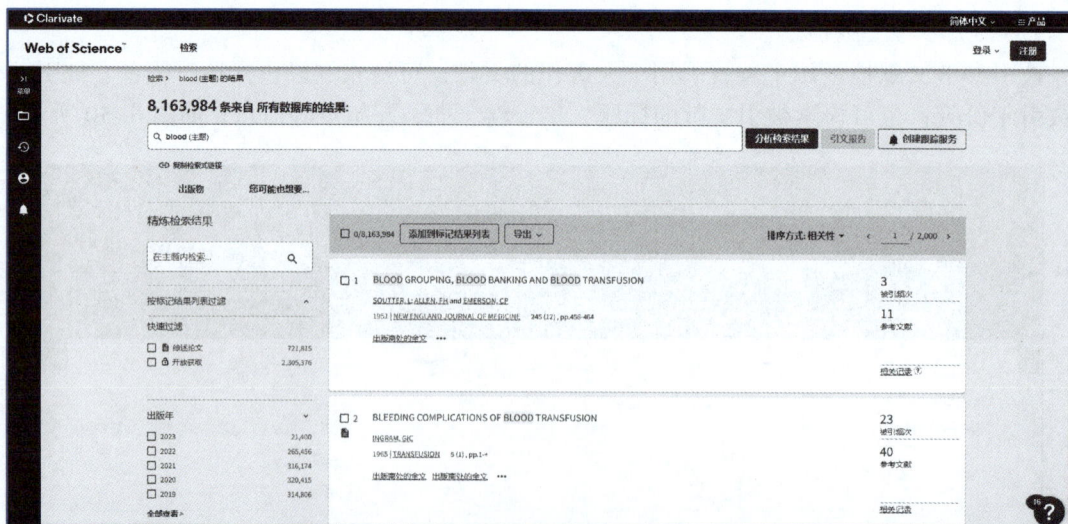

图 6-52 Web of Science 显示检索结果的界面

1）分析检索结果

在检索结果界面，单击右侧的分析结果链接，可以从多种途径对检索结果进行统计分析，可以对作者、国别、文献类型、机构、语种、出版年、主题类型等方面按照发表文献的篇数进行排序。在检索结果显示界面,单击每篇文献的题目,可浏览该文献的完整记录(图6-53)。

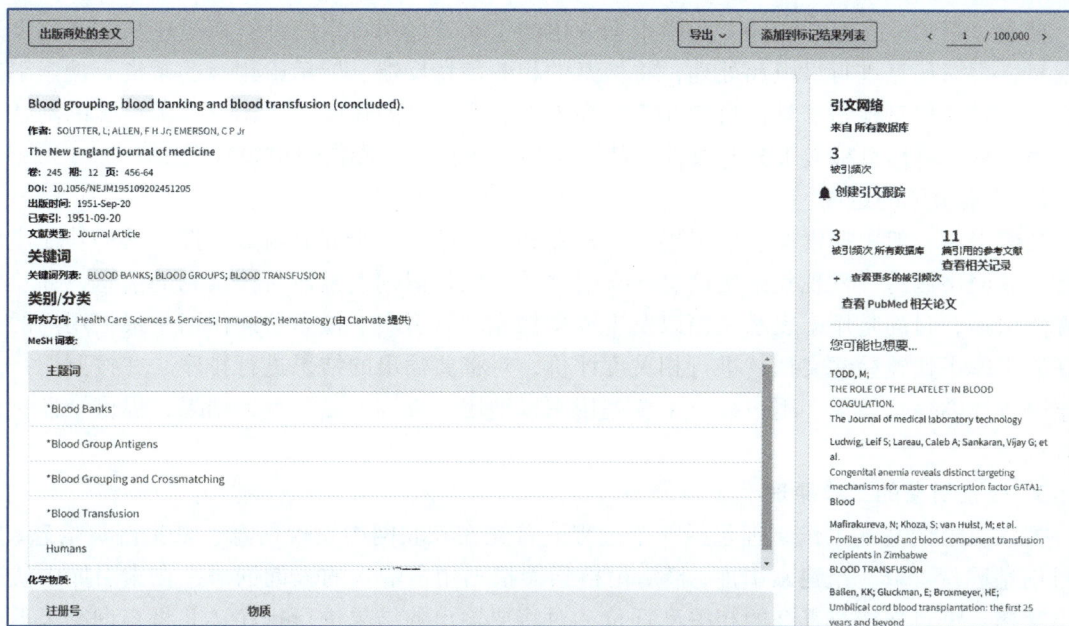

图 6-53　完整的检索结果界面

2）保存检索结果

首先在下拉菜单中选择保存至选项,选择保存为其他文件格式,然后选择记录数,需要注意的是,单次保存记录不能超过500条。然后选择要保存的记录内容,包括作者、标题、来源出版物、摘要与引用的参考文献。最后选择文件格式,包括纯文本HTML、参考文献软件等。

📖 **素养提升**

英国科学家牛顿曾说过:"如果我比别人看得远些,那是因为我站在巨人们的肩膀上。"牛顿所说的"站在巨人们的肩膀上",就是指充分地获取和利用文献资料,从前人研究的"终点"中找出自己研究的"起点",从而帮助人们在学习和科学研究工作中取得突破性的成就。由此可见,信息检索知识是人们开展学术信息交流与研究所必需的内容。

6.5　网络信息检索

网络信息检索

PPT

网络信息资源(Information Resource on Network)是指以电子资源数据的形式,将文字、图像、声音、动画等多种形式的信息储存在光、磁等非印刷质的介质中,并通过计算机网络等方式进行发布、传递、存储的各类信息资源的总和。网络信息资源是一种新型的数字化资源,与传统的信息资源相比具有数量庞杂、存储数字化、共享程度高及表现形式多样化等特点。

6.5.1　网络信息检索工具——搜索引擎

1. 搜索引擎概念

搜索引擎（Search Engine）是指根据一定的策略，运用特定的计算机程序从互联网上采集信息，再对信息进行组织和处理，将检索的相关信息反馈、展示给用户的系统。搜索引擎是一种互联网信息检索工具，目的在于提高人们获取信息的速度，为用户提供更优的网络使用环境。它具有信息检索服务开放性、超文本的多链接性及操作便捷等特点。

2. 搜索引擎的组成

搜索引擎一般由搜索器、索引器、检索器和用户接口4个部分组成。搜索器的功能主要是在互联网中漫游、发现和采集信息。索引器的功能是识别搜索器所搜索到的信息，并从中选择索引项，目的是用于表示文档以及生成文档库的索引表。检索器的作用是根据用户的查询在索引库中快速检索文档，进行相关度评价，对将要输出的结果进行排序，并按照用户的检索需求反馈信息结果。用户接口主要是用来接纳用户查询，显示查询结果，提供个性化检索查询项。

3. 搜索引擎的工作原理

搜索引擎的基本工作原理包括3个过程。首先在互联网中发现信息、采集网页信息；然后对信息进行提取，组建索引库；最后由检索器根据用户输入的查询词语，在索引库中快速检出文档，进行文档与查询的相关度评价，对将要输出的结果进行排序，并将查询结果返回给用户。

4. 搜索引擎的类型

（1）按照搜索引擎收录资源的范围划分

按照搜索引擎收录资源的范围划分，可分为综合性搜索引擎和专业性搜索引擎。

① 综合性搜索引擎，资源覆盖各个学科、各种类型和各个领域，适用对象广泛，如百度、Bing、搜狗等。

② 专业性搜索引擎，主要是针对某一特定专业领域、特定人群或特定需求提供的具有一定价值的信息和服务，也称为专题搜索引擎、垂直搜索引擎或行业搜索引擎。专业性搜索引擎的特点是"专、精、深"。例如，临床医学资源的搜索引擎 Medical matriv 等均是收录特定学科领域资源的搜索引擎。

（2）按搜索引擎的采集功能划分

按搜索引擎的采集功能划分，可分为全文搜索引擎、目录索引类搜索引擎和元搜索引擎。

① 全文搜索引擎即通常所说的搜索引擎，是利用搜索器自动实现对网页的采集，并自动生成索引库，根据相关算法实现用户检索词与索引库的相关度计算，把结果按照相关度排序返回给用户，如百度等。

② 目录索引类搜索引擎通过其他网站的自动提交或人工形式对网页进行评分、分类和整理，将相应的网页归入对应的类，供用户浏览使用，如 DMOZ 等。

③ 元搜索引擎是将检索词提交到不同的搜索引擎，并将结果分别以不同形式提交给用户，实现多个搜索引擎的同步检索，如 InfoSpace、Vivisimo 等。

此外，搜索引擎还可以按信息采集的方式，可划分为机器人搜索引擎和人工采集搜索引擎；按内容的组织方式，可划分为关键词搜索引擎和目录式搜索引擎。

6.5.2　常用综合性搜索引擎

1. 百度

百度公司是目前全球最大的中文搜索引擎，以其核心技术"超链分析"，即通过分析链接网站的多少来评价被链接的网站质量为基础，提供的搜索服务赢得了广大用户的喜爱。

百度提供的搜索业务除了网页搜索外，还有新闻搜索、视频搜索、音乐搜索、图片搜索、百度地图、百度翻译、百度文库和百度学术等。同时其提供的学习辅助功能有百度网盘、百度阅读和百度云等。

2. 必应

必应是微软公司于 2009 年推出的搜索引擎，为用户提供网页、图片、视频、词典、翻译、咨询等全球信息搜索服务。必应搜索的特色为：首页美图，对搜索结果界面提供分类搜索管理和新型视屏搜索界面等。

3. 有道搜索

有道搜索作为网易公司自主研发的全新中文搜索引擎，致力于为互联网用户提供更快更好的中文搜索服务。作为门户网站的搜索引擎，有道搜索提供的服务有网页搜索、图片搜索、音乐搜索、视频搜索、有道热闻、博客搜索等，特色产品主要有道词典、有道云笔记、惠惠网、有道翻译、有道购物搜索。

4. 搜狗搜索

搜狗搜索是搜狐公司推出的全球首个第三代互动式中文搜索引擎，提供网页搜索、新闻搜索、音乐搜索、图片搜索、视频搜索、地图搜索等服务。其搜索的查询页面简洁方便，用户只需在主页的搜索框内输入查询关键词并按 Enter 键，或单击"搜狗搜索"按钮，即可得到相关的信息。

6.5.3　常用专业学术搜索引擎

1. WHO 图书馆和知识信息网络

WHO 图书馆和知识信息网络是世界卫生组织提供的可供访问世界卫生组织和全世界其他来源的生物医学和公共卫生科学文献的网站，建立信息共享机构档案库（IRIS）和全球医学索引（Globle Index Medicus）。

2. Medscape

Medscape 是一款功能强大的医学专业搜索引擎，提供免费的临床医学全文文献和医学继续教育（CME）资源项目信息，资源包括 Medscape、MedscapeCME、eMedicine、Drugs 和 MEDLINE。

3. MedlinePlus

MedlinePlus 是一个权威医学信息网站，以通俗的语言介绍疾病、症状及其他健康问题。用户可通过 MedlinePlus 学习最新的治疗方法，查找关于药物或补充的信息，找出单词的含义，或查看医疗视频或插图；可以链接到相关主题的最新医学研究或临床试验。

4. OmniMedicalSearch

OmniMedicalSearch 为目录索引式搜索引擎，可通过搜索网页、图片或论坛获得医疗信息。该平台包括医学协会（Medical Associations）、患者论坛（Patient Forums）、医学期刊（Medical

Journals)、医学图像（Medical Images）等栏目。

5. HON

健康在线基金会（Heath on the Net Foundation，HON）是联合国经济及社会理事会认可的非营利性组织。HON 网站旨在为患者、医护人员和网站管理员提供可靠的医学信息资源，促进网上可信赖的医学健康信息的开发利用。

📖 **素养提升**

网络的开放性赋予了人们自由，但是自由是一个相对的概念，并不是无限制的自由。如果我们的这种自由妨碍他人正常的工作和学习，就是不道德的行为。在信息社会中，大学生面对网络的诱惑，要懂得"勿以恶小而为之，勿以善小而不为"的深刻道理，要传承中华文明，养成"自省"和"慎独"的优良品质。

本 章 小 结

本章重点介绍信息检索的基础知识、常用中外文医学文献检索工具、引文检索和网络信息检索等内容。通过本章的学习，能够熟练掌握常用医学信息检索工具，提高信息素养综合能力，培养医学生的终身学习能力。

课 后 习 题

一、选择题

1. 要查找某院士发表的文献时，首选途径为（　　）。
   A. 题名检索　　　　B. 自由词检索　　　　C. 著者检索　　　　D. 分类检索
2. 布尔逻辑检索中检索符号"OR"的主要作用在于（　　）。
   A. 提高查准率　　　　　　　　　　B. 提高查全率
   C. 排除不必要信息　　　　　　　　D. 减少文献输出量
3. 关于中文全文数据库的描述，以下哪项有误（　　）。
   A. 三大中文全文数据库的官网均提供免费检索
   B. 万方数据库中"主题"字段的含义是指篇名、作者、出处三个字段的复合字段
   C. 维普数据库具有查看同义词的功能
   D. 中国知网、万方数据知识服务平台和维普数据库中均可以查询到核心期刊
4. 如果要获取 2018 年以后《中华内科杂志》发表的文献全文,应该使用（　　）数据库。
   A. 中国生物医学文献数据库　　　　B. 中国知网
   C. 万方数据知识服务平台　　　　　D. 维普中文期刊服务平台
5. PubMed 数据库中对文献进行主题标引的依据是（　　）。
   A.《医学主题词表》　　　　　　　　B.《中医药学主题词表》
   C.《中国图书馆分类法》　　　　　　D.《杜威十进制分类法》

二、简答题

1. 结合具体实例简述信息检索策略的构建步骤。

2. 举例说明中国生物医学文献数据库（CBM）的主题检索、分类检索的步骤。

3. 阿司匹林联合氯吡格雷是目前临床上用于急性脑梗死治疗的常规用药，请分别使用中国知网、万方数据知识服务平台、中文科技期刊数据库检索出该研究领域的相关文献。

第 7 章

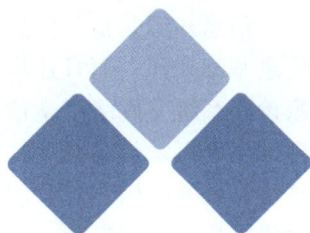

医学信息素养

7.1　信息素养概述

信息素养概述

PPT

7.1.1　信息素养概念

　　信息素养（Information Literacy）又称信息素质。我国学者对信息素养的研究开始于 20 世纪 90 年代，信息素养的概念有狭义和广义之分。狭义的信息素养定义是指具有应付和适应信息技术的能力；广义的信息素养定义是指具有检索和利用各种信息源以解决信息需求的能力，还具有发现、评价信息的能力。

微课
认识计算机
和培养信息
素养

7.1.2　医学信息素养内涵

　　21 世纪是医学与生命科学的世纪，医学是科学技术领域进程中发展最迅速的学科之一。医学信息常呈几何级数增长，医学知识的"老化"进程和更新周期不断加快。与此同时，信息技术在医学领域日趋广泛应用，临床医疗和医学相关科研工作的信息化程度也越来越高。以医学信息获取、评价和利用等处理能力为核心的信息素养是未来社会医学人才综合能力的核心，将成为今后临床医疗及医学相关科研工作的重要条件和必备素养。

　　医学信息素养具体包括信息意识、信息知识、信息能力和信息道德 4 个方面。

1. 信息意识

　　信息意识是指信息在人脑中的反映，即人对各种信息的敏感程度，反映人在信息活动过程中对信息的认识、态度、价值取向和需求。信息意识决定了人们对信息反应的程度，并影响人们对信息的需求，信息意识的强弱决定了人们利用信息的自觉程度。

　　医学生应具备良好的信息意识，积极利用信息与信息技术在临床医疗、科研和管理等方面的重要作用，养成良好的信息习惯，善于捕捉、分析、判断和吸收医学领域的信息知识，具备对医学信息的敏感性和洞察能力。

2. 信息知识

信息知识是指与信息有关的理论、知识和方法。医学生应掌握的信息知识不仅包括医学信息基础知识，而且还应该包括现代信息技术知识方面的内容。例如，医学文献数据库、专家诊断系统、网络医学信息资源等信息的特点、医学信息检索工具知识、医疗病例记录等内容都属于医学信息技术知识范畴。而现代信息技术知识包括信息技术的原理、作用等及其在医学领域的应用，或者是医疗、科研工作中涉及的信息技术内容，如医院信息系统、电子病历、现代医疗技术知识等。

3. 信息能力

信息能力是指个体对信息系统的使用以及获取、分析、加工、评价及创造和传递新信息的能力。信息能力是信息素养诸多要素中的核心。医学生应掌握的信息能力应包括信息技术应用能力，能够运用信息技术解决医疗、科研的问题；可以根据自己的需要选择合适的信息源，掌握检索方法和技巧；能够从特定的目的和需求角度，结合医学专业知识对所获得的信息进行整理、筛选、形成新的医学信息知识体系并应用于医疗和科研之中；要培养终身学习的能力，这也是信息社会重要的生存能力。

4. 信息道德

信息道德是整个信息活动过程中，用以调节信息生产者、信息服务者、信息使用者之间相互关系的行为规范的总和，是信息社会中基本的伦理道德之一。其主要内容包括信息交流与社会整体目标协调一致；遵守信息法律法规，抵制违法信息行为；尊重他人的知识产权；正确处理信息开发、传播、使用三者之间的关系等。信息道德需要依靠社会舆论的力量，依靠人们的信念、习惯和教育的力量来维持。

医学信息素养的 4 个要素共同构成不可分割的统一整体，信息意识是先导，信息知识是基础，信息能力是核心，信息道德是保障。

> 📖 **素养提升**
>
> 微信和支付宝引发的领红包热潮，促使了许多商家加入营销队伍，纷纷采用"关注即送"的活动。大家乐此不疲地领红包、领礼品；也有些人采取先关注领红包，再取消关注的方法。可是这波操作真的是既实惠又没有损失的做法吗？
>
> 扫码进行授权获得了个人信息，意味着人们的个人信息或身份信息就可能已经被对方获取，商家看似是在做赔钱的买卖，实际上，掌握用户大数据信息才是其真正的用意。所以我们在生活中，也要具有信息安全的意识。

7.2　医学信息技术发展史

医学信息技术（Medical Informatics Technlogy，MIT）是从 20 世纪 50 年代中期开始，随着计算机、通信、网络及信息处理技术的飞速发展，在生物医学工程领域中迅速形成的一个新兴学科和重要分支。它的含义是指在医药卫生事业活动过程中产生的所有信息，包括文字、曲线、图像、声音以及与人体健康状态有关数据的采集、整理、传输、存储分析、服务、反馈等，以促进健康事业的发展。

西方医疗技术较先进的国家以医疗信息作为改进全面医疗卫生服务的重要手段，努力推动从基于电子病历的医院信息系统向区域卫生信息系统发展。

近年来，伴随着互联网的发展和政府的重视，我国的医学技术也取得了一定的进展。回顾我国 MIT 的发展，大致分为如下 3 个阶段。

第一阶段为 20 世纪 80 年代初至 2003 年，是 MIT 发展的起步阶段，主要内容是工作流程的电子化，大型医疗机构是信息化建设的主力军，医疗机构自筹资金，按照各自原有的工作流程设计信息化软件，提高内部的管理水平。

第二阶段为 2003 年至 2009 年，是 MIT 建设的快速发展期，国家加大公共卫生方面的信息化建设投入，建立了传染病与突发公共卫生事件网络直报系统，逐步建立了卫生应急指挥、卫生统计、妇幼卫生保健及新农合管理等业务信息系统，在提高相关业务的管理水平方面发挥了积极作用。

第三阶段是 2009 年深化医改工作启动以来，各地积极探索，建立区域医疗卫生信息平台，努力实现区域内医疗卫生机构互联互通、信息共享。大型医院在建立以电子病历为基础的挂号、收费及质量一体化的医院管理信息系统，以及在发展远程医疗方面取得了一定的成效，该阶段是医学信息化全面开展、快速发展的时期。

以上是对我国 MIT 发展的简要回顾，实际上可以将 MIT 看成在传统医学工程学科在各领域基础上更多地注重运用现代计算机和网络技术而引发和形成的对原有学科的重新组合的结果。组合的结果不仅大大发展了原有的各学科领域，将一些过去不可能实现的目标变得较为容易实现了，各学科领域的界限也变得模糊、变得更加综合交叉，而且产生了一些过去不曾有过的学科领域。从 MIT 已经显示出的作用和将有可能起的作用来看，MIT 很可能会使生物医学工程成为未来医学发展的生力军。

当前 MIT 已在我国成为继药品和医疗器械之后卫生事业中的新兴的第三大产业，我国正处在医学改革时期，相信我国 MIT 领域专家们一定会抓住这一来之不易的机遇，取得自主创新成果，为我国乃至世界医学服务方式的变革和发展做出贡献。

7.3　医学信息道德与法规

7.3.1　信息伦理

信息伦理，是指涉及信息开发、信息传播、信息管理和利用等方面的伦理要求、伦理准则、伦理规约，以及在此基础上形成的新型的伦理关系。信息伦理又称信息道德，它是调整人们之间以及个人和社会之间信息关系的行为规范的总和。

1. 信息伦理结构内容

信息伦理不是由国家强行制定和强行执行的，是在信息活动中以善恶为标准，依靠人们的内心信念和特殊的社会手段维系的。信息伦理结构的内容可概括为两个方面，三个层次。

所谓两个方面，即主观方面和客观方面。前者是指人类个体在信息活动中以心理活动形式表现出来的道德观念、情感、行为和品质，如对信息劳动的价值认同，对非法窃取他人信息成果的鄙视等，即个人信息道德；后者是指社会信息活动中人与人之间的关系以及反映这种关系的行为准则与规范，如扬善抑恶、权利与义务、契约精神等，即社会信息道德。

所谓三个层次，即信息道德意识、信息道德关系、信息道德活动。信息道德意识是信息伦理的第一个层次，包括与信息相关的道德观念、道德情感、道德意志、道德信念、道德理想等，是信息道德行为的深层心理动因。信息道德意识集中地体现在信息道德原则、规范和范畴之中。信息道德关系是信息伦理的第二个层次，包括个人与个人的关系、个人与组织的关系、组织与组织的关系。这种关系是建立在一定的权利和义务的基础上，并以一定信息道德规范形式表现出来的。例如，联机网络条件下的资源共享，网络成员既有共享网上资源的权利，也要承担相应的义务，遵循网络的管理规则，成员之间的关系是通过大家共同认同的信息道德规范和准则维系的。信息道德关系是一种特殊的社会关系，是被经济关系和其他社会关系所决定、所派生出的人与人之间的信息关系。信息道德活动是信息伦理的第三层次，包括信息道德行为、信息道德评价、信息道德教育和信息道德修养等，具体表现为：信息道德行为即人们在信息交流中所采取的有意识的、经过选择的行动；根据一定的信息道德规范对人们的信息行为进行善恶判断即为信息道德评价；按一定的信息道德理想对人的品质和性格进行陶冶就是信息道德教育；信息道德修养则是人们对自己的信息意识和信息行为的自我解剖、自我改造。信息道德活动主要体现在信息道德实践中。

总体来说，作为意识现象的信息伦理，它是主观的东西；作为关系现象的信息伦理，它是客观的东西；作为活动现象的信息伦理，则是主观见之于客观的东西。换言之，信息伦理是主观方面（个人信息伦理）与客观方面（社会信息伦理）的有机统一。

2. 信息伦理发展史

（1）兴起与发展

信息伦理学的形成是从对信息技术的社会影响研究开始的。信息伦理的兴起与发展植根于信息技术的广泛应用所引起的利益冲突和道德困境，以及建立信息社会新的道德秩序的需要。第二次世界大战后，随着电子计算机、通信技术、网络技术的应用发展，在对信息化及信息社会理论的研究进程中，学术界逐渐发现了一系列在新的信息技术条件下所引发的伦理问题，并为此开辟了一门新的应用伦理学：信息伦理学。

（2）深刻的变化

20 世纪 90 年代，信息伦理学的研究发生了深刻的变化，它冲破了计算机伦理学的束缚，将研究的对象更加明确地确定为信息领域的伦理问题，在概念和名称的使用上也更为直白，直接使用了"信息伦理"这个术语。

（3）工业化和信息化结合

要顺利地完成我国信息化的任务，构建一个有序的信息社会，应将工业化和信息化结合起来，充分吸取信息化的成功经验，除了要加快信息技术的发展、信息资源的开发之外，构建适合我国国情的信息伦理体系也势必成为当务之急，同时要正确地把握和处理文化传统与新型的信息伦理之间的关系。

7.3.2　网络道德失范现象

1. 网络道德失范的表现

网络的产生和发展如同社会转型一样，在这个过程中必然会面临网络道德失范的挑战。网络道德失范就是规范网民网络行为的道德规范的缺失与不健全所引发的网络行为失序的状态。当前网络道德失范主要表现在以下方面。

（1）网络语言不文明

网络语言不文明是当前网络道德失范最明显的表现之一。在现实生活中，人与人之间在进行交流时可能会因为"话不投机半句多"而出现恶语相向，甚至拳脚相加的情形。同样，在网络社会中，通过论坛、QQ、微博、微信、游戏等进行交往时，由于网络的匿名性，催生了网络语言不文明的现象，如职业代骂等。网络语言不文明行为所反映出网民的"网德缺失"，影响了网络的正常秩序，放大了网络的负面作用。

（2）网络欺骗

网络社会是现实社会的缩影，现实社会中会遇到很多骗子，利用人们的同情心或者信任骗取财物、情感等，在网络社会中这种情况也很多，可以称之为网络欺骗。常见的网络欺骗行为发生在网络交友、网络交易中。网络为人们提供了新的沟通、交流工具，通过QQ、微信的搜索或摇一摇、漂流瓶等方式，可以让人们随意跟陌生人进行交流，但是在这种网络交友中很容易出现欺骗行为。利用网络进行欺诈，侵害他人的人身财产安全，就构成了网络犯罪，钓鱼网站、诈骗电话、诈骗短信是网络诈骗的重要手段和工具，网络欺骗已成为网络道德失范的重要表现。

（3）网络谣言

网络谣言是通过互联网传播的谣言，因互联网传播速度快、范围广的特性，网络谣言已成为引起社会广泛关注的问题，给人们正常的生活和社会秩序带来影响。制造、传播网络谣言的行为是不道德的行为，如果因通过网络制造、传播谣言，引起严重的后果就触犯法律，必然要受到法律的制裁。

（4）人肉搜索

人肉搜索是随着网络的发展出现的，是指通过网络，汇集社会的力量，寻找线索、解决问题的一种方式。人肉搜索具有正反两个方面的作用，背离了社会公德、超越了法律界限的人肉搜索贻害无穷，因此，人肉搜索往往因其副作用而变成网络道德失范的重要表现，阻碍了人肉搜索网络舆论监督作用的发挥。

2. 网络道德失范的原因

（1）网络的虚拟性和开放性

人们通过互联网创造了一个虚拟公共空间，这就对道德提出了新要求。网络道德失范的根本原因在于网络的虚拟性和开放性特点弱化了传统道德的约束力。

① 虚拟性。虚拟性是网络的重要特征，在网络中，人与人之间的交往不同于在现实社会中的交往，在现实社会中，道德对个人行为的约束作用比较明显，人们都会比较自觉地遵守既有的道德规范。但在网络交往中，由于不需要真实的身份，在这样一个可以隐藏自己身份的空间中，道德就失去了应有的约束力。

② 开放性。开放性是网络最根本的特性，互联网并非集中控制式的网络体系，而是分散式的网络体系，不同的节点之间是散状分布的。开放性意味着在网络中人们可以自由交流、沟通，获取信息、发布信息。正是由于这种开放性，大量的资源和信息得以共享，使得通过网络传播病毒和谣言、获取他人信息、侵犯他人隐私、侵犯知识产权等不道德行为频发。

（2）网民普遍缺乏自律意识

心理学的研究表明，环境能够影响人们的行为，当人们面临互联网这一环境时会产生不同的行为。网络中的人际交往不像在现实中面对面的交往，在网络中人们更容易产生面具心理、宣泄心理等，更容易降低个人的自律意识。

① 面具心理。在现实生活中，人们常常会给自己戴个面具，隐藏自己的真实想法，这就是面具心理。而网络社会的匿名性则会助长人们的面具心理，也就极易造成网络传播过程中的言行放纵、谎言、不负责任等不道德现象的发生。

② 宣泄心理。在现实生活中，人们的不满情绪需要发泄，而网络作为具有匿名特性的公共空间，自然会成为人们宣泄不满情绪的渠道，但是这种宣泄如果不加以控制，则会带来严重的道德问题。

（3）网络道德异化

由于对网络社会的认识误区，如网络社会是虚拟的，可以在网络上放纵自己的行为而不被发现；以及对网络信息技术的过分崇拜，人们在对待互联网中的言论、行为时，采取了与现实社会生活中不同，甚至截然相反的道德评价标准，这在一定程度上纵容了网络道德失范行为，导致出现网络道德异化。

（4）网络法律和制度不健全

道德一旦失去了法律和制度的保障，就会显得苍白无力，网络立法的滞后必然会加重网络道德危机。据统计，我国现行有效的直接规范互联网的法律、行政法规、司法解释、部门规章和其他规范性文件共有 172 件（不含地方性法规），其中，专门性法律 3 件，相关性法律 11 件，司法解释 18 件，行政法规 10 件，部门规章 40 件，其他规范性文件 90 件。在当前的网络法律体系中，专门性法律有 3 件，即《关于维护互联网安全的决定》《电子签名法》《关于加强网络信息保护的决定》，相关的网络法律法则需要进一步完善。

3. 网络道德失范的治理

网络道德失范是现实社会道德失范在网络上的表现。网络道德失范的治理需要依托现实社会，从以下几方面进行。

（1）加大网络监管力度

加大网络监管对规范人们的网上行为具有重要的作用，可通过探索实行网络实名制来实现。网络实名制作为连通网络和现实社会的桥梁，对规范人们的网络行为具有重要的作用，可对网络服务提供者和用户实施准入限制。目前，我国的网络实名制在部分领域正在推进，如手机实名制。通过推动网络实名制立法、健全公民隐私和个人信息保护制度体系和网络实名制的分类管理体系等，以此来加强网络监控。

（2）强化网民自律意识

道德规范人们的行为主要靠个人自律，因为道德是人们的内在需求。网络行为的主体是现实社会中的网民，因此，规范网民的网络行为，最重要的是形成道德自律。道德发生作用的形式包含：传统习俗、社会舆论和人们的内心信念。而在网络交往中，由于人退隐到幕后，表现出来的只是符号。因此，传统习俗和社会舆论对网络行为的道德监督作用日渐式微，必须依靠网络自律。网络自律首先要求网民要养成法律意识，合法利用网络，不传谣、不造谣、不诽谤他人，不滥用网络自由；其次要规范网络言行，网络不是法外之地，自觉约束自己的行为、恪守网络道德是对每位网民的基本要求。网络自律还要求自觉避免沉迷网络，网络是人们工作、生活、学习、娱乐的一种工具，这种工具很容易异化，反过来主宰人们的思想和意识，因此，必须自觉避免沉迷网络，加强正常的人际沟通，形成良好的生活习惯。

（3）加强网络道德建设

网络道德建设对治理网络道德失范具有极其积极的意义，只有形成了与规范网民网上行为的网络道德体系，才能有效规范人们的网上行为。加强网络道德建设，就是要重塑网络道德规范，以全民参与、平等互惠、诚信无害、自律宽容为网络社会的道德准则，尽快形成完善的网络道德体系。

（4）健全网络法律体系

健全的网络法律体系是治理网络道德失范的有力保障。《中共中央关于全面推进依法治国若干重大问题的决定》指出："加强互联网领域立法，完善网络信息服务、网络安全保护、网络社会管理等方面的法律法规，依法规范网络行为。"因此，必须转变传统立法理念，健全网络法律体系。在网络法律体系建设中，要以继承性、尊重性和前瞻性为原则，网络是现实社会的一部分，网络立法时必须继承现实社会的法律法规；必须根据网络的特点，充分考虑网络的现实性、虚拟性及已有的网络道德秩序；必须充分考虑网络信息技术发展的特殊性、趋势性和规律性。同时，要做好顶层设计，围绕网络信息服务、网络安全保护、网络社会管理三大方面，积极构建网络法律体系，尽快出台和修订相关的法律法规。通过网络法律法规的完善，更加明确网络行为主体的责任和义务，使人们在网络空间自觉控制自己的言行。

7.3.3 医学信息伦理规范

1. 医学伦理规范

《国际医学伦理规范》（International Code of Medical Ethic）是现代国家医学伦理规范的蓝本，主要内容包括以下方面。

（1）医生的一般职责

医生必须在技术上精益求精；行医不能唯利是图；一切行动或建议，只许符合人类的利益，不得有损人类肉体和精神的抵抗力；不得草率公布新发现或新疗法，只能确定和证实经过本人核实的事情。

（2）医生对病人的职责

医生必须谨记保持人类生命的责任；必须对病人付出全部忠心和科学知识，不论何种检查或治疗，如果能力有限，必须另请高明；必须绝对保守所知的病人的隐私；必须把抢救病人当作应该履行人道主义的责任。

（3）医生对医生的职责

医生必须对同事有礼貌；不要挖走同事的病人；必须遵守世界医学会的《日内瓦宣言》。

医学伦理学的基本范畴主要有权利、义务；情感、良心；审慎、保密等。

2. 信息伦理规范

信息伦理，是指涉及信息开发、信息传播、信息的管理和利用等方面的伦理要求、伦理准则、伦理规约，以及在此基础上形成的新型的伦理关系。信息伦理又称信息道德，它是调整人们之间以及个人和社会之间信息关系的行为规范的总和。

信息伦理规范是指计算机信息网络领域的基本道德规范，是把社会所认可的一般伦理价值观念应用于计算机新技术，包括信息的生产、储存、交换和传播等方面。

7.3.4　医学信息法规

基于医疗信息技术应用的法律法规制度主要有《中华人民共和国电子签名法》《互联网医疗保健信息服务管理办法》《电子病历应用管理规范（试行）》。

> 📖 **素养提升**
>
> **当代医学生应具备的信息素养**
>
> 　　医学生对于信息素养的学习与培养，可以采用循序渐进的方法，不断融入医学生不同阶段的学习生涯中。当代医学生应不断延伸信息素养的内涵，将其与自身专业学习和专业研究等目标相结合，要明确自身作为信息使用者和信息创造者的双重角色，认识到信息社会环境下信息素养的动态性、灵活性与医学生个人成长的相关性。
>
> 　　当代医学生的信息素养能力包括：对于网络的数据库的了解，即各种医学及相关学科专业文献检索工具、数据库的特点和检索方法，以及网络医学资源的分布及利用方法；信息检索能力，电子与网络文献信息、数据库与 Internet 上医学文献信息的检索中有效地获取所需信息；对于外文文献的处理能力，对所查询到的外文文献的理解和利用能力；信息评价和有效利用，严格评价信息及其相关资源，把所选信息融入个人的知识库中，有效运用信息达到特定目的，在运用信息的同时了解所涉及的经济、法律和社会范畴，合法与合理地获得和利用信息。

本 章 小 结

本章介绍了医学信息素养的概述、医学信息技术发展史、医学信息道德与法规等。通过本章的学习，能够了解医学信息素养的概念、内涵及其发展史，掌握医学信息伦理、医学信息伦理规范及法规等，提高医学生的信息素养，培养独立学习能力。

课 后 习 题

一、选择题

1. 信息素养的内涵不包括（　　）。
   - A. 信息意识
   - B. 信息能力
   - C. 信息道德
   - D. 信息素质

2. 信息依附于一定的物质载体而存在，需要某种物质承担者，如纸张、声波、电磁波等，这是信息的（　　）特征。
   - A. 依存性
   - B. 可加工性
   - C. 相对性
   - D. 普遍性

3. 信息、知识、情报的正确关系是（　　）。
   - A. 信息 > 知识 > 情报
   - B. 知识 > 情报 > 信息
   - C. 情报 > 知识 > 信息
   - D. 信息 > 情报 > 知识

4. 信息需求不包括以下哪个层次（　　）。

　　A. 现实信息需求　　　　　　　　　　B. 潜在信息需求

　　C. 未知信息需求　　　　　　　　　　D. 成熟信息需求

5. 某医护人员想查找关于医院管理系统的相关信息，并且向图书馆提出查找最近 10 年的三甲医院的医院管理系统的要求，该操作属于（　　）。

　　A. 信息提问　　　　　　　　　　　　B. 信息自问

　　C. 现实信息需要　　　　　　　　　　D. 广泛信息需要

二、简答题

1. 简述医学信息素养的内涵。

2. 简述信息伦理结构内容的两个方面、三个层次。

3. 当前网络道德失范主要表现在哪些方面？

读者意见反馈

为收集对教材的意见建议，进一步完善教材编写并做好服务工作，读者可将对本教材的意见建议通过如下渠道反馈至我社。

咨询电话　400-810-0598

反馈邮箱　gjdzfwb@pub.hep.cn

通信地址　北京市朝阳区惠新东街 4 号富盛大厦 1 座

　　　　　高等教育出版社总编辑办公室

邮政编码　100029